Munsch • Biedert • Schlup
Binge Eating

Simone Munsch • Esther Biedert • Barbara Schlup

Binge Eating

Kognitive Verhaltenstherapie bei Essanfällen

2., überarbeitete Auflage

Mit Online-Materialien

Anschriften der Autorinnen:

Prof. Dr. Simone Munsch
Institut für Psychologie
Abteilung für Klinische Kinder- und Jugendlichenpsychologie
Universität Lausanne
CH 1015 Lausanne
E-Mail: simone.munsch@unil.ch

Dr. Esther Biedert
Psychiatrische Klinik Meissenberg
Meisenbergstr. 17
CH 6301 Zug
E-Mail: esther.biedert@unibas.ch

Dr. Barbara Schlup
Psychiatrische Klinik Meissenberg
Meisenbergstr. 17
CH 6301 Zug
E-Mail: barbara.schlup@meissenberg.ch

Das Werk und seine Teile sind urheberrechtlich geschützt. Jede Nutzung in anderen als den gesetzlich zugelassenen Fällen bedarf der vorherigen schriftlichen Einwilligung des Verlages. Hinweis zu § 52 a UrhG: Weder das Werk noch seine Teile dürfen ohne eine solche Einwilligung eingescannt und in ein Netzwerk eingestellt werden. Dies gilt auch für Intranets von Schulen und sonstigen Bildungseinrichtungen.

Haftungshinweis: Trotz sorgfältiger inhaltlicher Kontrolle übernehmen wir keine Haftung für die Inhalte externer Links. Für den Inhalt der verlinkten Seiten sind ausschließlich deren Betreiber verantwortlich.

2., überarbeitete Auflage 2011
1. Auflage 2003, Beltz Verlag, Weinheim

© Beltz Verlag, Weinheim, Basel 2011
http://www.beltz.de

Lektorat: Andrea Schrameyer
Herstellung: Grit Möller
Reihengestaltung: Federico Luci, Odenthal
Umschlagbild: © Veer/233305
Satz und Bindung: Druckhaus »Thomas Müntzer«, Bad Langensalza
Druck: Beltz Druckpartner, Hemsbach

Printed in Germany

ISBN 978-3-621-27774-7

Inhaltsübersicht

Vorwort · 10

Teil I Grundlagen · 13

1. Erscheinungsbild der Binge-Eating-Störung (BES) · 14
2. Epidemiologie und Komorbidität · 19
3. Klassifikation und Diagnostik · 27
4. Erklärungsansätze · 35
5. Stand der Therapieforschung · 43

Teil II Therapie · 57

6. Therapievoraussetzungen · 58
7. Informationsvermittlung zu Behandlungsinhalte · 68
8. Langversion (16 Sitzungen) – Erste Behandlungsphase · 75
9. Langversion (16 Sitzungen) – Zweite Behandlungsphase · 102
10. Durchführung der Kurzversion (8 Sitzungen) · 136
11. Nachbehandlungsphase · 149
12. Fallbeispiele · 151

Anhang · 167

Verzeichnis der Arbeitsmaterialien · 167
Arbeitsmaterialien · 169
Literatur · 212
Hinweise zu den Online-Materialien · 221
Sachwortverzeichnis · 222

Inhalt

Vorwort ... 10

Teil I Grundlagen ... 13

1 Erscheinungsbild der Binge-Eating-Störung (BES) ... 14

2 Epidemiologie und Komorbidität ... 19
2.1 Verbreitung und Verlauf ... 19
2.2 Komorbidität ... 22

3 Klassifikation und Diagnostik ... 27
3.1 Definitionskritierien ... 27
3.2 Differentialdiagnose ... 30
3.3 Diagnostische Instrumente ... 33

4 Erklärungsansätze ... 35
4.1 Prädisponierende Faktoren ... 36
4.2 Auslösende bzw. aufrechterhaltende Faktoren ... 39

5 Stand der Therapieforschung ... 43
5.1 Psychotherapeutische Behandlungsansätze im Überblick ... 43
5.2 Effektivität der psychotherapeutischen Behandlungsansätze ... 44
5.3 Prädiktoren- und Moderatorenforschung und Wirkfaktoren der Behandlung ... 47
5.4 Pharmakologische Behandlungsmöglichkeiten ... 50
5.5 Behandlungsleitlinien für BES ... 51

	5.6	Evaluation der vorliegenden Interventionen zur kognitiv-verhaltenstherapeutischen Behandlung von Essanfällen	52
	5.7	Evaluation der Kurzversion des kognitiv-verhaltens-therapeutischen Manuals zur Behandlung von Essanfällen	53

Teil II Therapie 57

6 Therapievoraussetzungen 58

	6.1	Therapieaufbau und -struktur	58
	6.2	Therapeutisches Vorgehen	62
	6.3	Diagnostische und vorbereitende Phase vor Behandlungsbeginn	65

7 Informationsvermittlung zu Behandlungsinhalten 68

	7.1	Bewegung	68
	7.2	Körperkonzept	69
	7.3	Körpergewicht: Stabilisierung und Regulierung	71

8 Langversion (16 Sitzungen) – Erste Behandlungsphase 75

	8.1	Sitzung 1: Einführungs- und Motivationssitzung	75
	8.2	Sitzung 2: Persönliche Ziele formulieren	80
	8.3	Sitzung 3: Das ABC-Modell – Einführung in die Problemanalyse	84
	8.4	Sitzung 4: Einführung in die Bewältigung von Essanfällen	90
	8.5	Sitzungen 5–7: Bewältigung von Essanfällen	96
	8.6	Sitzung 8: Standortbestimmung	99

9 Langversion (16 Sitzungen) – Zweite Behandlungsphase 102

	9.1	Sitzung 9: Das Körperkonzept I	102
	9.2	Sitzung 10: Das Körperkonzept II	106
	9.3	Sitzung 11: Erkennen und Verändern irrationaler Gedanken	110
	9.4	Sitzung 12: Erkennen und Verändern irrationaler Gedanken bezüglich des eigenen Körpers	114
	9.5	Sitzung 13: Entstehung und Regulation von Übergewicht	119

9.6	Sitzung 14: Gewichtsregulation – fettnormalisierte Ernährung	125
9.7	Sitzung 15: Rückfallprophylaxe und Zielerreichungsskalierung	128
9.8	Sitzung 16: Rückfallprophylaxe, Abschluss und Neustart	132

10 Durchführung der Kurzversion (8 Sitzungen) 136

10.1	Sitzung 1: Einführungs- und Motivationssitzung	136
10.2	Sitzung 2–4: Persönliche Ziele formulieren, Einführung in die Problemanalyse, Einführung in die Bewältigung von Essanfällen	136
10.3	Sitzung 5: Bewältigung von Essanfällen	136
10.4	Sitzung 6: Standortbestimmung und Erkennen und Verändern irrationaler Gedanken	140
10.5	Sitzung 7: Erkennen und Verändern irrationaler Gedanken bezüglich des eigenen Körpers	143
10.6	Sitzung 8: Rückfallprophylaxe, Abschluss und Neustart	145

11 Nachbehandlungsphase 149

12 Fallbeispiele 151

12.1	Frau K. (Gruppensetting, Langversion mit 16 Sitzungen): Wunsch nach Gewichtsreduktion	151
12.2	Frau N. (Einzelsetting, Kurzversion mit 8 Sitzungen): Essanfälle zur Spannungsreduktion	159

Anhang 167

Verzeichnis der Arbeitsmaterialien 167

Arbeitsmaterialien 169

Literatur 212

Hinweise zu den Online-Materialien 221

Sachwortverzeichnis 222

Vorwort

Frau Z.:
»Auch wenn ich es mir vornehme, ich kann mich nicht dagegen wehren, dass ich essen muss. Manchmal so lange und so viel, dass ich mich nicht mehr spüre. Manchmal ist es nicht viel, was ich esse, dafür aber immer wieder, durch den ganzen Tag. Es ist nicht auszuhalten, vom Essen regiert zu werden. Ich will es nicht akzeptieren, dass ich mich nicht dagegen wehren kann.«

Viele Menschen, die regelmäßig Essanfälle erleben, sind im Verlauf der Krankheit von Übergewicht bzw. Adipositas betroffen. Oft haben sie erfolglos versucht, ihr Essverhalten in den Griff zu bekommen und Gewicht zu verlieren. Obwohl in den letzten 10 Jahren intensiv beforscht, ist das Krankheitsbild der Binge Eating Disorder (BED) sowohl bei Betroffenen als auch bei Behandlungspersonen oft nicht bekannt. Die mit dem Erleben von Kontrollverlust einhergehende ausgeprägte Scham der Betroffenen, über ihr Leiden zu sprechen, trägt dazu bei, dass das Krankheitsbild unerkannt und somit auch unbehandelt bleibt. Das Fortbestehen regelmäßiger Essanfälle hat langfristig nicht nur ein weiteres Ansteigen des Körpergewichts, sondern auch eine zunehmende psychische Vulnerabilisierung zur Folge.

Bereits 1959 bekundete Stunkard im Zusammenhang mit Adipositas erstmals wissenschaftliches Interesse an anfallsartigem Essen großer Nahrungsmittelmengen, dem »binge eating«.
1980 wurde der Begriff der Bulimie (»Essgier«) offiziell in die dritte Version des DSM integriert. Forschungsarbeiten zeigten später auf, dass bulimische Verhaltensweisen sowohl isoliert als auch in Zusammenhang mit dem Einleiten von Gegenmaßnahmen auftreten. Letztere Störungsform wurde im DSM-III-R als Bulimia nervosa aufgenommen. In den 90er Jahren wurde gefordert, das Vorkommen von Essanfällen ohne Gegenmaßnahmen als eigenständige Kategorie in internationale Diagnosesysteme aufzunehmen. Im DSM-IV wurde die BED als Kategorie erwähnt, die weiterer Forschung bedarf. Für die neuste Version des DSM-V ist die Aufnahme der BED als eigenständige Essstörung geplant.
Im deutschen Sprachraum wird das Krankheitsbild der BED am ehesten mit dem Begriff der »Essanfallsstörung« beschrieben, wobei sich die englische Bezeichnung auch hier durchgesetzt hat.

Frau N.:
»Das Wichtigste, was ich in der Behandlung erfahren habe, ist, dass gesunde Kontrolle über Essen nicht nach dem »Alles-oder-nichts-Prinzip« funktioniert. Jeder Schritt zählt, und wenn es nur ist, dass ich ein bisschen weniger Schokolade während eines

Essanfalls esse als bisher. Essen hatte bei mir verschiedene Zwecke: Mittel gegen Langeweile, Stress, Angst – manchmal esse ich auch, um gar nichts mehr zu spüren. Heute erkenne ich Situationen, in denen ich ohne Kontrolle esse und kann meistens verhindern, dass es zu einem Essanfall kommt.«

Im Folgenden wird, um eine flüssigere Lektüre zu ermöglichen, durchweg die männliche Form gewählt, wenn z. B. von »Patienten« oder »Therapeuten« die Rede ist. Natürlich sind mit dieser Bezeichnung immer beide Geschlechter gemeint.

Unser Dank gebührt den vielen Patientinnen und Patienten, die an unseren Behandlungsstudien über mehrere Jahre hinweg beteiligt waren, unsere Forschung mit viel gutem Willen unterstützt haben und uns wichtige Rückmeldungen gegeben haben.

Ein weiterer Dank gebührt unseren Freunden, Partnern und Familien, aber in erster Linie unseren Kindern, die oft großmütig auf ihre Mütter verzichtet haben, nicht immer damit zufrieden sind und trotzdem nicht aufhören, in unserem Leben zu den wichtigsten Begleitern zu gehören.

Lausanne und Zug, im Herbst 2010
Simone Munsch
Esther Biedert
Barbara Schlup

Teil I Grundlagen

1 Erscheinungsbild der Binge-Eating-Störung (BES)

Leitsymptom: Essanfälle
Bei der Binge-Eating-Störung stehen psychische Symptome im Vordergrund. Als sogenanntes Leitsymptom gelten Essanfälle, die typischerweise mit Kontrollverlust einhergehen. Am folgenden Patientenbeispiel wird der subjektive Leidensdruck deutlich.

> **Beispiel**
>
> **Wenn Essanfälle das Leben bestimmen**
> Frau R.:
> »Das Erleben eines Essanfalls ist immer noch nicht einfach zu beschreiben. Jedes Mal fühle ich mich ›besessen‹, als ob jemand anderes die Kontrolle über mich hat. Es ist ein Gefühl des Ausgeliefertseins an etwas Mächtigeres bzw. Stärkeres als man selbst, und ich fühle mich machtlos dagegen.
> Die Essanfälle kommen für mich wie aus dem Nichts (in manchen Fällen konnte ich mir einen Grund vorstellen, manchmal aber auch nicht) und überrollen mich wie ein beladener Güterzug.
> Gleichzeitig kämpfe ich auch immer mit Angst, denn ich bin es nicht gewohnt, im ›sonstigen‹ Leben, sei es im Büro oder in der Schule, die Kontrolle über mich völlig zu verlieren, und dass das möglich ist, macht mir Angst. Könnte ich irgendwo anders auch so leicht die Kontrolle verlieren? Wichtig ist vor allem, dass ich mich nirgendwo in der Öffentlichkeit verrate, denn bei mir finden sämtliche Attacken im eigenen Zimmer statt, und ich habe das Gefühl, dass ich mich dort in Ruhe zurückziehen und das, was mich beschäftigt, in mich reinstopfen kann und somit ein momentanes Gefühl der Erleichterung erlange; als ob ich meine Sorgen dadurch loswerden könnte.
> Das Gefühl der Erleichterung dauert leider nie besonders lange; denn sofort nach einem Anfall (manchmal auch währenddessen) kommen die Scham- und Schuldgefühle. Ich schäme mich, weil ich es selbst nicht verstehen kann, dass Essen – bzw. in meinem Fall Schokolade – mein Leben beherrscht. Wie kann es nur sein, dass das Leben einer klugen, jungen Frau, die einiges an Lebenserfahrung hat, ausgerechnet von Schokolade bestimmt wird? Also folgen die Schuldgefühle, und das Selbstbewusstsein lässt deutlich nach. Aber das Bild ist noch nicht komplett. Schließlich kommt dann noch das Gefühl des Versagens in mir hoch: ›Und schon wieder habe ich diesen Kampf verloren, bin schwach geworden und werde es nie zu etwas bringen – wenn ich nicht mal die Schokolade im Griff habe.‹
> Da ist der nächste Essanfall nicht sehr weit entfernt.«

Während der Essanfälle werden unterschiedlich große Mengen an Nahrungsmitteln schnell, oft wahllos durcheinander und ruhelos bis zu einem unangenehmen Völlegefühl verzehrt. Gegessen wird infolge der Schamgefühle meist alleine, häufig sogar im Geheimen. Oftmals empfinden Patienten mit einer BES Ekel, Deprimiertheit oder Schuldgefühle sich selbst gegenüber. Im Anschluss an Essanfälle führen manche Patienten mit BES Kompensationsversuche durch, wie z. B. das Auslassen von Mahlzeiten oder vermehrte körperliche Betätigung. Diese unterscheiden sich jedoch von den typischen Gegenmaßnahmen bulimischer Patienten bezüglich Regelmäßigkeit und Intensität. Das Essverhalten von Personen mit BES zeichnet sich zwischen den Essanfällen durch ein Abwechseln von Hemmung und Enthemmung der Kontrolle aus. So versuchen viele Betroffene, die Kalorienzufuhr infolge der Essanfälle zu kompensieren, sind dazu aber nicht in der Lage und haben immer wieder Kontrolleinbrüche. BES-Patienten geben zudem an, exzessiv über ihr Gewicht und ihre Diätversuche zu grübeln, ein Gefühl des Kontrollverlustes bezogen auf die gesamte Lebenssituation sowie ein mangelndes Vertrauen in den eigenen Körper und in die Stabilität der eigenen affektiven Befindlichkeit zu haben (Ramacciotti et al., 2000).

Ähnlich wie bei anderen Essstörungen ist auch bei der BES die Haltung zum eigenen Körper negativ gefärbt und führt dazu, dass die Betroffenen den Anblick ihres Körpers als aversiv empfinden und möglichst vermeiden (Mond et al., 2006). Die Überbewertung der eigenen Figur und des Gewichts für den Selbstwert wird als Kernsymptom von Essstörungen betrachtet (Fairburn & Harrison, 2003; Hrabosky et al., 2007) und hat sich als unabhängig von BMI oder Alter erwiesen (Masheb & Grilo, 2000). Einige Studien weisen zudem darauf hin, dass diese dysfunktionale Haltung zum eigenen Körper bei BES-Patienten ähnlich stark ausgeprägt ist wie bei der Anorexia und Bulimia nervosa. Je stärker die Figur- und Gewichtssorgen ausgeprägt sind, desto höhere Werte zeigen sich in der allgemeinen und essstörungsspezifischen Psychopathologie (Hrabosky et al., 2007). Im Gegensatz zu den beiden anderen Störungsbildern wird die übermäßige Bedeutung von Figur und Gewicht bei der BES nicht als Diagnosekriterium erhoben (Latner & Clyne, 2008; Striegel-Moore & Franko, 2008).

Körperbild bei der BES
- ▶ Übermäßige Bedeutung von Figur und Gewicht für den Selbstwert
- ▶ Die negative Haltung zum eigenen Körper ist ähnlich stark ausgeprägt wie bei anderen Essstörungen
- ▶ Höhere Figur- und Gewichtssorgen sind mit erhöhter essstörungsspezifischer Psychopathologie und einer allgemein niedrigeren psychischen Befindlichkeit korreliert
- ▶ Figur- und Gewichtssorgen sind unabhängig vom BMI

Das Auftreten regelmäßiger Essanfälle führt zu einer Beeinträchtigung der allgemeinen psychischen Befindlichkeit und ist mit einem erhöhten Leidensdruck verbunden (Spitzer et al., 1993b; Hrabosky et al., 2007; Striegel-Moore et al., 2008). BES-Patienten erweisen sich in der »Symptom-Checkliste« (SCL-90-R) von Derogatis (1983) bezüglich des Schweregrads der Symptome sowie der Somatisierung, Zwanghaftigkeit, interpersonellen Unsicherheit, Depressivität, Angst, Feindseligkeit, phobischen Ängste, Paranoidität und des Psychotizismus als schwerer beeinträchtigt als eine Kontrollgruppe und eine Gruppe mit reiner Adipositas (Wilfley et al., 2007).

Psychische Symptome bei BES
- Unkontrollierbare Essanfälle
- Gestörtes Essverhalten zwischen den Essanfällen
- Abwechselnd restriktives und unkontrolliertes Essverhalten
- Unregelmäßige Ernährung
- Häufiges Durchführen und Abbrechen von Diäten
- Negatives Körperkonzept
- Interpersonale Defizite
- Wahrnehmungsstörungen in Bezug auf die Hunger-/Sättigungsregulation
- Grübeln über die Nahrungszufuhr, die eigene Figur und das Gewicht

Somatische Folgesymptome
Treten somatische Symptome auf, so sind diese auf das häufig mit der Störung einhergehende Übergewicht – bis hin zur Adipositas – zurückzuführen und umfassen Herz- und Kreislaufkrankheiten, Erkrankungen des Skelett- und Bewegungsapparats, Störungen der Atemfunktionen (Schlaf-Apnoe-Syndrom), Venenleiden, Schwangerschaftskomplikationen sowie ein erhöhtes Karzinomrisiko. Mit steigendem Body Mass Index (BMI, s. Abschn. 2.2) ist das Morbiditäts- und Mortalitätsrisiko um ein Vielfaches erhöht (Wechsler, 1998; Schmidt, 2000).

Somatische Symptome bei BES
- Erhöhte Morbidität und Mortalität (Anfälligkeit für Krebsleiden, erhöhtes Operationsrisiko, erhöhtes Erkrankungsrisiko für entzündliche Gelenkerkrankungen usw.)
- Metabolisches Syndrom: Hypertonie, Hyperlipidämie, Hpyerglycerinämie, Hyperurikämie mit Folgekrankheiten (Osteoporose, Hyperkoagulation, Fibrinolysedefekte, Schlaf-Apnoe, Fettleber, erhöhtes kardiovaskuläres Risiko usw.)

Welche Situationen können Essanfälle auslösen?
Essanfälle treten oft in Situationen auf, die durch das Erleben von interpersonalen Stressoren charakterisiert sind und erfüllen häufig die Funktion einer Stimmungs-

regulation und Spannungsreduktion. Als interpersonale Stressoren können zwischenmenschliche Auseinandersetzungen, Kritik bezüglich des eigenen Erscheinungsbilds, Isolation, Stimmungsschwankungen, Einsamkeit, Langeweile, aber auch Entlastung und Zustände intensiver Freude genannt werden. Die Essanfälle dienen somit als Strategie, einen als aversiv erlebten emotionalen Zustand (z. B. Ärger) durch einen weniger aversiven (wie z. B. Schuldgefühle) zu ersetzen (Kenardy et al., 1996; Williamson & Martin, 1999).

Was und wie viel wird gegessen?
Patienten mit BES verzehren während der Essanfälle besonders Nahrungsmittel mit höherem Fett- (bis zu 38,9 Prozent) und geringerem Proteinanteil (ca. 11,4 Prozent), wie z. B. Schokolade und Kekse (Yanovsky et al., 1992).

Die Angaben bezüglich der Nahrungsmengen, die verzehrt werden, variieren stark. Ein Teil der Patienten führt sich während der Essanfälle bis zu 1640 kcal zu (Yanovski et al., 1992; Cooke et al., 1997), doch auch Betroffene, die während einer Essattacke nur bis zu 600 kcal verzehren, klagen über das subjektive Gefühl des Kontrollverlusts. Das Krankheitsbild der BES scheint somit unabhängig von der Quantität der verzehrten Nahrungsmenge zu sein (Garner et al., 1992, Striegel-Moore et al., 2007).

Geliebter et al. (2001) zeigen, dass bei Patienten mit BES die Menge der verzehrten Nahrung unabhängig vom BMI ist.

Wie lange dauern die Essanfälle?
Während bei der Bulimia nervosa Beginn und Ende der Essanfälle genau ausgemacht werden können, fällt es bei der BES oft schwer, die Dauer der Essanfälle einzugrenzen (Fairburn & Wilson, 1993; Williamson & Martin, 1999, Wilfley et al., 2007). Viele Patienten berichten, dass sie immer wieder, über mehrere Stunden hinweg unkontrolliert Nahrung zu sich nehmen und durch diese »protrahierten« Essanfälle nicht mehr in der Lage sind, beruflichen oder sozialen Verpflichtungen nachzukommen.

Warum nehmen einige BES-Patienten nicht zu?
Das Erscheinungsbild der BES ist bei normalgewichtigen BES-Patienten ähnlich wie bei adipösen. Bei beiden Gruppen stehen die Essanfälle, die typische negative Haltung zum eigenen Körper, die beeinträchtigte affektive Befindlichkeit und eine vermehrte Diäterfahrung im Vordergrund. Im Anschluss an einen Essanfall versuchen jedoch normalgewichtige im Vergleich zu adipösen BES-Patienten häufiger, mittels vermehrter körperlicher Aktivität die Energiezufuhr zu kompensieren. Diese Strategie könnte eine Erklärung dafür sein, weshalb diese Untergruppe nicht die typische Gewichtszunahme über die Zeit zeigt.

Erscheinungsbild der BES im Überblick
- Das wiederholte Vorkommen unkontrollierbarer Essanfälle stellt das Leitsymptom der BES dar.
- Es bestehen ausgeprägte Figur- und Gewichtssorgen.
- Häufig gehen tatsächliche oder subjektiv erlebte zwischenmenschliche Konflikte den Essanfällen voraus.
- Essanfälle erfüllen oft die Funktion einer kurzfristigen Spannungsreduktion.
- Die Nahrungsmittelmenge, die während eines Essanfalls verzehrt wird, und die Dauer eines Essanfalls variieren von Patient zu Patient.
- Das Krankheitsbild der BES präsentiert sich bei adipösen und bei normalgewichtigen Patienten ähnlich.

2 Epidemiologie und Komorbidität

2.1 Verbreitung und Verlauf

Prävalenz

Zum aktuellen Zeitpunkt existieren nur wenige Studien zur Erhebung der Prävalenzraten der BES, die eine hohe methodische Qualität aufweisen und an repräsentativen Stichproben mittels standardisierten Interviews durchgeführt wurden. In verschiedenen epidemiologischen Untersuchungen in Australien und den USA erweist sich die BES als die am häufigsten vorkommende Essstörung in der Allgemeinbevölkerung. Die Prävalenzraten variieren zwischen 1 und 3,5 Prozent (Striegel-Moore & Franko, 2008). In klinischen Populationen Adipöser ist die Prävalenz deutlich höher mit einem Mittel von ca. 30 Prozent. Bei Frauen ist das Störungsbild häufiger als bei Männern, wobei der Anteil betroffener Männer deutlich höher ist als bei anderen Essstörungen. Angaben zur Lebenszeitprävalenz für eine BES weisen auf einen Wert von durchschnittlich 3 Prozent hin, resp. 3,5 Prozent für Frauen und 2 Prozent für Männer (Hudson et al, 2007).

Aus dem europäischen Raum liegen Forschungsergebnisse vor, die auf eine deutlich geringere Prävalenz der BES hinweisen. Kinzl et al. (1998) stellten z. B. in einer Telefonbefragung bei Frauen aus der Tiroler Allgemeinbevölkerung eine Punktprävalenz von 3,3 Prozent für BES fest. Cotrufo et al. (1998) hingegen untersuchten 919 Frauen in Süditalien mittels Fragebogen und Interviews und konnten lediglich eine Prävalenz von 0,2 Prozent nachweisen. Westenhöfer (2001) berichtet in einer repräsentativen Stichprobe in West- und Ostdeutschland innerhalb des Beobachtungszeitraumes von 7 Jahren von einem Rückgang der mittels Fragebogen und klinischem Interview erhobenen Prävalenz der BES bei Männern von 3,1 Prozent auf 2,4 Prozent und bei Frauen von 2,3 Prozent auf 1,3 Prozent. Eine ähnliche Verteilung und rückläufige Tendenz konnte auch für die Bulimia nervosa bei Männern und Frauen festgestellt werden. In einer weiteren Untersuchung an einer repräsentativen Stichprobe junger Frauen in Deutschland betrug die Prävalenz regelmäßiger Essanfälle in dieser Gruppe 0,9 Prozent (Munsch et al., 2007).

Folglich weisen die Ergebnisse dieser Studien darauf hin, dass die BES in der Allgemeinbevölkerung häufiger als andere Essstörungen – wie Anorexia und Bulimia nervosa – auftritt. Zudem sind viele adipöse Menschen von einem Vollbild der BES oder von subklinischen Formen, wie z. B. dem »gelegentlichen Binge Eating« betroffen (Williamson & Martin, 1999).

Erstmanifestation

Im Unterschied zur Anorexia und Bulimia nervosa, bei denen die Hauptrisikogruppe zwischen 15 und 30 Jahren liegt (Jacobi et al., 2000), suchen die meisten Patienten mit

BES erstmals zwischen dem 30. und dem 50. Lebenjahr Hilfe für ihre Symptome. Der retrospektiv erfasste Beginn der BES lässt sich jedoch auf die späte Adoleszenz zurückdatieren (Fichter et al., 1992; Striegel-Moore, 2000; Grilo & Masheb, 2000). Eine zweite Häufung der Erstmanifestation kann bei der BES im Alter zwischen 45 und 54 Jahren beobachtet werden (Kinzl et al., 1998).

Etwa ein Drittel aller Betroffenen berichtet vom erstmaligen Auftreten von Essanfällen, ohne vorher Diätmaßnahmen durchgeführt zu haben (Reas & Grilo, 2007). Die BES-Population lässt sich demnach in zwei Untergruppen einteilen (Abbott et al., 1998; Spurrell et al., 1996): Patienten, die vor ihrer ersten Essattacke zunächst eine Diät durchführen, die sogenannte »diet first«-Gruppe, weisen im Durchschnitt mit ca. 26 Jahren erstmals eine Essattacke auf. Diejenigen Patienten, die Essanfälle erleben, bevor sie je eine Diäterfahrung gemacht haben, die »binge first«-Gruppe, zeigen das Störungsbild bereits im Alter von 12 Jahren. Die »binge first«-Gruppe der BES-Patienten zeichnet sich weiter durch einen erhöhten Anteil an komorbiden Achse-I- und Achse-II-Störungen sowie durch ein erhöhtes Körpergewicht aus (Grilo & Masheb, 2000). Aufgrund der Ergebnisse einer aktuellen Studie wird jedoch im Unterschied zu bisherigen Annahmen von ähnlichen pathogenetischen Faktoren bei beiden Subtypen ausgegangen (Manwaring et al., 2006). Aufgrund weiterer Forschungsarbeiten wird die Unterscheidung in zwei weitere, den »dietary«- sowie den »dietary-depressive«- Subtyp, postuliert (Stice et al., 2001).

Verlauf und Stabilität der Diagnose
Während frühere Untersuchungen zum natürlichen Verlauf der BES insofern ein sehr optimistisches Bild abgaben, als nach 5–6 Jahren nur noch zwischen 20 und 30 Prozent der Betroffenen die Symptomatik aufwiesen, Wechsel in andere diagnostische Einheiten selten waren und auch die Inanspruchnahme weiterer psychischer Behandlungsangebote nur selten verzeichnet wurden (Fairburn et al., 2000; Cachelin et al., 1999), weisen neuere Studien auf einen deutlich komplizierteren Verlauf hin. Nach Ablauf eines Jahres weisen noch 38 Prozent eine BES-Diagnose auf. Weitere 55 Prozent zeigten eine subklinische Symptomatik. Insgesamt beträgt die retrospektiv erfasste Dauer der BES 14,4 Jahre und ist somit deutlich länger als die der Anorexia oder Bulimia nervosa (Pope et al., 2006). Auch in neueren Studien erweist sich die BES-Diagnose als stabil und der Wechsel zur Anorexia oder Bulimia nervosa als sehr selten (Striegel-Moore & Franko, 2006). Als Folgeerscheinung der BES tritt im Verlauf eine deutliche Gewichtszunahme auf. So weisen ca. 39 Prozent aller BES-Patienten nach Ablauf von fünf Jahren einen BMI von über 30 auf (Fichter et al., 1998).

In einigen Untersuchungen wurde bei BES-Patienten anamnestisch gehäuft kompensatorisches Verhalten durch Laxantiengebrauch oder durch Induzieren von Erbrechen gefunden (Peterson et al., 1998a). Bei ca. 2 bis 5 Prozent der Patientinnen mit einer BES kann anamnestisch eine Anorexia nervosa und bei ca. 5 bis 10 Prozent eine Bulimia nervosa festgestellt werden (Schmidt, 2000).

Folglich liegt die Vermutung einer gemeinsamen ätiologischen Wegstrecke bei der Entwicklung von Essstörungen nahe, wobei noch nicht umfassend geklärt ist, welche spezifischen Faktoren für die Entwicklung einer Anorexia nervosa, Bulimia nervosa oder BES prädisponieren.

Geschlechtsunterschiede
Männer und Frauen mit einer BES zeigen ein ähnliches Störungsbild und unterscheiden sich nicht bezüglich des Essverhaltens, des negativen Selbst- oder Körperkonzepts oder interpersoneller Probleme. Der einzige Unterschied betrifft die Prävalenz komorbider psychischer Störungen auf der Achse I (Achse-I-Störung: Diagnose klinischer Störungen und anderer klinisch relevanter Probleme nach DSM-IV-TR, Achse-II-Störung: Diagnose von Persönlichkeitsstörungen und geistiger Behinderung nach DSM-IV-TR, APA, 2000), die sich bei männlichen BES-Patienten im Vergleich zu weiblichen Patientinnen als erhöht erweist.

Soziodemographische Merkmale
In einigen Untersuchungen an adipösen BES-Patienten konnte sozioökonomische Benachteiligung, wie z. B. niedrigerer Ausbildungstand, geringeres Einkommen oder soziale Isolation nachgewiesen werden (Spitzer et al., 1993b), in anderen Untersuchungen hingegen ließen sich bei Personen mit BES aus der Allgemeinbevölkerung keine bestimmten soziodemographischen Merkmale feststellen (u. a. Mussell et al., 1996b; Munsch et al., 2007). Weitere Studien weisen auf einen höheren Anteil ethnischer Minoritäten bei der BES im Vergleich zur Anorexia oder Bulimia nervosa hin (Wonderlich et al., 2009).

Familiäre Häufung
Während sich in einer früheren Studie keine Hinweise auf eine familiäre Häufung der BES ergaben (Lee et al., 1999), weisen neuere Untersuchungen auf eine deutliche Heritabilität der BES hin (Monteleone et al., 2007). Diesbezüglich muss jedoch festgehalten werden, dass es sich bei den vorliegenden Forschungsbefunden um Einzelresultate handelt, die bezüglich ihrer Generalisierbarkeit weiter überprüft werden müssen.

Epidemiologie im Überblick
- Die BES kommt häufiger vor als die Anorexia oder Bulimia nervosa. Die Punktprävalenz der BES ist in klinischen Populationen adipöser Personen deutlich erhöht und beträgt ca. 30 Prozent. In der Allgemeinbevölkerung tritt die BES mit einer Prävalenz von ca. 1 bis 3 Prozent auf.
- Lebenszeitprävalenzraten werden bei der BES auf ca. 2,6 Prozent geschätzt.
- Die Probleme der epidemiologischen Forschung sind darin begründet, dass die BES nicht mittels einheitlicher, strukturierter Verfahren erfasst wird. Bei einer Erfassung mittels Befragung oder Selbstbeurteilung werden die Prävalenzraten oft überschätzt.

- Die BES kommt häufiger bei Frauen vor als bei Männern. Die Geschlechtsverteilung ist jedoch weniger deutlich ausgeprägt wie bei der Anorexia oder Bulimia nervosa.
- BES-Patienten suchen oft erst im Alter zwischen 30 und 50 Jahren erstmals eine Behandlung auf. Das Erstmanifestationsalter wird jedoch deutlich früher in der Adoleszenz bzw. im frühen Erwachsenenalter geschätzt.
- Im Unterschied zur Bulimia nervosa weist ca. ein Drittel der BES-Patienten Essanfälle auf, ohne zuvor Diätmaßnahmen durchgeführt zu haben.
- Die durchschnittliche Krankheitsdauer wird auf ca. 14 Jahre geschätzt. Es ergeben sich kaum Symptomverschiebungen.
- Mit Ausnahme einer erhöhten Komorbiditätsrate mit psychischen Störungen auf der Achse I bei Männern ergeben sich keine Unterschiede zwischen Frauen und Männern mit BES.
- Die Population mit BES ist deutlich heterogener als diejenige der Anorexia oder Bulimia nervosa. Es ergeben sich zudem Hinweise auf einen deutlich höheren Anteil von ethnischen Minoritäten bei den Betroffenen.
- Es liegen Hinweise für eine familiäre Häufung der BES vor.

2.2 Komorbidität

Adipositas

Eine große Zahl der Betroffenen mit BES leidet unter komorbider Adipositas. Im Folgenden werden Befunde zur Klassifikation, Behandlungsindikation, Epidemiologie und Ätiologie der Adipositas kurz zusammengefasst. (Für eine umfassende Darstellung des aktuellen Forschungsstands zur Entstehung und Behandlung der Adipositas s. Herpertz et al., 2008.)

Klassifikation der Adipositas. Umgangssprachlich werden die Begriffe Übergewicht und Adipositas oft synonym verwendet. In der Fachliteratur jedoch verweist die Benennung von Übergewicht (overweight) und Adipositas (obesity) auf ein unterschiedliches Ausmaß erhöhter Körpermasse. Am gebräuchlichsten zur Diagnostik der erhöhten Körperfettmasse bei Adipositas erweist sich der Body Mass Index (BMI).

> **Definition**
>
> Der **Body Mass Index (BMI)** entspricht dem Körpergewicht (in Kilogramm) dividiert durch die Körperlänge (in Meter) im Quadrat:
>
> BMI = Gewicht (kg)/Größe (m^2)
>
> **Adipositas** und somit die medizinische Indikation zur Behandlung liegt bei einem BMI > 30 kg/m^2 vor.

Ebenso wichtig und für die metabolischen Folgeerscheinungen der Adipositas bedeutsamer ist der Taillenumfang (waist circumference), der ein Maß für die viszerale Fettmasse darstellt. Der Taillenumfang wird beim stehenden Patienten zwischen dem Rippen- und dem oberen Beckendamm erfasst. Weitere, in Routineverfahren weniger häufig angewendete Methoden zur Hautfaltendickemessung sowie zur technischen Diagnostik der Körperzusammensetzung ermöglichen die Messung der fettfreien sowie der Fettmasse. Wenn ein kontinuierliches Ansteigen des Übergewichts oder komorbide somatische Risikofaktoren, wie z. B. abdominale Fettverteilung, Hypercholesterinämie, Diabetes, Hypertonie oder ausgeprägtes psychosomatisches Leiden vorliegen, so kann auch bei einem geringeren Ausmaß des Übergewichts (BMI 25–29,9 kg/m^2) eine Behandlung angezeigt sein. In der folgenden Übersicht werden die einzelnen Gewichtskategorien zusammengefasst (Herpertz et al., 2008).

Einteilung in BMI-Bereiche
BMI 18,5–24,9 kg/m^2 → Normalgewicht
BMI 25–29,9 kg/m^2 → Übergewicht
BMI 30–34,9 kg/m^2 → Adipositas Grad I
BMI 35,0–39,9 kg/m^2 → Adipositas Grad II
BMI > 40 kg/m^2 → Extreme Adipositas, Grad III

Informationen zur differentialdiagnostischen Abgrenzung der Adipositas von der BES, der subklinischen BES sowie der Bulimia nervosa finden Sie in Abschnitt 3.2.
Epidemiologie der Adipositas. Die Prävalenzraten für Adipositas sind weltweit im Steigen begriffen. In den USA verdreifachte sie sich von 1991 bis zum aktuellen Zeitpunkt von 12 auf 32 Prozent. Auch Regionen, die bis vor wenigen Jahrzehnten noch von Malnutrition betroffen waren, nun jedoch eine schnell wachsende Wirtschaft verzeichnen, weisen rasch wachsende, teilweise sehr hohe Inzidenzraten auf (z. B. China, Indien oder Ghana) (Wirth et al., 2007). Deutschland zeichnet sich im internationalen Vergleich durch eine recht hohe Adipositasrate aus (Bundesministerium für Gesundheit, 1998): Im Westen Deutschlands leiden ca. 19,5 Prozent der Frauen bzw. ca. 17,3 Prozent der Männer unter krankhaftem Übergewicht. Im Osten betragen die Punktprävalenzraten ca. 25,5 Prozent für Frauen und ca. 20,6 Prozent für Männer. Damit haben sich die Prävalenzraten im letzten Jahrzehnt um fast 3 Prozent bzw. 2 Prozent erhöht. In der Schweiz erhöhte sich der Anteil Übergewichtiger in 15 Jahren von 1992 bis 2007 von 30 auf 37 Prozent. Dieser Anstieg ist insbesondere auf den Zuwachs der deutlich übergewichtigen Personen im BMI-Range von 25–30 (Anstieg von 25 auf 29 Prozent) sowie auf den Anteil Adipöser (Anstieg von 5 auf 8 Prozent) zurückzuführen. Männer scheinen in den letzten Jahren vermehrt vom Anstieg der Adipositashäufigkeit betroffen zu sein, während sich der Anstieg bei Frauen nivellierte (Bundesamt für Gesundheit Schweiz, BAG, 2009). Immer häufiger sind weltweit nicht nur Erwachsene, sondern auch Kinder von Adipositas betroffen. Diese Trends bedeu-

ten eine fatale Entwicklung, da ein übergewichtiges sechsjähriges Kind mit 50- bis 70-prozentiger Wahrscheinlichkeit auch im Erwachsenenalter unter Adipositas leidet (Epstein, 1995).

Ätiologie der Adipositas. Bezüglich der Ätiologie der Adipositas geht man heute von einer Interaktion biologischer, psychologischer und soziokultureller Faktoren aus (s. Abb. 2.1). Zwillingsstudien zeigen einen Varianzanteil des BMIs von ca. 50 bis zu 60 Prozent durch die genetische Disposition (Bouchard, 1995). Die Manifestation bzw. Persistenz der genetischen Vulnerabilität wird jedoch wesentlich durch Umweltbedingungen mitbestimmt. Zu den begünstigenden Bedingungen im Umfeld zählen das Überangebot an Nahrungsmitteln, ungünstige Ernährungsgewohnheiten und Essverhaltensmuster sowie ein sitzender Lebensstil (»sedentary lifestyle«) (Wirth, 2007).

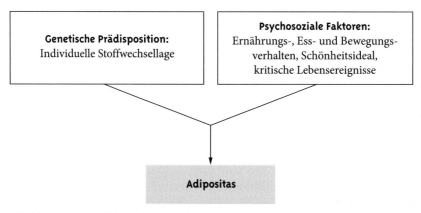

Abbildung 2.1 Multifaktorielle Entstehung der Adipositas. Genetische Prädisposition und psychosoziale Faktoren interagieren

Die Energiezufuhr des Menschen unterliegt einer komplexen, teilweise kognitiv steuerbaren Regelung, wird jedoch auch von biologischen und impliziten psychologischen sowie soziologischen Faktoren beeinflusst. Nebst der Hunger- und Sättigungsregulation spielen Ernährungs- und Bewegungsgewohnheiten eine wesentliche Rolle bei der Entstehung klinisch relevanten Übergewichts. Die in den letzten Jahrzehnten veränderten Ernährungsgewohnheiten wie der vermehrte Konsum von fett- und zuckerhaltigen Nahrungsmitteln sowie Süßgetränken mit hohem Energiegehalt tragen zum Anstieg der Prävalenzraten bei. Neben der Energiedichte stellt jedoch auch die Portionsgröße einen wesentlichen Faktor bei der erhöhten Energiezufuhr dar. Die Genese der Adipositas wird zudem durch den Rückgang der körperlichen Aktivität in den letzten Jahren bestimmt. Aus der erhöhten Energiezufuhr in Kombination mit einer verminderten Häufigkeit körperlicher Aktivität resultiert eine positive Energiebilanz, welche die Trendkurve der Adipositasprävalenz weiter ansteigen lässt. Multimodale Programme zur Behandlung der Adipositas basieren auf diesen Kenntnissen und streben mittels Verhaltensänderungen in den Bereichen Essverhalten, Ernährung und Bewegung eine Stabilisierung bzw. Reduktion des Körpergewichts an. In Anlehnung an die Deutsche Adipositas-Gesellschaft (DAG) (http://www.adipositas-gesellschaft.de) werden abhängig von Schweregrad und Vorhandensein von Folgekrankheiten auch medikamentöse sowie chirurgische Maßnahmen empfohlen (Munsch & Hartmann, 2008). Das Ess-, Ernährungs- und Bewegungsverhalten wird wesentlich vom soziokulturellen Umfeld geprägt. Dabei spielen das familiäre Interaktions- und Modellverhalten sowie die Zugänglichkeit von Nahrungsmitteln eine tragende Rolle (Birch & Fisher, 1998; Munsch et al., 2007; Hasenböhler et al., 2009). Auf die Relevanz familiärer Rollenmodelle verweisen auch die Ergebnisse von Epstein (2000), der unter anderem zeigen konnte, dass Kinder von körperlich aktiven Eltern bis zu sechsmal aktiver sind als Kinder von körperlich inaktiven Eltern.

Bei Adipositas können unterschiedliche Folgeerkrankungen auftreten, die bereits in Kapitel 1 genannt wurden. Eine detaillierte Übersicht ist bei Wirth (2007) zu finden.

Psychische Störungen
Verschiedene Untersuchungen weisen darauf hin, dass adipöse Patienten mit Essanfällen im Vergleich mit rein adipösen Patienten gehäuft unter weiteren psychischen Störungen leiden. Dabei ist die Prävalenz komorbider Achse-I- oder Achse-II-Störungen weniger vom BMI als vom Essanfallstatus abhängig. Verglichen mit der Bulimia nervosa zeichnet sich die BES zudem durch eine geringere allgemeine Psychopathologie aus. BES-Patienten sind jedoch ähnlich häufig von Angst- bzw. affektiven Störungen betroffen (für eine Übersicht s. Wonderlich et al., 2009). Zur korrekten Bestimmung der Komorbiditätsrate bei BES sind Untersuchungen an der Allgemeinbevölkerung notwendig. Mittels dieses methodischen Vorgehens wird die Tendenz einer erhöhten Einschätzung der Prävalenz komorbider Störungen vermieden, wie sie aus Untersuchungen an behandlungssuchenden Populationen resultieren kann (Berkson Bias). Die epidemiologische Forschung im Bereich der Komorbidität wird weiter durch die unterschiedliche Wahl der Erhebungsinstrumente beeinträchtigt. Die Verwendung von Selbstbefragungsinstrumenten birgt dabei ebenfalls die Gefahr einer erhöhten Einschätzung der BES und assoziierten komorbiden Störungsbildern. Generell kann davon ausgegangen werden, dass Bulimia nervosa-Patienten das höchste Risiko zur Entwicklung einer komorbiden Störung (Angst, affektive Störungen, Substanzabusus und Impulskontrollstörungen) aufweisen (94,5 Prozent, Odds ratio, OR: 4.7 (4.3–7.5)), gefolgt von BES-Patienten, bei denen das Risiko um das 2,3-fache erhöht ist (78,9 Prozent, OR: 2.3 (2.6–3.7)). Patienten mit Anorexia nervosa weisen im Vergleich das geringste Risiko auf (56,2 Prozent, OR: 2.1 (1.2–2.9)) (Hudson et al., 2007). Zusammengefasst kann von einer Lebenszeitprävalenz komorbider affektiver Störungen (Major Depression, Dysthymie) von 50 bis 60 Prozent bzw. Angststörungen von 20 bis 50 Prozent bei BES ausgegangen werden, zudem treten gehäuft Persönlichkeitsstörungen vom Borderline-Typ auf (Wietersheim, 2008).

Komorbidität im Überblick
- Ca. 30 bis 40 Prozent aller BES-Patienten leiden zusätzlich unter Adipositas.
- Adipositas und somit eine medizinische Behandlungsindikation liegt bei Übergewicht und gleichzeitig auftretenden medizinischen Folgeerscheinungen bzw. einem BMI größer oder gleich 30 kg/m^2 vor (Behandlungsalgorhythmus s. DAG, http://www.adipositas-gesellschaft.de).
- Die Entwicklung der Adipositas wird durch das Vorliegen einer genetischen Prädisposition für Übergewicht in Interaktion mit einem fettreichen Ernährungs- bzw. einem sitzenden Lebensstil (»sedentary lifestyle«) begünstigt.
- Die häufigsten komorbiden Achse-I-Störungen bei BES stellen affektive Störungen und Angststörungen dar.
- Weiterhin kommen gehäuft Persönlichkeitsstörungen vom Borderline-Typ vor.
- Das Risiko einer komorbiden psychischen Störung bei BES kann bis um ein Vierfaches erhöht sein.

3 Klassifikation und Diagnostik

3.1 Definitionskriterien

Im Diagnostischen und Statistischen Manual (DSM)-III wurden sowohl Personen, die isolierte Essanfälle haben, als auch solche, die im Anschluss Gegenmaßnahmen ergreifen (durch Erbrechen oder die Einnahme von Abführmitteln bzw. Entwässerungsmedikamenten), unter dem Begriff der Bulimie zusammengefasst. In der Weiterentwicklung der diagnostischen Kriterien wurden – in Anlehnung an Russell (1979) – im DSM-III-R Personen, die nach Essanfällen keine Gegenmaßnahmen ergreifen, aus der Diagnose ausgeschlossen und mittels der Kategorie *Essstörungen, nicht näher bezeichnet (NNB)* diagnostiziert. Um die Forschung bezüglich der Gruppe von Betroffenen, die unter regelmäßigen Essanfällen und damit assoziierter Essstörungspathologie bzw. somit unter klinisch relevant gestörtem Essverhalten leiden, jedoch nicht die Kriterien einer Anorexia oder Bulimia nervosa erfüllen, zu fördern, wurde die Binge Eating Disorder (Binge-Eating-Störung, BES) 1994 im Rahmen der vierten Version des DSM als provisorische, separate diagnostische Kategorie aufgenommen (Spitzer et al., 1992; Fairburn et al., 1993). Im Rahmen der Entwicklung des DSM-V wird geprüft, die BES als definitive eigenständige diagnostische Kategorie aufzunehmen (Latner & Clyne, 2008; Striegel-Moore & Franko, 2008). Diese wichtige Neuerung erlaubt es, das Störungsbild frühzeitig zu erkennen, zu diagnostizieren sowie die Betroffenen den indizierten Behandlungsmethoden zuzuführen. Aufgrund der besseren Operationalisierbarkeit empfehlen wir die Diagnose der BES im DSM. Im ICD-10 wird die BES unter F50.9, *nicht näher bezeichnete Essstörung* bzw. F50.3, *atypische Bulimie* vermerkt.

Diagnosekriterien der Binge-Eating-Störung (BES)

DSM-IV-TR (APA, 2000)
A. Wiederholte Episoden von »Essanfällen«*. Eine Episode von »Essanfällen« ist durch die beiden folgenden Kriterien charakterisiert:
   (1) Essen einer Nahrungsmenge in einem abgrenzbaren Zeitraum (z. B. in zwei Stunden), die definitiv größer ist, als die meisten Menschen in einem ähnlichen Zeitraum unter ähnlichen Umständen essen würden.
   (2) Ein Gefühl des Kontrollverlustes über das Essen während der Episode (z. B. das Gefühl, dass man mit dem Essen nicht aufhören kann bzw. nicht kontrollieren kann, was und wie viel man isst).

▶

B. Die Episoden von »Essanfällen« treten gemeinsam mit mindestens drei der folgenden Symptome auf:
(1) Wesentlich schneller essen als normal
(2) Essen bis zu einem unangenehmen Völlegefühl
(3) Essen großer Nahrungsmengen, wenn man sich körperlich nicht hungrig fühlt
(4) Alleine essen aus Verlegenheit über die Menge, die man isst
(5) Ekelgefühle gegenüber sich selbst, Deprimiertheit oder große Schuldgefühle nach dem übermäßigen Essen

C. Es besteht deutliches Leiden wegen der »Essanfälle«.

D. Die »Essanfälle« treten im Durchschnitt an mindestens zwei Tagen in der Woche für sechs Monate auf.

Beachte: Die Methode zur Bestimmung der Häufigkeit unterscheidet sich von der, die bei Bulimia nervosa benutzt wird. Die zukünftige Forschung sollte thematisieren, ob die zu bevorzugende Methode für die Festlegung einer Häufigkeitsgrenze das Zählen der Tage darstellt, an denen die »Essanfälle« auftreten, oder das Zählen der Anzahl der Episoden von »Essanfällen«.

E. Die »Essanfälle« gehen nicht mit dem regelmäßigen Einsatz von unangemessenen kompensatorischen Verhaltensweisen einher (z. B. »Purging-Verhalten«, Fasten oder exzessive körperliche Betätigung) und sie treten nicht ausschließlich im Verlauf einer Anorexia nervosa oder Bulimia nervosa auf.

* Der im DSM-TR verwendete Begriff »Fressanfälle« wurde im vorliegenden Text in »Essanfälle« abgeändert.

Die große Anzahl von Forschungsarbeiten sowie deren kritische Diskussion, die durch die Integration der BES als Forschungsdiagnose angeregt wurden, weisen darauf hin, dass es sich bei der BES um eine valide diagnostische Einheit handelt. Betroffene mit BES weisen demnach ein im Vergleich zu anderen Essstörungen unterschiedliches soziodemographisches Profil auf (späteres Erstmanifestationsalter, ausgeglichenere Geschlechterverteilung, vermehrte Betroffenheit ethnischer Minoritäten) auf. Bezüglich der Ätiologie der BES ergibt sich ein weiterer deutlicher Unterschied, indem Diätieren bei der Entstehung der BES eine weniger gewichtigere Rolle einnimmt als bei den anderen Essstörungen. Ähnlich wie bei der Anorexia und Bulimia nervosa berichten die Betroffenen von erhöhten Figur- und Gewichtssorgen, einer allgemein erhöhten Psychopathologie, Beeinträchtigung im Alltag sowie einer erhöhten Inanspruchnahme medizinischer Hilfeleistungen (Wilfley et al., 2007). Insbesondere die Beeinträchtigung durch Figur- und Gewichtssorgen korreliert mit hohem Leidensdruck und ermöglicht eine zuverlässige Unterscheidung in klinisch relevante Symptomatik bzw.

subklinische Beeinträchtigung. Aus diesem Grund wird diskutiert, das Kriterium der »übermäßigen Beschäftigung mit Figur und Gewicht« auch für die BES in die Diagnosekriterien aufzunehmen (Mond et al., 2007). Wesentliche Unterschiede ergeben sich auch im Vergleich mit der rein adipösen Patientenpopulation, obgleich die kontinuierliche Gewichtszunahme im Verlauf zu einer der wichtigsten Komplikationen der BES gehört. BES-Patienten weisen im Vergleich mit rein adipösen Patienten ein deutlich stärker gestörtes Essverhalten, eine verminderte Lebensqualität und soziale Beeinträchtigung auf. Die mit der BES assoziierte allgemeine Psychopathologie sowie die erhöhte Prävalenz für komorbide Störungen lässt sich eindeutig auf das Vorkommen von Essanfällen und nicht auf den BMI zurückführen (Masheb & Grilo, 2000). Unklarheiten ergeben sich besonders bezüglich der Validität des Häufigkeitskriteriums. So konnte bereits in früheren Studien zwischen Patientenpopulationen mit einem Vollbild der BES und Gruppen mit einer subklinischen BES, die weniger als zweimal pro Woche während eines Zeitraums von sechs Monaten Essanfälle aufwiesen, kein relevanter Unterschied gefunden werden (Williamson & Martin, 1999; Garfinkel et al., 1995; Hay et al., 1996; Striegel-Moore et al., 1998). Auch weitere, aktuelle Untersuchungen zeigen, dass sich ähnlich wie bei der Bulimia nervosa keine empirischen Belege für das Kriterium der Häufigkeit und Dauer des BE-Verhaltens finden lassen. Betroffene mit geringen Frequenzen von Essanfällen sowie einer kürzeren Dauer der Symptomatik erweisen sich als ebenfalls klinisch relevant beeinträchtigt (Mond et al., 2006; Wilfley et al. 2007). Die individuelle Definition eines Essanfalls scheint zudem weniger aufgrund der Menge der konsumierten Nahrungsmittel zu erfolgen, als vielmehr auf dem subjektiven Gefühl des Kontrollverlusts und auf der mit einem Essanfall verbundenen negativen Stimmung zu beruhen (Telch & Agras, 1996). Aktuelle Untersuchungen weisen darauf hin, dass BES-Patienten selbst neben dem Kontrollverlust auch die Menge der Nahrungsaufnahme zur Beurteilung eines Essanfalls berücksichtigen. Als gastrologisches Korrelat wurde demnach auch eine im Vergleich zu rein adipösen Patienten erhöhte gastrische Kapazität von BES-Patienten festgestellt (Latner & Clyne, 2008). In aktuellen Forschungsarbeiten zur Diagnostik der BES wird zudem vorgeschlagen, zusätzlich zur kategorialen Vorgehensweise eine dimensionale Komponente mit einzubeziehen. Ein solches Prozedere würde dazu beitragen, genauere Informationen über Cut-offs der klinischen Beeinträchtigung zu liefern sowie zum Erhöhen der Genauigkeit der diagnostischen Kriterien beitragen (Striegel-Moore & Franko, 2008).

Diagnosekriterien im Überblick
▶ Die BES wurde provisorisch als gesonderte Kategorie der Essstörungen im DSM-IV-TR zur weiteren Beforschung aufgenommen.
▶ Zurzeit wird die definitive Aufnahme als eigenständige Diagnose im DSM-V vorbereitet.
▶ Als zusätzliches Kriterium wird die Berücksichtigung der Figur- und Gewichtssorgen diskutiert.

▶ Kritisch diskutiert wird insbesondere das Häufigkeits- und Zeitkriterium (mindestens zwei Essanfälle pro Woche während eines Zeitraums von sechs Monaten). Betroffene, die deutlich weniger häufig und lange andauernd Essanfälle erleben, erleben sich ebenfalls als deutlich beeinträchtigt.

3.2 Differentialdiagnose

Unterschiede zur Adipositas

Als zentraler Unterschied zwischen den beiden Patientengruppen geht das Erleben von Kontrollverlust während des Essens hervor. Weiter zeigen sich adipöse Patienten mit BES als deutlich stärker beeinträchtigt bezüglich depressiver Stimmung, Selbstwert, Gewichts- und Figursorgen. Ein großer Teil dieser psychopathologischen Begleiterscheinungen erscheint unabhängig vom BMI und kann somit wesentlich auf das Vorliegen der BES zurückgeführt werden (Latner & Clyne, 2008). Vergleicht man adipöse Patienten mit BES mit einer Patientenpopulation mit einer reinen Adipositas, so zeichnet sich die BES-Gruppe durch eine frühere Erstmanifestation der Adipositas, häufigeres Fluktuieren des Körpergewichts (»weight cycling«) und durch einen stärker ausgeprägten Schweregrad des Übergewichts aus. Zudem versuchen BES-Patienten früher als adipöse Kontrollgruppen, ihr Essverhalten zu zügeln, und es liegt eine stärker ausgeprägte Unzufriedenheit mit dem eigenen Körper und dem Körpergewicht vor (Mussell et al., 1996b). Weiter weisen BES-Patienten während und zwischen den Essanfällen eine deutliche höhere Energiezufuhr auf, zeigen gehäuft durch emotionale Stressoren ausgelöstes und chaotisches Essverhalten sowie höhere Raten an komorbiden psychischen Störungen (Striegel-Moore & Franko, 2008).

BES-Patienten brechen zweimal so häufig wie rein Adipöse die Behandlung in Gewichtsreduktionsprogrammen vorzeitig ab und nehmen häufiger wieder an Gewicht zu (Miller et al., 1999). Während reine Adipositas häufiger in niedrigen sozialen Schichten auftritt, lassen sich bei der BES keine eindeutigen Hinweise auf die sozioökonomische Zugehörigkeit finden (Schmidt, 2000).

Bei der Anorexia und Bulimia nervosa stellt das extrem gezügelte Essverhalten eines der Hauptmerkmale der Störung dar. BES-Patienten berichten zwar über ein restriktiveres Essverhalten als eine normalgewichtige Kontrollgruppe ohne Essstörungen, unterscheiden sich jedoch nicht von einer übergewichtigen Kontrollgruppe ohne Essstörungen. Diese Ergebnisse lassen vermuten, dass solche Verhaltensweisen und Einstellungen eher mit dem Übergewicht als mit der Essstörung in Zusammenhang stehen. Hingegen haben BES-Patienten mehr Angst vor Kontrollverlust beim Essen, schämen sich öfter, beim Essen gesehen zu werden und beschäftigen sich mehr mit Nahrungsmitteln, Essen und Kalorien als Patienten mit reiner Adipositas.

Unterschiede zur Bulimia nervosa
Sowohl bei der BES wie auch bei der Bulimia nervosa stehen typischerweise Essanfälle mit Kontrollverlust im Vordergrund. Weiter führen auch BES-Patienten vereinzelt Gegenmaßnahmen gegen den Gewichtszuwachs infolge der erhöhten Energiezufuhr durch. Des Weiteren lassen sich die beiden Störungsbilder durch verschiedene Merkmale wie beispielsweise Geschlechterverteilung, Soziodemographie, Komorbidität sowie Therapierbarkeit voneinander abgrenzen (Striegel-Moore & Franko, 2008). Im Unterschied zu Patienten mit BES verzehren Patienten mit Bulimia nervosa deutlich mehr typische »verbotene« Nahrungsmittel mit einem hohen Anteil von Kohlenhydraten und Einfachzuckern (Fitzgibbon & Blackman, 2000). Ein weiterer Unterschied zur Bulimia nervosa ergibt sich bezüglich der unmittelbaren Beeinträchtigung während der Essanfälle. Patienten mit Bulimia nervosa berichten bereits während des Essanfalls über eine Beeinträchtigung. Patienten mit BES hingegen können im Allgemeinen das Essen, den Anblick, den Geruch und die Beschaffenheit der Nahrung genießen. Parallel dazu erfolgt während des Essens eine größere Entspannung als bei der bulimischen Vergleichspopulation. BES-Patienten äußern jedoch in der Folge von Essanfällen vermehrtes körperliches Unwohlbefinden und Angst (Mitchell et al., 1999).

Bei Patienten mit Bulimia nervosa sind die eingeleiteten Gegenmaßnahmen häufiger und intensiver sowie die Essensrestriktionen zwischen den Anfällen ausgeprägter als bei Patienten mit BES. Bezüglich der Frequenz der Essanfälle ergeben sich zwischen der BES und der Bulimia nervosa keine Unterschiede (Masheb & Grilo, 2000).

BES-Patienten sind im Durchschnitt schwerer und älter als Patienten mit Bulimia nervosa. Die Erstmanifestation ist bei Patienten mit Bulimia nervosa mit ca. 18 Jahren deutlich früher zu verzeichnen als bei der BES-Gruppe, die im Durchschnitt mit ca. 24 Jahren erstmals erkrankt (Santonastaso et al., 1999). Zudem zeichnet sich die Patientengruppe mit einer BES durch eine ausgeprägtere Variabilität bezüglich des Gewichts, dem Alter bei Erstmanifestation und der Ausprägung psychopathologischer Merkmale gegenüber der Bulimiegruppe aus (Santonastaso et al., 1999). Patienten mit Bulimia nervosa weisen jedoch deutlich häufiger komorbide psychische Störungen auf als Patienten mit einer BES (Spitzer, 1993). Die in unterschiedlichen Forschungsarbeiten festgestellten Unterschiede weisen darauf hin, dass Bulimia nervosa-Patienten insgesamt bezüglich Essstörungspathologie und affektiver Befindlichkeit deutlicher beeinträchtigt sind. Jedoch weisen Bulimiepatienten und Patienten mit einer BES ähnliche dysfunktionale Annahmen über ihren Körper und ein negatives Körperbild auf (Masheb & Grilo, 2000; Latner & Clyne, 2008).

Unterschiede zur subklinischen Binge Eating Disorder
Viele Patienten haben zwar regelmäßig Essanfälle, jedoch nicht – wie es das Häufigkeits- und Zeitdauerkriterium des DSM-IV verlangt – zweimal wöchentlich über eine Zeitspanne von sechs Monaten. Eine Population mit subklinischer BES zeichnet sich durch Essanfälle aus, die mindestens einmal im Monat über ein halbes Jahr erfolgen (Cotrufo et al., 1998; Santonastaso et al., 1999; Striegel-Moore et al., 2000; Wilfley et al., 2007). Patienten mit einer klinischen BES weisen meist einen höheren BMI

auf. Ansonsten ergeben sich bezüglich des negativen Körperbildes, des kognitiven Fokussierens auf das Körpergewicht, der Komorbidität mit psychischen Störungen, der anamnestischen Teilnahme an Gewichtsreduktionsprogrammen oder Behandlungen in Hinblick auf eine Essstörung keine Unterschiede zwischen der subklinischen und der klinischen BES-Gruppe (Striegel-Moore et al., 1998; 2000). Diese Ergebnisse bilden die Grundlage der kritischen Diskussion der Validität des Häufigkeits- und Zeitkriteriums im DSM-IV-TR (APA, 2000) und werden im DSM-V entsprechend berücksichtigt (Wilson & Sysko, 2009).

Differentialdiagnose im Überblick

Die BES unterscheidet sich von der reinen Adipositas durch folgende Merkmale:
- Regelmäßiges Auftreten von Essanfällen
- Frühere Erstmanifestation und deutlichere Ausprägung der Adipositas, häufigere Gewichtsschwankungen
- Klinisch relevante Figur- und Gewichtssorgen
- Höhere Prävalenzraten für komorbide psychische Störungen
- Allgemein chaotischeres Essverhalten
- Höhere Kalorienzufuhr auch zwischen den Essanfällen

Die BES unterscheidet sich von der Bulimia nervosa durch folgende Merkmale:
- Keine regelmäßigen Kompensationsversuche
- Subjektives Erleben der Essanfälle: Patienten mit BES können den Nahrungsverzehr eher genießen, Belastung erfolgt anschließend
- Spätere Erstmanifestation
- Höheres Körpergewicht
- Höherer Anteil betroffener Männer
- Insgesamt heterogenere Patientengruppe bezüglich soziodemographischer und psychopathologischer Merkmale

Die klinische BES unterscheidet sich von der subklinischen durch folgende Merkmale:
- Häufigere Essanfälle – mindestens zweimal pro Woche über den Zeitraum von einem halben Jahr. Von einer subklinischen BES wird dann gesprochen, wenn die Essanfälle nur einmal im Monat über den gleichen Zeitraum auftreten und alle anderen Kriterien einer BES erfüllt sind.
- BES-Patienten, die deutlich weniger häufig und weniger lang Essanfälle aufweisen, als es das Häufigkeits- und Zeitkriterium des DSM-IV-TR erfordert, erweisen sich als ähnlich beeinträchtigt wie Betroffene mit klinischem Vollbild.

3.3 Diagnostische Instrumente

Die Diagnose einer BES sollte mittels strukturierter Interviews erhoben werden. Das Ausmaß sowie der Verlauf der BES kann auch mithilfe von Selbstbefragungsinstrumenten beobachtet werden.

Zu Durchführung einer umfassenden Psychodiagnostik wird empfohlen, zunächst ein standardisiertes klinisches Interview wie das Diagnostische Interview zur Erfassung psychischer Störungen (DIPS, Schneider et al., 2009) durchzuführen. Der Interviewleitfaden gibt im Gegensatz zu essstörungsspezifischen Interviews jedoch kaum hinreichende Informationen für die Therapieplanung resp. therapierelevante Informationen (z. B. individuelle Diätregeln). Aus diesem Grund sollte im Anschluss an die Erhebung des allgemeinen Psychostatus das Vorliegen einer BES mittels spezifischer Interviews detailliert erfasst werden.

In nachstehender Übersicht werden die am häufigsten zum Einsatz kommenden und validen Verfahren aufgelistet.

Instrumente zur Erfassung der BES

Essstörungsspezifische strukturierte Interviews
- **EDE** – Eating Disorder Examination (Fairburn & Cooper, 1993; dt. Version: Hilbert & Tuschen-Caffier, 2006): Das EDE ist ein strukturiertes Interview, das auf der Basis der DSM-IV-Diagnosekriterien die spezielle Psychopathologie von Essstörungen sowie auch die Häufigkeit der wichtigsten Verhaltensaspekte im Zusammenhang mit Essanfällen erfasst. Das Interview besteht aus vier Subskalen:
  (1) Gezügeltes Essverhalten (restraint eating)
  (2) Gedankliche Beschäftigung mit dem Essen (eating concern)
  (3) Sorgen um das Gewicht (weight concern)
  (4) Sorgen um die Figur (shape concern)
  Diagnostisch relevante Kernmerkmale der Essstörung wie verschiedene Arten von Essanfällen resp. des Überessens und mögliche kompensatorische Gegenmaßnahmen werden mit dem EDE zusätzlich erhoben.
- **SIAB-EX** – Strukturiertes Interview für Anorexia und Bulimia nervosa (Fichter et al., 1998)
- **IDED** – Interview for Diagnosis of Eating Disorders (Kutlesic et al., 1998)

Selbstbeurteilungsfragebögen
- **EDE-Q** Eating Disorder Examination-Questionnaire (Fairburn & Beglin, 1994; dt. Version: Hilbert & Tuschen-Caffier, 2006): Der EDE-Q ist die Fragebogenversion des strukturierten Interviews EDE. Analog zum EDE erfasst der EDE-Q mit vier Subskalen die Merkmale der spezifischen Psychopathologie von Essstörungen (s. oben). Analog zum EDE werden darüber hinaus diagnostisch relevante Kernmerkmale wie verschiedene Arten von Essanfällen resp. des Überessens sowie mögliche kompensatorische Gegenmaßnahmen erfasst.

▶

> BES – Binge Eating Scale (Gormally et al., 1982)
> QEWP – Questionnaire on Eating and Weight Patterns (Spitzer et al., 1992)
> FEV – Fragebogen zum Essverhalten (Pudel & Westenhöfer, 1989)
Selbstbeurteilungsfragebögen zur assoziierten Symptomatik:
> BDI – Beck-Depressions-Inventar (Hautzinger et al., 1995)
> BAI – Beck-Angst-Inventar (Margraf & Ehlers, 2007)
> Fragebogen zum Figurbewusstsein (Pook, Tuschen-Caffier & Stich, 2002)

Die »Binge Eating Scale« (BES) von Gormally et al. (1982) sowie das »Questionnaire on Eating and Weight Patterns« (QEWP) von Spitzer et al. (1992) sind Selbstbefragungsinstrumente, mit denen eine BES erfasst werden kann. Mittels dieser Instrumente lässt sich jedoch nur eine geringe Übereinstimmung mit der Diagnose einer BES anhand klinischer Interviews erreichen. Zudem kann das Vorliegen des Störungsbildes auf diese Weise überschätzt werden (Gladis et al., 1998).

Eine Alternative zur Erfassung der BES mittels Selbstbefragungsinstrumenten stellt die Selbstbeobachtung der Nahrungsaufnahme dar. Selbstbeobachtungsprotokolle geben Hinweise auf die unterschiedlichen Subgruppen der Essstörungen und sind sogar in der Lage, BES-Patienten von übergewichtigen Patienten mit unkontrolliertem Essverhalten zu unterscheiden. Eine Diagnose kann mit diesen Instrumenten jedoch nicht gestellt werden. Insbesondere zur Verlaufskontrolle können Selbstbeobachtungsinstrumente sinnvoll eingesetzt werden (Willliamson et al., 1990; Crowther & Sherwood, 1997). Zur Erfassung assoziierter Symptome wie gestörtes Essverhalten, affektive Beeinträchtigung, Angst, oder ein negatives Körperkonzept können die in der Übersicht »Instrumente zur Erfassung der BES« erwähnten Verfahren eingesetzt werden.

Psychologische Diagnostik im Überblick
> Es empfiehlt sich, zum Zweck der klassifikatorischen Diagnostik ein diagnostisches Interview wie das SKID-I oder DIPS durchzuführen.
> Zur genauen Erfassung der Essstörungsproblematik ist die Durchführung des Eating Disorder Examination (EDE) indiziert. Das EDE gilt weithin als die Methode der Wahl für die Erfassung der Essstörungspsychopathologie.
> Zum Abschluss der diagnostischen Befunderhebung sollten verschiedene Fragebögen vorgegeben werden, die die störungsspezifischen Symptome (z. B. Essverhalten, Wahrnehmung der Figur) sowie die mit der Essstörung assoziierten psychopathologischen Auffälligkeiten erfassen.
> Das Führen von Esstagebüchern oder -protokollen (Menge und Art der gegessenen Nahrungsmittel; Situationen, Gedanken und Gefühle vor, während und nach dem Essen) ist während des gesamten Therapieverlaufs sinnvoll.

4 Erklärungsansätze

Aktuelle Forschungsbefunde ergeben wenig Hinweise auf eine einheitliche Ätiologie der BES (Striegel-Moore et al., 2007). In einer Übersichtsstudie von Jacobi et al. (2004) wurden insgesamt 30 Faktoren identifiziert, die als Kandidaten für die Entstehung von Essstörungen in Frage kommen und weiterer Untersuchungen bedürfen. Diese Faktoren umfassen sowohl demographische Faktoren wie Geschlecht und Ethnizität, psychologische Bedingungen wie Gewichtssorgen, negatives Selbstkonzept, gestörtes Essverhalten in der Kindheit und geringer Selbstwert, sowie biologische Variablen, die mit der Manifestation von Adipositas bereits in der Kindheit verbunden sind. Trotz der resultierenden Forderung, die meist aus Querschnittsstudien stammenden Hinweise auf Risikofaktoren nun in prospektiven Longitudinaluntersuchungen zu überprüfen, liegen bis heute nur wenige solcher Studien vor. Die nachfolgenden Ausführungen basieren meist auf Querschnitts- oder retrospektiven Untersuchungen.

Zusammengefasst lassen die Befunde auf eine multifaktorielle Ätiologie der BES schließen, wobei zwei Gruppen von Risikofaktoren eine besondere Relevanz zukommt: Einerseits Faktoren, die das Risiko für psychische Störungen allgemein erhöhen, und andererseits Faktoren, die das Risiko für unkontrolliertes, emotionales

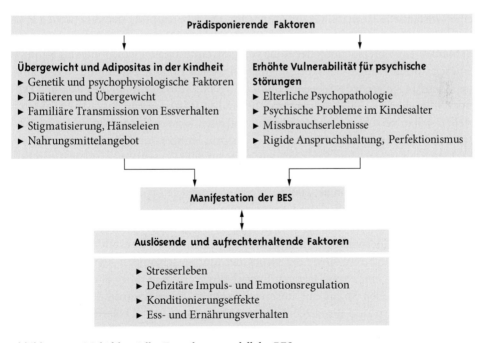

Abbildung 4.1 Multifaktorielles Entstehungsmodell der BES

Essverhalten bzw. Übergewicht und Adipositas erhöhen. Insgesamt legen die Befunde ein Zusammenwirken von psychischen Faktoren wie perfektionistische Persönlichkeitszüge (hohe persönliche Anspruchshaltung), das vermehrte Erleben von Stress, Konditionierungseffekte, ein ungünstiger Umgang mit Figur und Gewicht in der Familie mit Bedingungen, die für ein erhöhtes Körpergewicht prädisponieren (Genetik) bzw. dieses begünstigen (Nahrungsmittelangebot, gesellschaftliche Wertvorstellungen), nahe. Im Folgenden wird ein Überblick über Erklärungsansätze und vorliegende Befunde zur Entstehung der BES gegeben (s. Abb. 4.1). Auch wenn zu beachten gilt, dass bis dato noch kein umfassendes Entstehungsmodell empirisch überprüft wurde, stellt die folgende Zusammenfassung das Bedingungsmodell dar, mittels dessen die einzelnen nachfolgenden Interventionen der Behandlung begründet werden.

4.1 Prädisponierende Faktoren

Übergewicht und Adipositas in der Kindheit

Biopsychosoziale Einflüsse auf die Entwicklung unkontrollierten Essens und Essen ohne Hunger. Zur genetischen Transmission von Essanfällen bzw. der BES liegen bislang nur wenige Studien vor, die bezüglich der familialen Aggregation der BES widersprüchliche Ergebnisse erbrachten. Eine populationsbasierte Zwillingsstudie aus dem Virginia Twin Registry zeigte jedoch eine moderate Heritabilität für Essanfälle und eine substantielle Heritabilität für Adipositas. Die Überlappung der genetischen Risikofaktoren für beide Traits war gering (Bulik et al., 2003).

Studien zur Untersuchung der Rolle von gastrointestinalen Hormonen im Rahmen einer gestörten Hunger-Sättigungsregulation weisen auf eine Beteiligung von Neuropeptiden hin, liefern jedoch bislang unklare Ergebnisse in Bezug auf die einzelnen Peptide (Munsch et al., 2009). Als wesentliche prädisponierende und auslösende Faktoren stellen sich in verschiedenen Studien das Auftreten von erhöhtem Körpergewicht und frühem Diätieren heraus. Die frühzeitig gestörte Hunger- und Sättigungsregulation, basierend auf genetischen Faktoren, wie auch auf dem Erwerb eines ungünstigen Ess- und Ernährungsstils, stellt einen wichtigen prädisponierenden bzw. auslösenden Faktor dar (Tanofsky-Kraff et al., 2005).

Dem Vermitteln des Ess- und Ernährungsverhaltens in der Familie kommt eine wichtige Rolle zu (Jacobi et al., 2001). Ergebnisse aus unterschiedlichen experimentellen und longitudinalen Forschungsarbeiten zeigen, dass insbesondere mütterliches restriktives Essverhalten sowie der Druck der Mutter, schlank zu sein, das Risiko für die Entwicklung eines anfallsartigen Essverhaltens erhöhen (Stice et al., 1999). In einer experimentellen Studie aus unserer Forschungsgruppe wurde die Nahrungszufuhr von Müttern und ihren Kindern in Abhängigkeit vom Essverhalten bzw. vom Verabreichen einer Vorabportion (preload) untersucht. Die Ergebnisse zeigen, dass weniger das Ausmaß restriktiven Essverhaltens bzw. der Erhalt einer Vorabportion die

Nahrungsmenge beeinflusst, sondern vielmehr war die Menge verzehrter Nahrung des Kindes einzig abhängig von der gleichzeitig, jedoch in einem getrennten Raum verzehrten Nahrungsmenge der Mutter. Dieses Ergebnis lässt sich unter anderen als Hinweis auf den wesentlichen Einfluss des Lernens am Modell interpretieren (Munsch et al., 2007). Einen Beleg für den Einfluss des Ernährungsstils sowie des Nahrungsmittelangebots auf den Verzehr von Lebensmitteln erbringt die Untersuchung von Fisher et al. (2003), die nachweist, dass sich Kinder bereits im Vorschulalter bei verabreichten im Vergleich zu selbstgewählten Portionengrößen eine größere Nahrungsmenge zuführen. Die Menge der verzehrten Nahrung stellte sich dabei bei Kindern mit stärkerer Tendenz zu Essen ohne Hunger als besonders erhöht heraus.

Restriktive Ernährungspraktiken scheinen somit langfristig die Fähigkeit zur Selbstregulation von Hunger- und Sättigung zu beeinträchtigen. In einer prospektiven Risikostudie an weiblichen Jugendlichen konnte zudem festgestellt werden, dass insbesondere diejenigen Mädchen ein erhöhtes Risiko aufwiesen, im Verlauf der Studie Essanfälle zu entwickeln, deren Selbstwert gleichzeitig übermäßig von ihrer Figur abhängig war, einen erhöhten BMI hatten sowie Diät hielten.

Zur Frage einer etwaigen unterschiedlichen Genese von Essanfallsstörungen in Abhängigkeit des Geschlechts bzw. zur Frage der Rolle des väterlichen Einflusses auf das Essverhalten liegen bis zum heutigen Zeitpunkt keine klaren Forschungsergebnisse vor.

Aus soziokultureller Sicht stellt der aktuelle Zeitgeist Menschen, die eine Tendenz zu Essen ohne Hunger bzw. unkontrolliertem Essen aufweisen, vor teilweise unlösbare Aufgaben. Bereits seit langem aus Tierstudien bekannt und beim Menschen repliziert ist die Tatsache, dass nach der Konfrontation mit Essensreizen die Sekretion von Speichel, Insulin und Magensäften ansteigt (Rodin, 1985). Diese sogenannten cephalischen Reaktionen bereiten den Organismus auf eine Nahrungsaufnahme vor und werden als mögliche physiologische Grundlage für das starke Verlangen nach Essen direkt nach der Konfrontation mit Nahrungsmitteln betrachtet. Das beinahe ständig präsente Überangebot an Nahrungsmitteln und die gleichzeitige gesellschaftlich normierte Forderung nach gesunder, ausgewogener Ernährung stellen eine Überforderungssituation dar, der viele Betroffene nicht gewachsen sind.

Die häufig mit Vorliegen von Übergewicht oder Adipositas in der Kindheit verbundene soziale Stigmatisierung in Form von Hänseleien (»teasing«) kommt einem möglichen moderierenden Faktor gleich, der möglicherweise einen wesentlichen Anteil der aus dem erhöhten Körpergewicht entstehenden psychischen Belastung erklärt (Fairburn et al., 1998; Masheb & Grilo, 2000). Das Gehänseltwerden beeinflusst als intervenierende Variable die Entstehung eines negativen Selbst- und Körperkonzepts, fördert somit die Beeinträchtigung der Stimmung und erhöht auf diese Weise sowohl die Wahrscheinlichkeit des Auftretens von Essanfällen als auch weiterer psychischer Störungen (Jackson et al., 2000; Jacobi et al., 2004).

Erhöhte Vulnerabilität für psychische Störungen

Missbrauch, familiäre Belastungen und Persönlichkeitsfaktoren. Im Zusammenhang mit dem für die BES als störungsspezifisch belegten Vorhandensein von Adipositas in der Kindheit erwiesen sich in einer retrospektiven Studie von Fairburn et al. (1998) folgende Risikofaktoren zur Entwicklung psychischer Störungen in der Kindheit bei Frauen mit BES als erhöht: Negative Selbstbewertung, Schüchternheit, Verhaltensauffälligkeiten und Depressivität im Kindesalter. Weiter zeigen sich spätere BES-Patientinnen häufiger bereits in der Kindheit durch das Vorhandensein elterlicher psychischer Störungen belastet. Zudem werden BES-Patienten häufig mit traumatischen Erlebnissen in der Kindheit (sexuelle und körperliche Gewalt) konfrontiert, was allgemein die Vulnerabilität zur Entwicklung psychischer Störungen erhöht (Grilo & Masheb, 2000a). Ca. 83 Prozent aller BES-Patienten erleben in ihrer Kindheit traumatische Ereignisse. Ca. 59 Prozent berichteten über emotionalen, ca. 36 Prozent über körperlichen, ca. 30 Prozent über sexuellen Missbrauch und ca. 69 Prozent bzw. ca. 49 Prozent über emotionale und körperliche Vernachlässigung. Das Erleben von körperlichem, sexuellem oder emotionalem Missbrauch oder entsprechender Vernachlässigung stellt jedoch keinen spezifischen Faktor bei der Entstehung der BES dar. So konnte eine Häufung restriktiven Essverhaltens bei emotionaler Vernachlässigung und ein besonders negatives Körperkonzept bei Vorliegen sexuellen Missbrauchs festgestellt werden. Dabei erwiesen sich die verschiedenen Formen des Missbrauchs als unabhängig vom Alter bei Erstmanifestation von Übergewicht, der BES oder bei Durchführen der ersten Diät (Grilo & Masheb, 2000a).

Patienten mit BES zeichnen sich durch eine hohe Selbstaufmerksamkeit sowie durch hohe, immer wieder unerreichte, subjektive Anforderungen an die eigene Person (Perfektionismus) aus. Zudem weisen sie eine ausgeprägte Abhängigkeit von der Anerkennung anderer auf. Ihre erhöhte Tendenz, perfektionistische Ansprüche an die eigene Leistung zu stellen, stellt einen allgemeinen Risikofaktor zur Entwicklung von Essstörungen dar (Santonastaso et al., 1999: Forbush et al., 2007). Auch stellte sich die Strategie, den eigenen Selbstwert in Abhängigkeit der Anerkennung von anderen zu definieren, als zentraler vulnerabler Faktor bei der Entstehung von Essstörungen heraus (Williams et al., 2000; Meyer et al., 2001).

Patienten mit BES schätzen ihre eigene Wirksamkeit im Umgang mit Problemen, die das Essverhalten bzw. die Stabilisierung oder Reduktion des Körpergewichts betreffen, wesentlich geringer ein als rein adipöse Patienten (Miller et al., 1999). Möglicherweise nehmen sich BES-Patienten zudem nicht nur bezüglich des Umgangs mit den genannten Faktoren als wenig wirksam wahr, sondern generalisieren diese Insuffizienzgefühle auch auf andere, für die jeweilige Person zentrale Bereiche.

Prädisponierende Faktoren im Überblick
Zur Entwicklung der BES tragen zwei Hauptfaktorengruppen bei:
(1) Das Vorhandensein von Faktoren, die die Entwicklung von Übergewicht und Adipositas in der Kindheit begünstigen (tradiert durch den Ess-, Ernährungs- und Bewegungsstil in der Familie). Dazu gehören auch soziale Stigmatisierung und Hänseleien in Zusammenhang mit Figur und Gewicht innerhalb und außerhalb der Familie.
(2) Das Vorliegen von Vulnerabilitätsfaktoren zur Entwicklung einer psychischen Störung (begünstigt durch familiäre Probleme und elterliche Psychopathologie, Missbrauchserlebnisse und Faktoren, die die Entwicklung eines negativen Selbstwerts begünstigen).

Die Interaktion der beiden genannten Faktorengruppen ist unter Berücksichtigung weiterer auslösender und aufrechterhaltender Faktoren spezifisch für die Entstehung der BES.

4.2 Auslösende bzw. aufrechterhaltende Faktoren

Insgesamt kann davon ausgegangen werden, dass die Wahrscheinlichkeit des Auftretens von Essanfällen durch das Vorhandensein von vermehrtem Stress bzw. Stresserleben, durch eine defizitäre Impuls- und Emotionsregulation sowie durch einen ungünstigen Ess- und Ernährungsstil begünstigt wird. Weiter spielen Konditionierungseffekte eine Rolle bei der Aufrechterhaltung unkontrollierten Essverhaltens.

Stress
Kritische Lebensereignisse und andauernde psychische Belastungen sind an der Entstehung von Heißhungergefühlen und Essanfällen beteiligt (u. a. Herman & Polivy, 1985; Tuschen et al., 1993). Verschiedene Studien mit Patienten mit BES, Bulimia nervosa und subklinischen Essstörungen konnten zeigen, dass die Häufigkeit von Essanfällen mit steigender Stressempfindung zunimmt (u. a. Wolf & Crowther, 1983; Tanofsky-Kraff et al., 2000).

BES-Patienten unterscheiden sich von Kontrollstichproben in Bezug auf das Erleben von Alltagsbelastungen (»daily hassles«) weniger durch die Häufigkeit oder Intensität der Belastung, sondern durch die dysfunktionale Interpretation bzw. das Fehlen geeigneter Bewältigungsstrategien (Crowther et al., 2001). Dabei sind es vor allem idiosynkratische, interpersonelle Stressoren und die assoziierte negative Stimmungslage, die zu einem erhöhten Verlangen nach Essen (»craving«) führen. Geringere Effekte ergeben sich z. B. bei Leistungsstressoren (Heatherton et al., 1991; Munsch et al., 2008). Aber auch positive emotionale Erlebnisse können zu Kontrolleinbrüchen und zu Essanfällen führen. Bei der Bewertung potentiell stressreicher Stimuli spielen kognitive Faktoren, wie die negative Einschätzung der eigenen Wirksamkeit, des eigenen Körpers oder ein geringer Selbstwert eine wichtige Rolle. Eine aktuelle Untersuchung zu verschiedenen Risikofaktoren in Bezug auf die Manifestation der BES streicht die Bedeutung des Stresserlebens als einzigen relevanten Vulnerabilitätsfaktor bei BES heraus. Die Kausalität des Zusammenhangs muss jedoch in weiterführenden Longitudinalstudien weiter untersucht werden (Striegel-Moore et al., 2007). In einer populationsbasierten, retrospektiven Untersuchung von Striegel-Moore et al. (2002) wiesen weibliche Adoleszente kurz vor Erstmanifestation einer BES zudem gehäuft das Erleben kritischer Lebensereignisse wie den Verlust einer nahestehenden Person, das Ende einer Paarbeziehung oder eine relevante Veränderung des Umfelds, etwa einen Umzug, auf. Untersuchungen basierend auf elektronischen Tagebüchern weisen zudem auf das Erleben von Stress bzw. negativen Affekten als unmittelbarer Auslöser von Essanfällen bei BES-Patienten hin.

Defizitäre Impuls- und Emotionsregulation

Die aktuelle Forschung zur Entstehung und Aufrechterhaltung von Essanfällen bei Kindern liefert vorläufige Befunde zur Interaktion von Impuls- und Emotionsregulation und dem Erleben von unkontrolliertem Essen bei Kindern (s. auch Munsch et al., 2009). Der Persönlichkeitsfaktor der Impulsivität ist aktuell nicht einheitlich definiert und stellt ein multimodales Konstrukt dar. Aktuelle Untersuchungen liefern jedoch Hinweise, dass eine erhöhte Impulsivität in Form einer erhöhten Belohnungssensitivität (»reward sensitivity«) bzw. eine gestörte Reaktionsinhibierung (»reaction desinhibition«) sowohl bei Adipositas wie auch bei psychischen Störungen der Impulskontrolle wie der Aufmerksamkeits-Hyperaktivitätsstörung (ADHS) eine wesentliche Rolle spielen. Die bei Adipositas und BES hypothetisch angenommene erhöhte essensbezogene Belohnungssensitivität kann als eine mögliche Erklärung für den hohen Anreiz von Lebensmitteln postuliert werden. Weiter beeinflusst eine erhöhte Tendenz zu impulsiven Verhaltensweisen einerseits die soziale Interaktion wie auch die Emotionsregulation bei auftretenden Schwierigkeiten und kann somit das Auftreten von Essanfällen begünstigen.

Im Vorfeld von Essanfällen werden von den Betroffenen häufig interpersonale Konflikte, negative Gefühle und daraus resultierend ein erhöhtes Craving nach Nahrung berichtet (z. B. Waters et al. 2001). Gemäß den aktuellen Affektregulationsmodellen wird angenommen, dass infolge einer defizitären Emotionsregulation Essanfälle als Vermeidungsstrategie bzw. zur Reduktion der Spannung eingesetzt werden (»escape model«; Heatherton & Baumeister, 1991). Das Erleben des Wegfalls oder der Reduktion einer negativen Konsequenz führt dazu, dass die Essanfälle infolge der negativen Verstärkung aufrechterhalten werden (Telch et al., 2000).

Konditionierungseffekte

Gemäß dem Konditionierungsmodell des gestörten Essverhaltens nach Jansen (1994) rufen bestimmte Reize, wie etwa der Anblick und Geschmack von Nahrungsmitteln, aber auch Gefühle von Einsamkeit, Wut, Bedrücktheit oder Langeweile, durch klassische Konditionierung physiologische Reaktionen hervor. Diese physiologischen Reaktionen werden als starkes Verlangen nach Essen empfunden. Kommt es in einer solchen Situation zu unkontrolliertem Essen, wird die Verbindung der Nahrungsmittelreize mit anfallsartigem Essverhalten gefestigt, und die Wahrscheinlichkeit für weitere Essanfälle bei Vorliegen dieser spezifischen Reize steigt.

Untersuchungen in Bezug auf die Gültigkeit des Konditionierungsmodells bei anfallsartigem Essen liefern Hinweise darauf, dass sich das selbstbeobachtete Ausmaß des subjektiven Verlangens bei normalen Kontrollen von dem essgestörter Patienten unterscheidet. Fasst man die vorliegenden Forschungsergebnisse zusammen, so kann davon ausgegangen werden, dass anfallsartiges Essen klassisch konditioniert ist bzw. der Anblick und der Geruch von Nahrung vorbereitende physiologische und psychologische Reaktionen hervorrufen, die dann in einem unwiderstehlichen Drang zur Nahrungsaufnahme münden (CS, conditioned stimulus). Die Konfrontation mit dem konditionierten Stimulus, ohne dass ein Essanfall auftritt, kann somit zum Löschen des exzessiven Verlangens bzw. der Reizreagibilität führen. Interventionen zur Reizkonfrontation mit Reaktionsverhinderung sollten somit effektive Behandlungsansätze bei Essanfällen darstellen (Michael et al., 2009).

Ess- und Ernährungsverhalten
Der oftmals von BES-Patienten angestrebte kompensatorische Verzicht auf Mahlzeiten oder der Versuch, die Nahrungszufuhr rigide einzuschränken sowie die damit verbundene Unregelmäßigkeit des Essverhaltens erweisen sich als ungünstige Maßnahmen, da durch das kalorienbedingte Energiedefizit das Hungergefühl ansteigen und in der Folge das Auftreten von Essanfällen wahrscheinlicher wird. Rigide restriktives Essverhalten in Zusammenhang mit erhöhter Impulsivität steigert zudem die Wahrscheinlichkeit des Erlebens anfallsartigen Essens deutlich (Herman & Polivy, 1985; Stice et al., 2001). In Anbetracht des stärker ausgeprägten Hungergefühls und der größeren Angst vor Kontrollverlust bei Personen mit einer BES (Wilfley et al., 2000) kann davon ausgegangen werden, dass gezügeltes Essverhalten – insbesondere in Verbindung mit kognitiven und emotionalen Prozessen – zu enthemmtem Essen und Kontrollverlust führt (Mussell et al., 1996b).

Eine erhöhte Stressanfälligkeit wird insbesondere in Kombination mit einer kohlenhydratarmen, proteinreichen Ernährungsweise als mögliche intervenierende Bedingung bei der Entstehung von Essanfällen betrachtet (Markus et al., 1998; Wolff et al., 2000; Munsch et al., 2008). Durch kohlenhydratreiche Nahrung hingegen kann die Stressanfälligkeit herabgesetzt werden, da sich durch die Kohlenhydrate der Anteil am Serotonin-Vorläufer Tryptophan im Verhältnis zu anderen Aminosäuren im Blut erhöht. Dadurch wird ein Serotoninmangel, der durch den vermehrten Abbau von Serotonin bei Stresszuständen entstehen kann, verhindert. Weitere Befunde deuten darauf hin, dass Nahrungsmittelreize für Patienten mit BES im Vergleich zu einer rein adipösen Kontrollgruppe eine stärkere subjektive Reaktivität bewirken, die sich zwar nicht auf der physiologischen, jedoch auf einer kognitiven Ebene als erhöhtes Verlangen nach Nahrung manifestiert (Karhunen et al., 2000).

Auslösende und aufrechterhaltende Faktoren im Überblick

▶ **Stresserleben:** Es ergeben sich Hinweise auf ein gehäuftes Erleben von Stress im Vorfeld der Erstmanifestation der BES sowie unmittelbar vor dem Auftreten eines Essanfalls. Interpersonellen Stressoren kommt dabei eine wichtige Rolle zu.
▶ **Defizitäre Impulsregulation:** Eine erhöhte essensbezogene Belohnungssensitivität sowie eine verminderte Fähigkeit zur Inhibierung von Impulsen erhöht die Wahrscheinlichkeit des Auftretens von Essanfällen.
▶ **Emotionsregulation:** In belastenden Situationen werden Essanfälle zur Spannungsreduktion bzw. zur Vermeidung aversiver Emotionen eingesetzt.
▶ **Ernährungsstil:** Ein kohlenhydratarmer, fettreicher Ernährungsstil begünstigt in Verbindung mit einer erhöhten Stressanfälligkeit das Auftreten von Essanfällen.
▶ **Rigide restriktives Essverhalten:** Rigide Versuche, die Nahrungsmittelzufuhr einzuschränken, können das Auftreten von Essanfällen fördern.
▶ **Konditionierungsmechanismen:** Anfallsartiges Essen scheint klassisch konditioniert zu sein. Nahrungsmittelbezogene Reize bzw. psychische Befindlichkeit können im Verlauf vorbereitende physiologische und psychologische Reaktionen hervorrufen, die dann in einem unwiderstehlichen Drang zur Nahrungsaufnahme münden (CS).

5 Stand der Therapieforschung

5.1 Psychotherapeutische Behandlungsansätze im Überblick

Aufgrund der teilweise ähnlichen Symptomatik der BES und der Bulimia nervosa (anfallsartiges Essverhalten, Figur- und Gewichtssorgen) gelangen bei der BES als effektiv belegte Behandlungsansätze der Bulimia nervosa zur Anwendung. Diese umfassen insbesondere die Kognitive Verhaltenstherapie (KVT), die Interpersonelle Psychotherapie (IPT) sowie die rein verhaltenstherapeutischen Ansätze zur Gewichtsreduktion. Weiter existieren auch erste Ansätze zur Anwendung der Dialektisch-Behavioralen Therapie (DBT) bei BES-Patienten.

Kognitive Verhaltenstherapie. Der KVT-Ansatz zur Behandlung der BES wurde von Fairburn et al. (1993) in Anlehnung an die Behandlung der Bulimia nervosa modifiziert. Fokus der Behandlung ist die Einführung einer regelmäßigen Ernährung mit drei Haupt- und zwei bis drei Zwischenmahlzeiten am Tag. Ein weiterer Schwerpunkt liegt auf der Reduktion der Intensität, Dauer und Häufigkeit der Essanfälle sowie auf der Veränderung dysfunktionaler Kognitionen hinsichtlich Essen, Gewicht und Figur. Schließlich beinhaltet dieser Behandlungsansatz auch die Psychoedukation über Möglichkeiten zur Gewichtsreduktion. Im Allgemeinen bewirkt die KVT bei ca. 50 Prozent aller BES-Patienten eine Beendigung der Essanfälle (Grilo, 2006).

Die kognitiv-verhaltenstherapeutischen Grundlagen zur Behandlung der BES werden auch in Form von geleiteten Selbsthilfeprogrammen vermittelt und sind zur Reduktion der Essanfälle und restriktiven Essverhaltens ebenfalls als wirksam belegt (u. a. Peterson et al., 2009; Vocks et al., 2009; Wilson et al., 2010).

Interpersonelle Psychotherapie. Behandlungskonzepte in Anlehnung an die IPT gehen davon aus, dass interpersonale Konflikte die wichtigsten auslösenden und aufrechterhaltenden Faktoren darstellen. In der Bearbeitung dieser interpersonalen Konflikte sehen die Vertreter dieses Ansatzes den Wirkfaktor, der schließlich indirekt zu einem Rückgang der Essanfälle führt. Auch dieser Behandlungsansatz, obwohl in der Schweiz und Deutschland in Ausbildung und Anwendung sehr selten vertreten, hat sich in kontrollierten Studien in den USA als wirksam zur Reduktion von Essanfällen erwiesen (u. a. Wilson et al., 2010).

Dialektisch-Behaviorale Therapie. Die Dialektisch-Behaviorale Therapie nach Linehan (1993) ist empirisch überprüft die Therapie der Wahl bei der Borderline-Persönlichkeitsstörung und stellt eine Variante der KVT dar. Der dialektisch-behaviorale Ansatz zur Behandlung der BES fokussiert auf die Funktion der Essanfälle als Mittel zur Spannungs- und Stimmungsreduktion. Die Behandlung beinhaltet den Erwerb funktionalerer Strategien zur Bewältigung von Konflikten und zur Reduktion der Spannung. Bisherige Überprüfungen der Wirksamkeit dieses Behandlungsansatzes weisen darauf hin, dass mit dem Fokus auf der Verbesserung der Regulation von Stimmungsschwankungen ein wichtiger Faktor im Mittelpunkt der therapeutischen Bemühungen steht (Telch et al., 2009).

Berücksichtigt man die hohe Komorbiditätsrate von Übergewicht und Adipositas bei BES-Patienten, so liegt eine Überprüfung von Gewichtsreduktionsprogrammen zur Behandlung der BES nahe. In verhaltenstherapeutisch orientierten Gewichtsreduktionsprogrammen liegt der Fokus auf dem Vermitteln von Strategien zur Veränderung des Ernährungs- und Bewegungsverhaltens mit dem primären Ziel der Gewichtsabnahme. Die Reduktion von Essanfällen stellt weder ein explizites noch ein implizites Behandlungsziel dar. Direkte Vergleiche der behavioralen Gewichtsreduktion und der KVT zeigen, dass bei Behandlungsende die Reduktion der Essanfälle bei beiden Behandlungsansätzen gleichwertig ist, jedoch im längerfristigen Verlauf die spezifische BES-Behandlung, d. h. die KVT, der Gewichtsreduktion überlegen ist (Munsch et al., 2007; Vocks et al., 2009; Wilson et al., 2010).

5.2 Effektivität der psychotherapeutischen Behandlungsansätze

In einer Metaanalyse untersuchten Vocks et al. (2009) die Effektivität verschiedener Behandlungsansätze der BES. Die in der Metaanalyse enthaltenen Behandlungsansätze umfassen die Psychotherapie, strukturierte Selbsthilfe, Pharmakotherapie, Gewichtsabnahme und -kontrolle sowie Kombinationstherapien. In allen Studien wurde die Wirksamkeit der KVT untersucht. Zentrale Behandlungselemente der kognitiv-verhaltenstherapeutischen Interventionen umfassen unter anderem Selbstbeobachtung, kognitive Techniken und Ernährungsmanagement. Des Weiteren wurden in mehreren der in der Metaanalyse eingeschlossenen Studien Fertigkeiten zur Bewältigung von emotionalen und interpersonellen Auslösebedingungen für Essanfälle sowie Problemlösekompetenzen trainiert. Die Inhalte der strukturierten Selbsthilfe sind kognitiv-verhaltenstherapeutisch ausgerichtet. Die Studien zur Selbsthilfe umfassten entweder autodidaktische Selbsthilfe oder Selbsthilfe unter Anleitung. Für alle erwähnten Behandlungsansätze der BES wurde die Wirksamkeit hinsichtlich der Häufigkeit der Essanfälle, der Essstörungspsychopathologie, depressiver Symptome und Körpergewicht überprüft. Dabei zeigte sich in der Metaanalyse, dass die Kognitive Verhaltenstherapie und die strukturierte Selbsthilfe in Hinblick auf die Reduktion der Essanfallshäufigkeit hoch wirksam sind, hinsichtlich einer Gewichtsreduktion ließen sich jedoch keine Effekte nachweisen. Darüber hinaus zeigte sich, dass die Psychotherapie auch eine Reduktion der essstörungsspezifischen Psychopathologie bewirkt und somit eine Verbesserung der dysfunktionalen essens- und körperbezogenen Gedanken bedingt.

Außer zur KVT liegen aktuell keine randomisierten kontrollierten Studien vor. Dies hat zur Folge, dass sich die in der Metaanalyse eruierten Effektivitätshinweise nur auf dieses spezifische Psychotherapieverfahren beziehen. Einzelne Untersuchungen zu weiteren psychotherapeutischen Verfahren ohne unbehandelte Kontrollgruppe und ohne Randomisierung erbringen jedoch erste Hinweise auf die Wirksamkeit von Interpersoneller Therapie, psychoedukativer Gruppentherapie, tiefenpsychologisch interaktioneller Gruppenpsychotherapie und Meditation (Vocks et al., 2009).

Die in die Metaanalyse eingegangenen behavioralen Gewichtsreduktionsansätze zeigten einen moderaten Effekt hinsichtlich der Reduktion der Essanfallssymptomatik. Hingegen resultierten Ansätze zur Gewichtsreduktion im Gegensatz zu allen anderen überprüften Interventionen alleinig wirksam hinsichtlich einer Gewichtsabnahme. Die Kombinationstherapien (KVT mit Psychopharmakotherapie, Gewichtskontrolle sowie Gewichtskontrolle mit Psychopharmakotherapie) scheinen keinen additiven Nutzen im Vergleich zur alleinigen Anwendung der jeweiligen Therapie zu haben.

Exkurs

In einer neueren Studie wurde erstmals ein direkter Vergleich der Wirksamkeit von Selbsthilfegruppen ohne therapeutische Begleitung, Selbsthilfegruppen mit teilweiser therapeutischer Begleitung und Kognitiver Verhaltenstherapie im Gruppensetting (Peterson et al., 2009) durchgeführt. Die Gruppen mit direktem Therapeutenkontakt »von Angesicht zu Angesicht« erwiesen sich im Vergleich zur reinen Selbsthilfegruppe als tendenziell wirksamer. Die Unterschiede waren insbesondere bei Abschluss der Therapie ersichtlich und zeigten sich in höheren Abstinenzraten bei der therapeutengeleiteten Gruppe (51,7 Prozent) und der teilweise therapeutengeleiteten Gruppe (33,3 Prozent) im Vergleich zur Selbsthilfegruppe (17,9 Prozent) und der Warteliste ohne therapeutische Intervention (10,1 Prozent). Zudem war die Reduktion der essstörungsspezifischen Psychopathologie bei den therapeutengeleiteten Gruppen signifikant höher und die Abbruchquoten signifikant tiefer im Vergleich mit der reinen Selbsthilfegruppe und der Warteliste. Bei der 6- und 12-Monats-Katamnese ergaben sich jedoch weniger deutliche Unterschiede zwischen den verschiedenen Gruppen, was den Einsatz von Selbsthilfeprogrammen als kostengünstige Alternative von konventionellen Therapieprogrammen mit ständigem Therapeutenkontakt nahelegt (Peterson et al., 2009).

Einschränkungen der aktuellen Befunde

Die Aussagen bezüglich der Wirksamkeit verschiedener Behandlungsansätze sind uneinheitlich und werden durch mehrere Faktoren methodisch eingeschränkt: Viele Untersuchungen beinhalten keine Langzeitkatamnesen über mehrere Jahre, wodurch die Effektivitätsaussagen auf den Behandlungszeitraum und die unmittelbar danach folgende Zeit beschränkt bleiben. Weiterer Untersuchung bedürfen die teilweise hohen Drop-out-Raten, die insbesondere in Gewichtsreduktionsprogrammen, aber auch vereinzelt bei KVT-Ansätzen beobachtet werden können. Eine weitere Einschränkung erfährt die Behandlung der BES dadurch, dass die vorliegenden standardisierten Konzepte wenig Freiraum für die Therapie von Patienten mit komorbiden psychischen Störungen lassen. Schließlich muss festgehalten werden, dass – obwohl bei der BES deutlich mehr Männer betroffen sind als bei anderen Formen der Essstörungen – die gängigen Behandlungskonzepte meist auf Frauen ausgerichtet und fast ausschließlich an ihnen evaluiert wurden.

Zusammenfassung der aktuellen Befunde
Insgesamt betrachtet erweisen sich kognitiv-verhaltenstherapeutische Ansätze besonders bezüglich der Reduktion der Essanfälle und der assoziierten Symptomatik als effektiver als andere Ansätze. Auch Selbsthilfeprogramme mit unterschiedlicher therapeutischer Beteiligung sind wirksam in der Reduktion der essstörungsspezifischen Psychopathologie, wobei die bisher vorliegenden Befunde eher auf eine geringere Wirksamkeit von reinen Selbsthilfegruppen im Vergleich mit therapeutengeleiteter Selbsthilfe oder kognitiv-verhaltenstherapeutischer Gruppentherapie hinweisen (Peterson et al., 2009).

In Bezug auf das Körpergewicht erweisen sich sowohl KVT- als auch Gewichtsreduktionsprogramme als vergleichbar geringfügig effektiv: Auch bei erfolgreicher Behandlung der BES in KVT-Ansätzen steigt das Gewicht im Verlauf von fünf Jahren kontinuierlich an, ohne dass jedoch eine Verschlechterung im Bereich der Essstörung auftritt (z. B. Fairburn et al. 2000). Es ist aber zu berücksichtigen, dass sich die Situation auch bei den erfolgreichsten Gewichtsreduktionsprogrammen, in denen es ausschließlich um eine Verringerung des Körpergewichts geht, ähnlich präsentiert. So stellt eine Stabilisierung des Körpergewichts über mehrere Jahre bereits einen deutlichen Erfolg dar (Jeffery et al., 2000). Andere Autoren zeigen, dass eine erfolgreiche Behandlung der Essstörung die Grundlage für ein erfolgreiches, langfristiges Reduzieren des Körpergewichts darstellt (Agras et al., 1997).

Effektivität der psychotherapeutischen Behandlungsansätze im Überblick
- Die kognitiv-verhaltenstherapeutische Behandlung der BES erweist sich sowohl bezüglich der Reduktion von Häufigkeit und Intensität der Essanfälle als auch in Hinsicht auf assoziierte Symptome (depressive Symptome, Angst) als effektiv.
- Die Interpersonale Therapie (IPT) zur Behandlung der BES ist ebenfalls wirksam zur Reduktion der Essstörungspsychopathologie und zu diesem Zweck der behavioralen Gewichtsreduktion überlegen, jedoch gleichwertig wirksam wie therapeutengeleitete Selbsthilfe. Auf der Basis dieses Befundes wird die strukturierte und therapeutengeleitete Selbsthilfe aktuell als die erste Behandlungsmöglichkeit für einen großen Teil der BES-Betroffenen diskutiert. Ein geringer Selbstwert und ein hohes Ausmaß an essstörungsspezifischer Psychopathologie könnten für eine spezifische Behandlung mittels KVT oder IPT sprechen (Wilson et al., 2010).
- Das bei einem großen Anteil der Betroffenen mit BES vorliegende Übergewicht bzw. Adipositas kann jedoch durch die aktuell verfügbaren Behandlungsprogramme nur geringfügig beeinflusst werden.
- Erste Hinweise sprechen für eine Wirksamkeit strukturierter Selbsthilfe (angeleitet, manualisiert, mit Behandlungselementen der KVT) zur Reduktion der

> Essanfälle und essstörungsspezifischer Psychopathologie. Diese bislang vielversprechenden Ergebnisse erweisen die strukturierte Selbsthilfe als eine kostengünstige und leichter zugängliche Alternative zur Psychotherapie. Weitere Untersuchungen sind jedoch notwendig, um die Datenlage zu verbessern und zuverlässige Empfehlungen abgeben zu können.
> ▶ Für zukünftige Forschungsarbeiten ist zu fordern, dass der Faktor der individuellen Indikation für einen der vorliegenden Behandlungsansätze genauer überprüft werden sollte. Weiter fehlen bislang Untersuchungen zu möglichen Wirkfaktoren.
> ▶ Langfristig angelegte Katamnesestudien sind notwendig, um Auskunft über die Stabilität des Behandlungserfolgs bzw. über den weiteren Gewichtsverlauf und dessen Auswirkungen zu erhalten.

5.3 Prädiktoren- und Moderatorenforschung und Wirkfaktoren der Behandlung

Prädiktoren für den Behandlungsverlauf
Unter dem Begriff des Prädiktors werden charakteristische Merkmale einer Person, die unabhängig von der Zuteilung zu einer bestimmten Therapieform mit dem Behandlungserfolg in Verbindung stehen, subsumiert (Kraemer et al., 2002).

Es wird eine Vielzahl von Prädiktoren für den Behandlungserfolg bei der BES diskutiert, wobei die aktuelle Forschungslage noch keine eindeutigen Schlüsse zulässt. Als Prädiktoren für einen *negativen* Behandlungsverlauf gelten das Ausmaß an allgemeiner Psychopathologie sowie das Vorliegen komorbider psychischer Störungen (v. a. affektive Störungen und Borderline-Persönlichkeitsstörung; Wilson & Fairburn, 2000; Loeb et al., 2000; Stice et al., 2001). Das Vorliegen einer komorbiden Borderline-Persönlichkeitsstörung scheint es den Betroffenen zu erschweren, initiale Behandlungserfolge langfristig aufrechtzuerhalten (Wilfley et al., 2000). Trotz dieser Einschränkungen wird die Kognitive Verhaltenstherapie auch für Patienten mit Persönlichkeitsstörungen – insbesondere Borderline-Persönlichkeitsstörung – als die Therapie der Wahl bezeichnet (Ricca et al., 2000). Neuere Studien stellen allerdings die Schwere der allgemeinen Psychopathologie als negativen Prädiktor für den Behandlungerfolg in Frage: so konnte weder die Studie von Dingemans et al. (2007) noch von Schlup et al. (2010) das Ergebnis replizieren, dass Patienten mit höheren Angst- und Depressionswerten vor Therapiebeginn schlechter auf die Therapie ansprechen. Als weitere negative Prädiktoren gelten die Schwere der Essstörung (Agras et al., 1997; 1999), eine frühe Erstmanifestation der Essstörung (Agras et al., 1997), die Krankheitsdauer (Agras et al., 1999), das Vorliegen von interpersonalen Schwierigkeiten vor Therapiebeginn (Hilbert et al., 2007) und eine Tendenz zum Gebrauch ungünstiger Copingstrategien wie beispielsweise Essen, Trinken oder Rauchen zur Spannungsregulation (Dingemans et al., 2007). Die Häufigkeit von Essanfällen vor Therapiebeginn wird ebenfalls als negativer Prädiktor diskutiert (Loeb et al., 2000; Peterson et al., 2001). Es liegen jedoch auch Befunde vor, aufgrund derer nicht die Häufigkeit von Essanfällen zu Beginn der Behandlung den Behandlungserfolg voraussagt, sondern vielmehr der Rückgang der Essanfälle mit einer Verbesserung der affektiven Befindlichkeit in Verbindung gebracht wird (Sherwood et al., 1999; Goodrick et al., 1999b).

Als *positiver* Prädiktor erwies sich in mehreren Studien das rasche Ansprechen auf die Behandlung, d. h. eine schnelle und deutliche Reduktion von Essanfällen innerhalb der ersten vier Wochen der Behandlung (Grilo et al., 2006; Masheb & Grilo, 2007). Die beiden Studien konnten zeigen, dass ein rasches Ansprechen auf die Therapie die Abstinenz von Essanfällen sowie Verbesserungen in verschiedenen assoziierten Bereichen der BES bei Behandlungsende voraussagt. In Bezug auf die langfristige Stabilisierung des Erscheinungsbilds scheint zudem dem Faktor der sozialen Unterstützung eine wichtige Funktion als positiver Prädiktor zuzukommen (Goodrick et al., 1999a).

Moderatoren für den Behandlungsverlauf

Moderatoren sagen etwas darüber aus, bei welchen Personen und unter welchen Umständen eine bestimmte Therapie differentielle Effekte zeigt. Somit liefern sie Aussagen dazu, welche Patienten am besten von einer bestimmten Therapieform profitieren und für welche Patienten andere Behandlungsformen besser angebracht sind. Moderatoren sind wie Prädiktoren ebenfalls charakteristische Merkmale einer Person, die nicht mit der Behandlung korrelieren.

Die einzigen Moderatoren, die bisher identifiziert werden konnten, wurden in der aktuellen Studie von Wilson et al. (2010) beschrieben. In einem Vergleich von Interpersonaler Therapie (IPT), einem Gewichtsreduktionsprogramm (GWR) und therapeutengeleiteter kognitiv-verhaltenstherapeutischer Selbsthilfe (KVTtsh) erwiesen sich die Häufigkeit von Essanfallstagen, der Selbstwert und der Summenscore des EDE (d. h. das Ausmaß an essstörungsspezifischer Psychopathologie) als Moderatoren für den Behandlungserfolg. So zeigte sich, dass Patienten mit mehr als 14 Essanfallstagen in den vorangegangenen 28 Tagen weniger gut auf GWR (46 Prozent remittiert) und KVTtsh (50 Prozent remittiert) ansprachen als auf IPT (66 Prozent remittiert). Die Katamneseuntersuchungen nach 2 Jahren zeigten zudem ein differentielles Muster des Behandlungserfolgs auf: Während die IPT in den Langzeituntersuchungen eine vergleichbare Wirksamkeit bei hohem und niedrigem Selbstwert sowie bei hoch und niedrig ausgeprägter essstörungsspezifischer Psychopathologie zeigte, erwiesen sich diese Variablen in der Gruppe mit GWR und KVTtsh als Moderatoren für den Behandlungserfolg. So schnitten Patienten in der GWR-Gruppe unabhängig vom Ausmaß der essstörungsspezifischen Psychopathologie schlechter ab, je niedriger der Selbstwert war. Am schlechtesten war das Behandlungsergebnis in der GWR-Gruppe bei niedrigem Selbstwert und hohem Ausmaß an essstörungsspezifischer Psychopathologie. Bei den Patienten in der KVTtsh Gruppe zeigten sich weniger Unterschiede in Abhängigkeit des Selbstwerts, unter der Voraussetzung, dass die essstörungsspezifische Psychopathologie eher niedrig war. Bei hohem Ausmaß an essstörungsspezifischer Psychopathologie hingegen schnitten Patienten mit einem niedrigen Selbstwert deutlich schlechter ab als Patienten mit einem hohen Selbstwert. Die Autoren schließen aus den Ergebnissen, dass therapeutengeleitete Selbsthilfe bei der Mehrheit von BES-Patienten als kostengünstiges Therapieangebot empfohlen werden kann. Bei einer Untergruppe von BES-Patienten, die sich durch einen niedrigen Selbstwert und ein hohes Ausmaß an essstörungsspezifischer Psychopathologie auszeichnen (in der beschriebenen Studie ca. 30 Prozent), empfiehlt sich hingegen eher der Einsatz einer spezialisierten Psychotherapie (IPT oder KVT) unter der Leitung eines Therapeuten.

Wirkfaktoren der Behandlung

Mediatoren (Wirkfaktoren) beschreiben den Wirkmechanismus einer Behandlung, d. h. wie und weshalb eine bestimmte Behandlung einen Effekt zeigt. Im Gegensatz zu Prädiktoren und Moderatoren sind Mediatoren keine Variablen, die bereits vor dem Beginn der Behandlung vorhanden waren (z. B. Persönlichkeitsmerkmale, Ausmaß der Psychopathologie etc.), sondern Merkmale, die während der Behandlung von Bedeutung sind. Mediatoren sind deshalb immer mit der Behandlung korreliert.

Die Tatsache, dass unterschiedliche Therapiekonzepte wie die IPT, die KVT, die Dialektisch-Behaviorale Therapie sowie Gewichtsreduktionsprogramme und Selbsthilfeprogramme bei der Behandlung der BES effektiv sein können, wirft die Frage nach den Wirkfaktoren der Therapie der BES auf. Als ein möglicher störungsspezifischer Wirkfaktor wird das Einführen einer regelmäßigen Ernährung diskutiert (DiGiacchino et al., 1993; Masheb & Grilo, 2006a). Es wird vermutet, dass eine häufige und regelmäßige Energiezufuhr den Kreislauf von Essanfällen durchbrechen kann und somit den Therapieerfolg positiv beeinflusst (Masheb & Grilo, 2006a). Andere mögliche Wirkfaktoren, wie z. B. das Erlernen von Strategien zur Analyse und Bewältigung von Essanfällen oder die Veränderung des Umgangs mit dem eigenen Körper, bedürfen weiterer Untersuchung. Offen bleibt auch die Frage nach unspezifischen Wirkfaktoren, wie z. B. der Rolle der therapeutischen Beziehung oder dem Ausmaß und der Förderung der Compliance.

Behandlungsbedarf. Auch wenn die Therapieforschung der BES noch in den Anfängen steht, besteht bei diesem Störungsbild, das von den Betroffenen als äußerst beeinträchtigend erlebt wird, ein großer Bedarf an Behandlungsangeboten. Dies gilt insbesondere für den deutschsprachigen Bereich, in dem das Krankheitsbild der BES in der Allgemeinbevölkerung und auch bei medizinischen und psychologischen Fachleuten oftmals noch nicht ausreichend bekannt ist und häufig auch nicht erkannt wird. Aufgrund der aktuell vorliegenden Ergebnisse kann die kognitiv-verhaltenstherapeutische Behandlung der BES als Therapie der Wahl bezeichnet werden (Vocks et al., 2009). Die Behandlung der Essstörung erfolgt somit prioritär zur Behandlung des Übergewichts. In einem nachfolgenden Schritt sollte jedoch dem Thema der Gewichtsstabilisation und -reduktion Aufmerksamkeit geschenkt werden. Eine effektive Behandlung umfasst zudem die Planung einer Nachbehandlungsphase als ein Element der gesamten Behandlung.

Prädiktoren, Moderatoren und Mediatoren im Überblick
Die Forschungsergebnisse zu Prädiktoren, Moderatoren und Mediatoren sind bis jetzt noch uneinheitlich.
- Als **negative Prädiktoren** für den Behandlungsverlauf gelten beispielsweise das Ausmaß an allgemeiner Psychopathologie, das Vorliegen einer affektiven Störung oder Borderline-Persönlichkeitsstörung, die Schwere der Essstörung, eine frühe Erstmanifestation der Störung und die Krankheitsdauer.
- Als **positive Prädiktoren** werden einerseits ein rasches Ansprechen auf die Behandlung innerhalb der ersten vier Wochen sowie langfristig das Vorhandensein sozialer Unterstützung diskutiert.
- Als **Moderatoren** konnten ein niedriger Selbstwert sowie ein hohes Ausmaß an essstörungsspezifischer Psychopathologie nachgewiesen werden – das Vorhandensein dieser Variablen erweist sich insbesondere im Zusammenhang mit Behandlungsformen mit geringer therapeutischer Unterstützung (Selbsthilfeprogramme) als möglicherweise ungünstig für den Behandlungserfolg.
- Als bisher einziger **Mediator** bzw. störungsspezifischer Wirkmechanismus der Behandlung konnte die Etablierung einer regelmäßigen Ernährung identifiziert werden.

5.4 Pharmakologische Behandlungsmöglichkeiten

Allgemein gilt, dass eine medikamentöse Behandlung nur in Kombination mit einer anderen Behandlungsstrategie (störungsspezifisch, IPT oder Gewichtsreduktionsprogramm) eingesetzt werden sollte.

In die bereits oben erwähnte Metaanalyse von Vocks et al. (2009) gingen auch Studien zur Pharmakotherapie der BES ein. Die entsprechenden Studien umfassen Selektive Serotonin-Wiederaufnahme-Hemmer (SSRI), Serotonin-Noradrenalin-Wiederaufnahmehemmer (SNRI), Antikonvulsiva sowie D-fenfluramine. Für die Reduktion der Essanfallshäufigkeit und der Tage mit Essanfällen sowie depressiver Symptomatik ergaben sich für die Interventions- und Kontrollgruppen insgesamt mittlere Effekte. Keine Effekte zeigten sich im Hinblick auf eine Gewichtsreduktion sowie hinsichtlich der Veränderung dysfunktionaler essens- und körperbezogener Gedanken. Die Ergebnisse dieser Metaanalyse stimmen mit jenen der Metaanalyse von Reas und Grilo (2008) überein und zeigen zusammenfassend einen moderaten Effekt der untersuchten Pharmaka hinsichtlich der Reduktion der Essanfälle und depressiver Symptomatik. Unter Berücksichtigung der generell eher hohen Placeboeffekte und der heterogenen Substanzen stellt sich die Frage nach der Spezifität der untersuchten Pharmaka. Zu beachten sind außerdem die pharmakologischen Nebenwirkungen wie sexuelle Dysfunktionen (SSRI, SNRI) oder depressive Stimmungslage und Irritabilität bei der Medikation mit Antikonvulsiva.

Kombinationstherapie. Bislang ergeben sich wie bereits erwähnt für die Kombinationstherapie, d. h. auch für die Kombination von psychotherapeutischer und pharmakologischer Behandlung kein additiver Nutzen gegenüber einer rein psychotherapeutischen Behandlung (Vocks et al., 2009).
Medikamentöse Gewichtsreduktion. Das häufige gleichzeitige Vorkommen einer BES und Adipositas legt einen Einsatz gewichtsreduzierender Medikamente zur Behandlung der Adipositas nahe. Diese Annahme wird von ersten Untersuchungen belegt, die die Kombination eines Selbsthilfeprogramms (KVT) mit dem gewichtsreduzierenden Medikament Orlistat (Xenical®) überprüfen. Erste Resultate weisen darauf hin, dass die Gewichtsreduktion durch eine zusätzliche medikamentöse Behandlung bei BES-Patienten unterstützt werden kann (Grilo et al., 2005).

Entgegen ursprünglicher Annahmen stellt die Diagnose einer BES keine Kontraindikation gegenüber der Adipositas-Chirurgie dar. Aufgrund der Komorbidität mit anderen psychischen Störungen ist präoperativ jedoch eine differenzierte Psychodiagnostik notwendig (Herpertz & de Zwaan, 2008).

Pharmakologische Behandlungsmöglichkeiten im Überblick
- SSRI und SSNI sind bei BES wirksam; allerdings ist aktuell kein Medikament zur Behandlung der BES zugelassen, d. h., dass es sich dabei um Off-Label-Indikationen handelt.
- Eine zur Psychotherapie zusätzliche Pharmakotherapie wird derzeit nicht empfohlen, da der additive Nutzen bislang nicht nachgewiesen ist.

5.5 Behandlungsleitlinien für BES

In Anlehnung an die NICE guidelines (National Institute for Clinical Excellence, 2004) und die deutschen Leitlinien zur Behandlung von Essstörungen (Leitlinien für die Diagnostik und Therapie der Essstörungen in Deutschland der Arbeitsgemeinschaft der wissenschaftlichen medizinischen Fachgesellschaft, AWMF, im Druck) gelten folgende Behandlungsleitlinien für die BES:
- Die Psychotherapie ist Mittel der Wahl zur Behandlung der BES.
- In einem ersten Schritt ist die BES mit einem evaluierten strukturierten Selbsthilfeprogramm zu behandeln; dieser Behandlungsansatz ist für eine Subgruppe der Betroffenen eine wirksame Intervention.
- Die KVT gilt aktuell (aufgrund der größten Datenlage) als die Therapie der Wahl.
- Andere psychotherapeutische Behandlungsansätze wie die IPT oder die DBT können denjenigen BES-Betroffenen angeboten werden, die unter einer persistierenden BES leiden.
- SSRI und SSNI sind bei BES wirksam, jedoch ist aktuell kein Medikament für die Behandlung der BES zugelassen, es handelt sich daher um Off-Label-Indikationen.

Eine langfristige BES-Behandlung mittels Psychopharmaka kann derzeit nicht empfohlen werden, da Langzeiteffekte nicht ausreichend erforscht sind.
- ▶ Eine Kombination von Pharmakotherapie und Psychotherapie zur Behandlung der BES wird derzeit nicht empfohlen, da der additive Nutzen nicht nachgewiesen wurde.

5.6 Evaluation der vorliegenden manualisierten Interventionen zur kognitiv-verhaltenstherapeutischen Behandlung von Essanfällen

In einer randomisierten Untersuchung wurde die Wirksamkeit des vorliegenden kognitiv-verhaltenstherapeutischen BES-Behandlungsansatzes im Vergleich zu einem behavioralen Gewichtsreduktionsprogramm überprüft (Munsch et al., 2007). 80 adipöse Patienten, die alle die DSM-IV-TR-Kriterien einer BES erfüllen, wurden zufällig entweder der KVT oder der behavioralen Gewichtsreduktionsintervention (BGR) zugeteilt. Beide Behandlungsansätze fanden wöchentlich über 16 Wochen hinweg statt; diese aktive Behandlungszeit wurde von sechs monatlichen Nachbehandlungssitzungen gefolgt. Vor, während und bei Behandlungsende sowie zwölf Monate nach Behandlungsabschluss wurde die Häufigkeit der Essanfälle, die essstörungsspezifische sowie allgemeine Psychopathologie und der Body Mass Index (BMI) erfasst.

Beide Behandlungsansätze reduzierten die Essanfälle sowie die essstörungsspezifische Psychopathologie signifikant. Zum Zeitpunkt der Beendigung der aktiven 16-wöchigen Behandlungszeit resultierte die KVT als die wirksamere Behandlung der BES im Vergleich zum Gewichtsreduktionsprogramm. Jedoch nivellierte sich diese Überlegenheit zum Zeitpunkt der 12-Monats-Katamnese. Hinsichtlich der Compliance zeigten sich keine Unterschiede in den beiden Behandlungsansätzen; die BES-Betroffenen schätzten die Eignung der KVT tendenziell höher ein, jedoch beurteilten sie beide Behandlungsansätze als hilfreich für die Bewältigung des gestörten Essverhaltens. Die Gewichtsreduktion erwies sich in beiden Behandlungsansätzen nicht als klinisch relevant, war jedoch in der Bedingung des behavioralen Gewichtsabnahmeprogramms höher als in der KVT. Positiv zu bewerten ist, dass das Gewicht bis zum Zeitpunkt der 12-Monats-Katamnese im Vergleich zum Behandlungsende stabil geblieben ist. Die größte Abnahme der Essanfälle konnte in den ersten acht Behandlungswochen erreicht werden, wobei dieser Effekt in der KVT signifikant größer ist als in der Bedingung der Gewichtsreduktion. Basierend auf dem Ergebnis dieser signifikanten und hohen Abnahme der Essanfälle innerhalb der ersten Behandlungshälfte wurde in einer weiteren Studie die Wirksamkeit einer Kurzversion des vorliegenden Behandlungsmanuals überprüft (Schlup et al., 2009, s. Abschn. 5.7).

Aktuelle Untersuchungen unserer Arbeitsgruppe befassen sich mit verschiedenen Aspekten der Effektivität der Behandlung im Rahmen einer 5-Jahres-Katamnese. Zum Zeitpunkt der 5-Jahres-Katamnese waren insgesamt 24 der ursprünglich 44 zur KVT randomisierten Patienten sowie 21 der 36 zur BGR zugeteilten Stichprobe auffindbar und bereit, an der Katamneseuntersuchung teilzunehmen. Interessanterweise war dabei die ursprünglich bei 43 Prozent (n = 19) liegende Komorbiditätsrate auf lediglich 3 Prozent (n = 2) zurückgegangen. Insgesamt lässt sich über beide Behandlungsbedingungen hinweg eine deutliche Reduktion der Essanfälle beobachten. Die KVT stellt sich jedoch im Hinblick auf die Reduktion der objektiven Essanfälle (Erfassung mittels EDE und mittels Erhebung der wöchentlichen Essanfälle) sowie in Bezug auf die Abstinenzraten im 5-Jahres-Verlauf als die wirksamere Behandlung heraus. Anlässlich des Behandlungsendes nach 16 Wochen erfüllten 88 Prozent der Patienten die DSM-Kriterien der BES nicht mehr. Nach 5 Jahren wiesen 60 Prozent aller mittels des EDE untersuchten Patienten weiterhin keine BES mehr auf. Die entsprechenden Werte betrugen in der BGR 23 Prozent bei Behandlungsende und 33 Prozent anlässlich der 5-Jahres-Katamnese. Entsprechend der Ergebnisse anderer aktueller Forschungsarbeiten ließen sich in beiden Behandlungsvarianten keine klinisch relevanten Veränderungen des BMI über den Zeitraum von fünf Jahren erzielen (Munsch et al., in Vorbereitung).

Weitere Analysen vorhandener Daten beschäftigen sich zurzeit mit der Frage nach den Gründen für einen vorzeitigen Behandlungsabbruch der KVT bzw. der BGR (Flückiger et al. in Vorbereitung). Es zeigt sich, dass für den Abbruch der Therapie weniger störungsspezifische Variablen wie Schwere der Erkrankung, Behandlungsbedingung, schnelles Ansprechen auf die Therapie (rapid response) ausschlaggebend sind. Der Verbleib bzw. das Beenden der Behandlung ist vielmehr auf die im Rahmen der ersten fünf Sitzungen erfassten Ausprägungen des Selbstwerts, die Einschätzung der Qualität der Therapiebeziehung, vermittelte Erfolgserlebnisse, Kontrollerfahrung und Klärung, die mittels des Berner Stundenbogens erhoben wurden, zurückzuführen. Diese Variablen wurden in den vorliegenden Studien regelmäßig im Anschluss an die Sitzungen erfasst.

5.7 Evaluation der Kurzversion des kognitiv-verhaltenstherapeutischen Manuals zur Behandlung von Essanfällen

Da in der oben beschriebenen ursprünglichen Version (16 Sitzungen plus Nachbehandlungssitzungen) des kognitiv-verhaltenstherapeutischen Manuals zur Behandlung der BES eine rasche Reduktion der Essanfälle innerhalb der ersten 8 Wochen festgestellt werden konnte, wurde in einer zweiten randomisierten Studie in einem Wartelisten-Kontrollgruppen-Design die Wirksamkeit einer verkürzten Version des Manuals (8 Sitzungen plus Nachbehandlungssitzungen) überprüft (Schlup et al., 2009). 36 Patienten mit der Diagnose BES nach DSM-IV wurden zufällig zu einer unmittelbaren Behandlungsgruppe (immediate treatment, IT) und einer Warteliste (WL) zugeteilt. Probanden in der Wartelistenbedingung erhielten nach Ablauf der Wartezeit von 8 Wochen ebenfalls eine Behandlung. Aufgrund der geringen Zahl an männlichen Studienteilnehmern wurden ausschließlich weibliche Probanden mit einer BES berücksichtigt. Analog zu der oben beschriebenen Behandlungsevaluation der Langversion des Manuals wurde die aktive Behandlungszeit (bei der verkürzten Version 8 Wochen, im Gegensatz zu 16 Wochen bei der Langversion) von insgesamt fünf Nachbehandlungssitzungen über einen Zeitraum von zwölf Monaten gefolgt. Vor, während und bei Behandlungsende sowie zwölf Monate nach Behandlungsabschluss wurden die Häufigkeit der Essanfälle, die essstörungsspezifische sowie allgemeine Psychopathologie und der BMI erfasst.

Die Kurztherapie erwies sich als wirksam für die Behandlung der Essanfälle. In der Behandlungsgruppe reduzierte sich die mittlere Anzahl von berichteten objektiven Essanfällen in den vorangegangen sieben Tagen von 7,89 bei Behandlungsbeginn auf 2,42 bei Behandlungsende, während die Abstinenzraten von Essanfällen von 0 Prozent auf 39 Prozent bei Behandlungsende nach acht Wochen anstieg. In der Wartelistengruppe zeigten sich keine signifikanten Veränderungen. Ähnlich wie in den meisten Studien ergab sich keine klinisch relevante Gewichtsreduktion, jedoch konnte das Gewicht über die zwölf Monate hinweg stabil gehalten werden. Im Vergleich mit längeren Therapieformen (z. B. der ursprünglichen Version mit 16 Sitzungen) waren die Abstinenzraten in der Kurztherapie tendenziell tiefer, dennoch kann die Kurzversion aufgrund der positiven Ergebnisse als kosteneffiziente, wenig zeitintensive Behandlungsoption für Patienten mit einer BES in Betracht gezogen werden.

Vergleich der Behandlungsformen. In einer weiterführenden Studie unserer Forschungsgruppe (Schlup et al., im Druck) wurde in einem nicht-randomisierten Studiendesign die Wirksamkeit der kürzeren (8 Sitzungen + Nachbehandlungssitzungen) und der längeren (16 Sitzungen + Nachbehandlungssitzungen) Behandlungsform verglichen. Dazu wurden die Daten der beiden Stichproben direkt miteinander verglichen. 40 Patientinnen mit der Diagnose einer BES nach DSM-IV nahmen an der längeren Studie teil, 36 Patientinnen an der kürzeren. Wiederum wurden die Häufigkeit der Essanfälle, die essstörungsspezifische und die allgemeine Psychopathologie sowie der Body Mass Index (BMI) erfasst und nach Abschluss der aktiven Behandlungsphase (d. h. nach 16 resp. 8 Wochen) sowie bei der 3- und 6-Monats-Katamnese verglichen.

Die Ergebnisse bestätigten einerseits die bereits oben beschrieben Befunde, die für eine Wirksamkeit beider Behandlungsformen in Bezug auf die essstörungsspezifische und allgemeine Psychopathologie, nicht aber die Gewichtsreduktion, sprechen. Andererseits wiesen die vergleichenden Analysen der beiden Behandlungsformen nach Abschluss der aktiven Behandlungsphase auf eine Überlegenheit der längeren über die kürzere Behandlungsform in Bezug auf die Verbesserung der Abstinenzraten hin. Diese Unterschiede konnten bei der 12-Monats-Katamnese allerdings nicht mehr nachgewiesen werden, was für die langfristig vergleichbare Wirksamkeit beider Behandlungsformen spricht. Von Bedeutung in Bezug auf den Vergleich der beiden Behandlungen mit unterschiedlicher Dauer sind die signifikant höheren Dropout-Raten von 35 Prozent in der längeren im Vergleich mit 14 Prozent in der Kurzversion. Die Dropout-Raten konnten auf keine bereits bestehenden Faktoren, wie z. B. soziodemographische Unterschiede oder unterschiedliche Komorbiditätsraten der beiden Behandlungsgruppen zurückgeführt werden. Dieser Befund legt die Vermutung nahe, dass die längere Behandlungsdauer unter anderem die höhere Dropout-Rate in der Langversion mitbestimmte.

Ein interessanter moderierender Effekt ergab sich für sogenannte »Rapid Responders« (d. h. Personen, die innerhalb der ersten 4 Wochen eine signifikante Symptomverbesserung zeigen, somit also rasch auf die Behandlung ansprechen) im Gegensatz zu »Non-rapid Responders«: die »Rapid Responders« erzielten in der Kurzform, nicht aber in der Langform, signifikant bessere Effekte bei Behandlungsende. Dieses Ergebnis lässt sich dahingehend interpretieren, dass das rasche Ansprechen auf die Therapie insbesondere bei der kürzeren Version von Bedeutung ist, während dieser Aspekt bei längeren Behandlungsformen in den Hintergrund tritt. Somit gilt es zu berücksichtigen, dass die kürzere Behandlungsform unter Umständen nur für bestimmte Subgruppen von BES-Patienten geeignet ist. Die Resultate unserer vergleichenden Untersuchung müssen jedoch dahingehend mit Vorbehalt interpretiert werden, dass die beiden Therapiestudien nicht gleichzeitig durchgeführt wurden und keine randomisierte Zuordnung zur kürzer bzw. länger dauernden Behandlung erfolgte. Weitere randomisierte Studien zu potentiellen Prädiktoren und Moderatoren für Behandlungserfolg könnten in dieser Hinsicht mehr Klarheit schaffen und die Zuweisung zu einer optimalen Behandlungsform erleichtern.

Teil II Therapie

6 Therapievoraussetzungen

Übersicht. Das vorliegende Manual wurde unter Berücksichtigung bereits evaluierter Behandlungskonzepte von Fairburn und Wilson (1993) zur Behandlung der BES in Gruppen erstellt. Zunächst wird ein Überblick über die wesentlichen Behandlungsschwerpunkte der ersten und zweiten Behandlungsphase gegeben. Zudem werden Aspekte der formalen Durchführung, der Art der Behandlung sowie der Wahl therapeutischer Interventionen und ihrer Ziele besprochen. Fragen der Motivation und Indikation zur Behandlung werden diskutiert, und die diagnostische Phase vor Behandlungsbeginn wird erläutert.

Anschließend folgt ein Informationsblock über ausgewählte Therapieelemente wie Bewegung, Körperkonzept, Körpergewicht und Ernährung, die im Rahmen der Behandlung bearbeitet werden sollen. Danach werden die einzelnen Sitzungen der Behandlung in ihrer standardisierten Form erläutert, wobei ausgewählte Themen oder Vorgehensweisen hervorgehoben, detaillierter besprochen und mit Fallbeispielen ergänzt werden.

Es soll nochmals darauf hingewiesen werden, dass die vorgegebene Struktur als Leitlinie und nicht als Korsett aufzufassen ist. Aufgabe der Therapeuten ist es, die vorgegebenen Interventionen so ein- und durchzuführen, dass sie der individuellen Situation des Patienten Rechnung tragen. Eine weitere wichtige Voraussetzung zur erfolgreichen Therapiedurchführung stellt der Aufbau einer tragenden therapeutischen Beziehung dar. Diese kann bereits in der Vorphase der Behandlung gefördert werden, indem der Patient vom Therapeuten Verständnis und Empathie erfährt sowie über das geplante Vorgehen und dessen Vor- und Nachteile aufgeklärt wird.

Ziele. Das Ziel der Behandlung beinhaltet in erster Linie die Bewältigung der Essstörung. Eine Gewichtsreduktion wird – wenn indiziert – erst in zweiter Linie angestrebt. Viele Teilnehmer sind einerseits zu diesem Vorgehen – primär Behandlung der BES, ggf. nachfolgend Behandlung des Übergewichts – motiviert, implizit steht jedoch trotzdem oft der Wunsch nach Gewichtsreduktion im Vordergrund. Es ist die Aufgabe der Therapeuten, ein Gesprächsklima zu schaffen, in dem die Patienten diese Therapieziele offen ansprechen können. Ferner sollten mit den Patienten immer wieder Gründe, die für das gewählte Vorgehen sprechen, erörtert werden.

6.1 Therapieaufbau und -struktur

Erste Behandlungsphase (Langversion des Behandlungsmanuals – 16 Sitzungen)

Im ersten Teil der Behandlung soll die Frequenz und Intensität von Essanfällen vermindert werden. Dazu wird zunächst ein individuelles Störungs- und Behandlungsmodell erarbeitet. In einem weiteren Schritt werden Strategien zur Bewältigung von

Essanfällen vermittelt. Dazu erfolgt zunächst eine Problem- und Zielanalyse. Zudem wird auf die Bedeutung der körperlichen Aktivität bei der Regulation von Hunger, Sättigung und Essverhalten hingewiesen und eine schrittweise Steigerung der Bewegung angestrebt.

Zur Erreichung der Zielsetzungen werden vorwiegend verhaltenstherapeutische Maßnahmen eingesetzt. Eine wichtige Funktion kommt dabei der therapeutischen Beziehung zu – sowohl vor und während als auch im Verlauf der Behandlung.

Eine Übersicht über die Behandlungsinhalte der 16 Sitzungen im Vergleich zur Kurzzeittherapie findet sich in Tabelle 10.1.

Ziele der ersten Behandlungsphase (Sitzung 1–6)

Symptommanagement
- Vermittlung des Behandlungskonzepts der Kognitiven Verhaltenstherapie (KVT) sowie des Entstehungsmodells der BES und Motivierung zur Veränderung von Verhalten und Kognitionen
- Reduzieren der Häufigkeit von Essanfällen, Planung regelmäßiger Mahlzeiten, horizontale Verhaltensanalyse und Einführen von alternativen Tätigkeiten
- Information über die Entstehung und Aufrechterhaltung der Adipositas
- Enttabuisierung von Essanfällen
- Herstellen einer verlässlichen, tragenden Therapiebeziehung

Zweite Behandlungsphase (Langversion des Behandlungsmanuals – 16 Sitzungen)
In der zweiten Behandlungsphase werden das negative Körperkonzept sowie typische dysfunktionale Kognitionen bearbeitet. Die drei letzten Sitzungen befassen sich mit der Stabilisierung des Körpergewichts und dem allmählichen Erreichen eines realistischen Gewichtsverlusts. In diesem Zusammenhang werden die Grundlagen einer ausgewogenen und fettnormalisierten Ernährung und die Funktion der Bewegungssteigerung besprochen. Für jeden Teilnehmer wird in der Gruppe eine individuelle Problem- und Zielanalyse in Bezug auf das Erreichen einer Gewichtsstabilisation und sukzessiven -reduktion durchgeführt.

In der letzten Sitzung werden die Aufrechterhaltung der erreichten Erfolge und die Rückfallprophylaxe thematisiert.

Ziele der zweiten Behandlungsphase (Sitzung 7–16)

Ausbau und Aufrechterhalten der erreichten Erfolge
- Herstellen einer akzeptierenden Haltung zum eigenen Körper
- Kognitive Therapie dysfunktionaler Kognitionen in Bezug auf den eigenen Körper bzw. die eigene Person
- Langfristige Stabilisation und Regulation des Körpergewichts
- Rückfallprophylaxe

Kurzversion des Behandlungsmanuals (8 Sitzungen)
Die Kurzversion des Behandlungsmanuals fokussiert in erster Linie auf die Bewältigung von Essanfällen und entspricht in Aufbau, Struktur und Ziel der Sitzungen weitgehend der oben beschriebenen ersten Behandlungsphase der Langversion. In den ersten fünf Sitzungen wird ein individuelles Störungs- und Behandlungsmodell erstellt, anschließend erfolgt daraus abgeleitet die Erarbeitung von individuellen Strategien zum verbesserten Umgang mit ungünstigen Essverhaltensmustern und Essanfällen. In den letzten drei Sitzungen werden dysfunktionale Kognitionen bearbeitet und Möglichkeiten für die langfristige Aufrechterhaltung der erreichten Erfolge besprochen. Zum Abschluss der Behandlung, in der achten Sitzung, steht die Rückfallprophylaxe im Mittelpunkt.

Im Gegensatz zur längeren Version werden in der Kurzversion therapeutische Interventionen zur Bearbeitung des negativen Körperkonzeptes (z. B. Körperkonfrontationsübungen), Interventionen zur Bewegungssteigerung sowie die Psychoedukation über die Entstehung und Regulation von Übergewicht (z. B. Vermittlung einer ausgewogenen und fettnormalisierten Ernährung) nicht oder nur kursorisch besprochen.

Die Behandlungsinhalte sowie der Aufbau und die Struktur der beiden Therapieprogramme mit 16 resp. 8 Sitzungen sind in Kapitel 10 in Tabelle 10.1 dargestellt.

Nachbehandlungsphase
Im Anschluss an die 16- oder 8-wöchige Behandlung ist eine Nachbehandlungsphase mit insgesamt fünf Sitzungen nach einem, zwei, drei, sechs sowie zwölf Monaten vorgesehen. Die letzte Nachbehandlungssitzung findet zwölf Monate nach Abschluss der aktiven Behandlungsphase statt.

Regelmäßige Auffrischungssitzungen tragen wesentlich dazu bei, die erreichten Erfolge auszubauen und aufrechtzuerhalten. Diese Katamnesesitzungen können in Anlehnung an Fiedler (2005) als zieloffene, verhaltensanalytische Gruppen konzipiert werden. Die Teilnehmer werden aufgefordert, aktuelle Probleme in der Gruppe zu analysieren und möglichst selbstständig Lösungsansätze zu generieren.

Dieses Vorgehen erlaubt auch, Teilnehmer mehrerer Gruppen in eine Nachbehandlungsgruppe aufzunehmen.

Zusatzbehandlungen
Im Rahmen der Behandlung wird eine Steigerung der körperlichen Aktivität angestrebt. In der Langversion wird die allmähliche Veränderung des Bewegungsverhaltens in den Sitzungen geplant. In der Kurzversion liegt der Behandlungsfokus auf der Reduktion der Essstörung. Die Patienten werden zur Bewegungssteigerung ermuntert, jedoch wird dieses Ziel in den Sitzungen nicht explizit besprochen.

Idealerweise kann parallel zum Psychotherapieangebot auch ein Angebot zum Training geeigneter Sportarten gemacht werden. Hier empfiehlt sich die Zusammenarbeit mit Sport- oder Physiotherapeuten.

Die meisten adipösen BES-Patienten berichten im Anschluss an die Behandlung über den Wunsch, Gewicht zu reduzieren. Im Idealfall kann in der gleichen Institution ein entsprechendes Behandlungsangebot gemacht werden. Ansonsten empfiehlt es sich, Angebote auf Wissenschaftlichkeit und Professionalität zu überprüfen und mit den Trainern und Physiotherapeuten – in Absprache mit den Patienten – Kontakt aufzunehmen.

Begünstigende Therapievoraussetzungen

Setting. Die Behandlung (Lang- und Kurzversion) kann im Einzelsetting durchgeführt werden, findet jedoch vorzugsweise in Gruppen statt. Die Behandlung in Gruppen beinhaltet zusätzliche Wirkfaktoren, die die langfristige Motivation zur Aufrechterhaltung der Bemühungen unterstützen und die Durchführung einzelner therapeutischer Interventionen, wie z. B. das Erarbeiten der Problemanalyse, die Übungen mit dem Körperbild sowie die kognitiven Interventionen erleichtern. Die Sitzungen können jedoch auch im Einzelsetting stattfinden, wobei einzelne Übungen, die als Gruppenarbeit beschrieben sind, entsprechend angepasst werden müssen. Die Durchführung im Einzelsetting empfiehlt sich beispielsweise, wenn zu wenig Teilnehmer für eine Gruppe vorhanden sind, wenn ein Teilnehmer aus Termingründen nicht regelmäßig an den festgelegten Sitzungen teilnehmen kann, oder wenn die Behandlung die Möglichkeit eines Gruppenangebotes im Praxissetting nicht gewährleistet werden kann.

Therapeuten- und Gruppenzusammensetzung. Die Therapie wird im Idealfall von zwei Therapeuten durchgeführt. Die Gruppe ist vorzugsweise gemischtgeschlechtlich zusammengesetzt. Auf diese Weise stellt die Therapie ein Übungsfeld dar, geschlechtsstereotype Denk- und Verhaltensweisen offenzulegen, zu hinterfragen und zu verändern. Auch erweist sich eine Mischung in Hinsicht auf das Alter als günstig, da die Patienten von den Erfahrungswerten, die mit den einzelnen Lebensphasen verbunden sind, profitieren können.

Anzahl und Dauer der Sitzungen. Das Behandlungsprogramm umfasst 16 resp. acht Sitzungen, die wöchentlich mit einer Dauer von ca. 90 Minuten durchgeführt werden. Die Behandlung sollte in Anlehnung an die vorliegende standardisierte Form durchgeführt werden, wobei allerdings die jeweiligen Interventionen an die Individualität der einzelnen Teilnehmer angepasst werden sollten. Im Anschluss sind insgesamt fünf Auffrischungssitzungen nach einem, zwei, drei, sechs und zwölf Monaten vorgesehen.

Struktur der Sitzungen

Die Sitzungen folgen immer der gleichen Struktur: Zunächst wird ein Überblick über die Inhalte gegeben, dann werden – ab der ersten Sitzung – die Übungen für zuhause besprochen. Anschließend werden im Informationsblock Wissensinhalte vermittelt und im Übungsblock entsprechende Übungsvorschläge gemacht. Danach werden die Übungen vorgegeben, die zuhause bis zur nächsten Sitzung durchgeführt werden sollen. Zum Abschluss der Sitzung werden mögliche Schwierigkeiten und Lösungsvorschläge diskutiert sowie die wichtigsten Inhalte der Sitzung zusammengefasst.

Die Kognitive Verhaltenstherapie der BES hat einen übenden Charakter und stellt hinsichtlich der Bereitschaft zur aktiven Mitarbeit in und zwischen den Sitzungen hohe Anforderungen an die Teilnehmer. Es ist wichtig, darauf hinzuweisen, dass die Durchführung der Hausaufgaben einen hohen motivationalen Aufwand bedeutet und dafür ausreichend Zeit reserviert werden muss.

6.2 Therapeutisches Vorgehen

Standardisierte Grundlage der therapeutischen Interventionen

Die Behandlung ist für die Durchführung im Gruppensetting konzipiert. Die Sitzungen können jedoch auch im Einzelsetting stattfinden, wobei einzelne Übungen, die als Gruppenarbeit beschrieben sind, entsprechend angepasst werden müssen.

Therapeutische Interventionen werden jeweils nach dem gleichen Muster ein- und durchgeführt (s. Abb. 6.1). Das problematische Verhalten wird zunächst von den Patienten selbst beobachtet und protokolliert. Anschließend erfolgt die Informationsvermittlung zum jeweiligen Thema. Danach wird ein Ist-Soll-Vergleich durchgeführt und die Teilnehmer werden dazu angeleitet, realistische Ziele zur Veränderung des Problembereichs zu formulieren. Dann werden in der Gruppe (oder im Einzelsetting) Strategien erarbeitet, die eine sukzessive Zielerreichung ermöglichen. Diesbezüglich ist es wichtig, die Teilnehmer auf mögliche Schwierigkeiten und Rückschläge vorzubereiten bzw. zu vereinbaren, wie sie damit umgehen können. Im nächsten Schritt

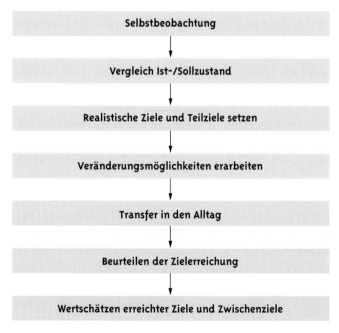

Abbildung 6.1 Standardisierte Grundlage therapeutischer Interventionen. Die Interventionen werden Schritt für Schritt durchgeführt

transferieren die Teilnehmer die Strategien in den Alltag und geben in der folgenden Sitzung eine Rückmeldung über Erfolg und Schwierigkeiten. Kann ein Ziel erreicht werden, so wird entweder der weitere Ausbau oder das Aufrechterhalten der Veränderungen angestrebt. Sind Schwierigkeiten aufgetreten, müssen Zielformulierungen oder Strategien möglicherweise angepasst bzw. verändert werden.

Aufbau und Erhaltung der Motivation
In der Einführungssitzung wird nicht nur auf die Vorteile einer Teilnahme an der Behandlung eingegangen, sondern auch auf Nachteile hingewiesen. Denn mit einer Entscheidung für die Behandlung steht auch ein Verlust an bisherigen Bewältigungsstrategien bevor. Die Teilnehmer werden aufgefordert, sich Gedanken über das Für und Wider der Teilnahme zu machen, beides zu gewichten und sich anschließend zu entscheiden. Am Ende der Einführungssitzung wird der Behandlungsvertrag ausgeteilt. Erscheinen die Teilnehmer zur nächsten Sitzung, dem eigentlichen Behandlungsbeginn, so signalisieren sie ihre Bereitschaft zur Teilnahme, was durch die Unterzeichnung des Behandlungsvertrags schriftlich bekräftigt wird. In der ersten Sitzung »verteidigen« schließlich die Teilnehmer im Sinne der Motivationsförderung – in Anlehnung an das Advocatus-Diaboli-Prinzip – ihre Entscheidung, an der Behandlung teilzunehmen.
Motivationsschwierigkeiten. Genauso wie sonstige Probleme oder Misserfolge können im Behandlungsverlauf Motivationsschwierigkeiten auftreten. Es geht dabei nicht darum, diese gänzlich zu vermeiden, sondern darum, günstig mit ihnen umzugehen.

Die in der folgenden Übersicht aufgeführten Interventionen sind Voraussetzung, um langfristig eine positive Motivationslage aufrechterhalten oder wiederherstellen zu können.

Interventionen zur Motivationsförderung
▶ Realistische, erfolgversprechende Ziele setzen
▶ Regelmäßig die Übungen für zuhause besprechen
▶ Bemühungen und kleine Fortschritte beim Patienten erkennen und verstärken
▶ Teilnehmer anleiten, kleine Schritte in Richtung Veränderung selbst zu erkennen, zu gewichten und zu verstärken

---

Verhaltenstherapeutische und kognitive Interventionen im Behandlungsverlauf
In Tabelle 6.1 werden die wichtigsten verhaltenstherapeutischen und kognitiven Interventionen und ihre Ziele dargestellt. Das Vorgehen im Behandlungsverlauf wird in den entsprechenden Lektionen näher beschrieben.

Tabelle 6.1 Verhaltenstherapeutische und kognitive Interventionen im Behandlungsverlauf und ihre Ziele

Verhaltenstherapeutische Interventionen	Ziel
Selbstbeobachtung	▶ Erste Kontrollerfahrung durch Beobachten eines bis dahin automatisch ablaufenden Verhaltensmusters ▶ Information über auslösende, aufrechterhaltende und nachfolgende Faktoren des Problemverhaltens ▶ Information über Behandlungsverlauf und Transfer in den Alltag
Regelmäßige Ernährung nach Mahlzeitenplan	▶ Stimuluskontrolle bezüglich der Nahrungsaufnahme
ABC-Modell	▶ Erstellen eines individuellen Modells des Problemverhaltens als Grundlage für Symptommanagement
Stimuluskontrolle	▶ Vermeiden der Auslöser (Stimuli) von problematischem bzw. automatischem Verhalten, Reduktion der Frequenz des problematischen Verhaltens
Reaktionskontrolle	▶ Vermeiden des problematischen Verhaltens (Reaktion), auch wenn Auslöser vorhanden sind (d. h., dass auf Auslöser von Essanfällen inkompatibles Verhalten folgt)
Angenehme Tätigkeiten	▶ Ablenkungsfunktion (inkompatibel zum Essen) ▶ Belohnungsfunktion ▶ Stimmungsaufhellung
Notfallkärtchen	▶ Individualisierung der Techniken zum Symptommanagement ▶ Unterstützen des Transfers in den Alltag ▶ Antizipieren von Risikosituationen und Planen der Bewältigung ▶ Steigern der Selbstwirksamkeitserwartung
Körperübungen	▶ Problemaktualisierung und Erleben des Spannungsrückgangs ▶ Akzeptierender Umgang mit dem eigenen Körper

Tabelle 6.1 (Fortsetzung)

Kognitive Interventionen	Ziel
Kognitives Modell	▶ Erkennen von Zusammenhängen zwischen irrationalen Gedanken, Emotionen und Verhaltensweisen
Umstrukturieren dysfunktionaler Kognitionen	▶ Verbesserung der Selbstwirksamkeitseinschätzung bezüglich Problemlösefähigkeit und Belastbarkeit ▶ Positiverer Umgang mit dem eigenen Körper ▶ Positiveres Selbstbild
Sokratische Befragung	▶ Selbstständiges Erarbeiten wesentlicher Zusammenhänge

6.3 Diagnostische und vorbereitende Phase vor Behandlungsbeginn

Vorgespräch

Vor Behandlungsbeginn sollte ein individuelles Vorgespräch sowie ein diagnostisches Interview mit dem Ziel durchgeführt werden, die differentielle Indikation zur Behandlung zu überprüfen und die Teilnehmer vorab über Inhalt und übenden Charakter der Therapie zu informieren (s. Ausführungen zur Diagnostik in Kap. 3).

Ziele des Vorgesprächs
▶ Einschätzen der Symptomatik und Motivationslage des Teilnehmers
▶ Teilnehmer informieren über:
  – Störungsbild
  – Behandlung der Essstörung vor Behandlung des Übergewichts
  – Aktive Mitarbeit und regelmäßige Teilnahme als Voraussetzungen zur erfolgreichen Behandlung
▶ Aufbau einer tragenden Therapiebeziehung

Indikation

Eine Indikation zur Behandlung liegt sowohl bei normal- als auch bei übergewichtigen bzw. adipösen Patienten mit einer BES vor. Gleiches gilt für BES-Patienten mit bzw. ohne weitere psychische Störungen.

Bei stark adipösen Patienten empfiehlt es sich, vor Beginn der Behandlung den Somatostatus überprüfen zu lassen, um somatische Komplikationen auszuschließen. Zudem ist die Einschätzung der körperlichen Belastbarkeit von ärztlicher Seite Voraussetzung für die Durchführung einer Bewegungssteigerung bzw. das Einführen von sportlichen Aktivitäten.

Einschränkungen. Einschränkungen der Behandlungsindikation liegen dann vor, wenn komorbide psychische Störungen oder somatische Erkrankungen (wie z. B. Diabetes mellitus) die Aufmerksamkeit und Kapazität des Patienten derart beanspruchen, dass eine Teilnahme am Behandlungsprogramm eine Überlastung darstellen und somit die effektive Durchführung gefährden würde. In diesem Fall gilt es, die im Vordergrund stehende psychische Störung zuerst zu behandeln und eine Therapie der BES im Anschluss durchzuführen.

Patienten mit einer Borderline-Persönlichkeitsstörung können nur dann in einer Gruppe behandelt werden, wenn die Borderline-Problematik in einem weiteren (additiven) therapeutischen Setting behandelt wird.

Im Anschluss an die diagnostische Phase wird entschieden, ob die Belastung durch die komorbide Störung es dem Patienten trotzdem erlaubt, aktiv, regelmäßig und konzentriert an der manualisierten Behandlung teilzunehmen. Weiter muss abgewogen werden, inwiefern der Patient sich in ein Gruppensetting integrieren und von ihm profitieren bzw. andere profitieren lassen kann. Ansonsten sollte die Therapie entweder im Einzelsetting stattfinden oder auf einen späteren Zeitpunkt verschoben werden.

Diagnosestellung

Im Rahmen der psychologischen Exploration wird die BES-Diagnose mittels strukturierter Interviews (EDE) erhoben. Zur Erfassung weiterer psychischer Störungen eignen sich strukturierte Interviewverfahren wie das DIPS oder das SKID I und II. Vor Therapiebeginn sollten zudem die wichtigsten psychopathologischen Merkmale mittels validierter Fragebogen festgehalten werden (z. B. BDI).

Strukturierte Interviews und Fragebögen zur Erfassung der BES und assoziierter Symptome

Diagnose der BES:
- **EDE** – Eating Disorders Examination (Fairburn & Cooper, 1993; dt. Version: Hilbert & Tuschen-Caffier, 2006)

Psychopathologisches Screening:
- **DIPS** – Diagnostisches Interview bei psychischen Störungen (Schneider et al., 2009)
- **SKID-I** und **SKID-II** – Strukturiertes klinisches Interview für DSM-IV (Wittchen et al., 1997)

Erfassung psychopathologischer Merkmale bei BES:
- **FEV** – Fragebogen zur Erfassung des Essverhaltens (Pudel & Westenhöfer, 1989)

- **BAI** – Beck-Angst-Inventar (Margraf & Ehlers, 2007)
- **BDI** – Beck-Depressions-Inventar (Hautzinger et al., 1995)
- **FBeK** – Fragebogen zur Beurteilung des eigenen Körpers (Strauss & Richter-Appelt, 1998)
- **FLZ** – Fragebogen zur Erfassung der Lebenszufriedenheit (Brähler et al., 1998)
- **SWE** – Skala zur Allgemeinen Selbstwirksamkeitserwartung (Jerusalem & Schwarzer, 1999)

Therapieprozesserfassung:
- Patienten- und Stundenfragebogen für Gruppen nach Grawe & Braun (1994)

7 Informationsvermittlung zu Behandlungsinhalten

7.1 Bewegung

Die Bewegungssteigerung stellt einen Behandlungsinhalt der Langversion dar und wird in der Kurzversion nur am Rande thematisiert. Die Kurzversion konzentriert sich vorrangig auf die Reduktion der Essanfallssymptomatik. Die Bewegungssteigerung kann jedoch im Sinne einer persönlichen Zielsetzung formuliert und im Verlauf der Behandlung mittels Zielerreichungsskalierung thematisiert werden.

Was soll vermittelt werden?
- Regelmäßige körperliche Aktivitäten dämmen die Gesundheitsrisiken des Übergewichts ein.
- Körperliche Aktivitäten sollten nur langsam gesteigert werden, »Erfolge« sind deshalb erst nach etwa einem Monat spürbar.
- Für die Bewegungstherapie sollte eine angemessene Ausrüstung angeschafft werden.

Geeignete, regelmäßig durchgeführte körperliche Aktivitäten, wie z. B. Walking, Gymnastik oder Aquafit, unterstützen die Behandlung der BES wesentlich. Sie fördern den akzeptierenden Umgang mit dem eigenen Körper und die Regulation von Hunger und Sättigung. Im weiteren Behandlungsverlauf kann eine negative Energiebilanz und somit Gewichtsabnahme prinzipiell entweder durch die Reduktion der Kalorienzufuhr oder durch Zunahme des Kalorienverbrauchs durch körperliche Aktivität oder eine Kombination von beiden Maßnahmen erreicht werden. Regelmäßige körperliche Aktivitäten dämmen die Gesundheitsrisiken des Übergewichts ein, fördern den Muskelauf- und den Fettabbau und tragen dazu bei, die Stimmung aufzuhellen. Wichtig ist zu beachten, dass sich das Körpergewicht langfristig nur dann auf einem erreichten niedrigeren Niveau stabilisiert, wenn ein entsprechendes Aktivitätprogramm kontinuierlich weitergeführt wird. Dies bedeutet, dass die körperliche Aktivität im Sinne einer Lebensstiländerung in den Alltag zu integrieren ist (Platen, 2008). Das Bewegungsmodul wird im Idealfall von einem Physio- oder Sporttherapeuten bzw. einer Fachperson mit ähnlicher Ausbildung durchgeführt. Dadurch wird garantiert, dass die Bewegungssteigerung angepasst an die jeweiligen Ausgangsbedingungen der Teilnehmer durchgeführt werden kann.

Wird das Bewegungsmodul als Zusatzbehandlung angeboten, so beginnt dieses mit der zweiten Sitzung und findet im Idealfall vor der Therapiestunde statt. Auf diese Weise erleben die Teilnehmer einen längeren Zeitblock, in dem der Drang nach Essen oder den Essanfällen nicht nachgegeben werden kann. Zudem kann die Aufnahmefähigkeit der Teilnehmer durch die zuvor erfolgte körperliche Aktivität verbessert werden. Eventuell kann durch die gemeinsame Betätigung auch der Gruppenzusammenhalt verbessert werden. Idealerweise können die Teilnehmer sich nach der körperlichen Betätigung erfrischen oder duschen. Zudem sollten in der Therapiestunde ungesüßte Getränke zur Verfügung stehen.

Langsame Konditionssteigerung
Es ist wichtig, den Teilnehmern zu vermitteln, dass es nicht darum geht, Hochleistungssport zu betreiben. Vorerst soll nach einer oft ausgeprägten körperlichen Inaktivität die körperliche Aktivität langsam gesteigert werden. Positive Erlebnisse bei der Bewegungssteigerung werden erwartungsgemäß erst nach ungefähr einem Monat für die Teilnehmer spürbar. Es ist wichtig, dass die Teilnehmer vorweg wissen, dass es zunächst nur ums Durchhalten geht und dass die »Belohnung« der Bemühungen – bzw. eine verbesserte Kondition – erst später erzielt wird. Die Empfehlungen zur körperlichen Aktivität für adipöse Menschen unterscheiden sich nicht von denjenigen für normalgewichtige Menschen. Für gesunde Menschen zwischen 18 und 65 Jahren werden mindestens 30 Minuten aerobe Belastungen mit moderater Intensität oder jeweils 20 Minuten aerobe Belastungen mit höherer Intensität an fünf Tagen pro Woche empfohlen. Ergänzend wird ein Training hinsichtlich Ausdauer und Kraft der Muskulatur empfohlen. Für adipöse, untrainierte Patienten können über den Tag hinweg verteilte körperlichen Aktivitäten hilfreich sein, wobei die alleinige Erhöhung der körperlichen Alltagsaktivitäten für eine Gewichtsreduktion nicht ausreichend ist, d. h., dass hier ergänzend eine Ernährungsumstellung nötig ist (Platen, 2008).

Angemessene Ausrüstung
Die Teilnehmer werden über angemessene Kleidung und Schuhe informiert. Diese Informationen sind wichtig, damit die körperliche Betätigung gelenkschonend durchgeführt werden kann. Zudem kann durch bequeme Bekleidung das Wohlbefinden während der zuerst meist als beschwerlich empfundenen Bewegungssteigerung verbessert werden. Damit es allen Teilnehmern ermöglicht wird, sich angemessen auszurüsten, ist auch auf die Kostenfrage zu achten.

7.2 Körperkonzept

Die Behandlung des Körperkonzepts ist ausschließlich in der Langversion vorgesehen. Die Kurzversion beschränkt sich auf die Behandlung der primären Symptome der Essstörung, d. h. auf die Reduktion der Essanfälle.

> **Was soll vermittelt werden?**
> ▶ Ein negatives Körperkonzept hat Einfluss auf das Selbstbild, die Stimmung und das Verhalten.

▶ Ein negatives Körperkonzept kann Essanfälle auslösen, die wiederum auf das Selbstbild zurückwirken.
▶ Eine akzeptierende Haltung zum eigenen Körper ist Grundlage für eine positive Veränderung des Ess- und Bewegungsverhaltens.

Es ist wichtig, den Teilnehmern Informationen zum Thema »Einstellung zum eigenen Körper« zu vermitteln. Dabei werden prädisponierende Faktoren wie Aussehen, Körpergewicht, Körperform und auslösende bzw. aufrechterhaltende Faktoren besprochen, wie z. B. die eigene Bewertung des Erscheinungsbilds und die durch andere. Schließlich werden die Auswirkungen eines negativen Körperkonzepts in Bezug auf die Entstehung und Aufrechterhaltung eines negativen Selbstbilds erläutert. Ziel ist, den Teilnehmern zu vermitteln, dass Kognitionen rund um das eigene Erscheinungsbild Einfluss auf die Stimmung und auf das Verhalten insbesondere in interaktionellen Bereichen haben und dass ein negatives Körperbild Auslöser von Essanfällen sein kann.

Selbstkonzept. Das negative Körperbild hat wiederum Auswirkungen auf die Ausformung des Selbstkonzepts. So dominiert bei den meisten Teilnehmern das meist ausschließlich negativ beurteilte Erscheinungsbild die Einschätzung der ganzen Persönlichkeit. Andere Eigenschaften oder Fähigkeiten der eigenen Person werden entweder gar nicht wahrgenommen oder als unwichtig der insgesamt negativen Beurteilung untergeordnet.

Die Tatsache, dass sich die Betroffenen lange Zeit als unwirksam bei der Lösung ihrer Probleme erlebt haben, prädisponiert für das Auftreten von Insuffizienzgefühlen und kann langfristig zu depressiven Stimmungen führen. Auf der Verhaltensebene sind Rückzug und Isolation die Folge. Oftmals entwickeln sich soziale Ängste, die unter Umständen die Kriterien einer Sozialen Phobie erfüllen können. In der Folge fehlt oft der Mut, sich in der Öffentlichkeit zu zeigen, Kontakte zu suchen oder zu pflegen. Das Wahrnehmen des eigenen Körpers in Bewegung wird vermieden, was zur Problematik der Immobilität beiträgt und sich negativ auf den Verlauf der Essstörung und des Gewichts auswirkt.

Ziel des Behandlungsmoduls ist es, diesen negativen Kreislauf zu unterbrechen und den ausschließlich von negativen Attributionen geprägten Umgang mit dem eigenen Körper zu verändern. Die Teilnehmer sollen lernen, neben negativen auch positive Eigenschaften des eigenen Körpers wahrzunehmen und als solche zu bewerten. Auf diese Weise soll das Bild vom eigenen Körper und von der eigenen Person sukzessive differenziert werden. Zudem wird erarbeitet, dass die akzeptierende Einstellung zum eigenen, übergewichtigen Körper eine wichtige Grundlage dafür darstellt, die angestrebten und erreichten Veränderungen bezüglich des Ess- und Bewegungsverhaltens langfristig aufrechtzuerhalten.

7.3 Körpergewicht: Stabilisierung und Regulierung

Was soll vermittelt werden?
- Die Fähigkeit, wie viel Fett der Körper speichern kann, ist auch genetisch bedingt.
- Das Körpergewicht wird reguliert durch Energieaufnahme (Nahrungsmittel) und Energieverbrauch (abhängig vom Grundumsatz des Körpers – v. a. von der Muskelmasse – und von körperlicher Aktivität).
- Das Körpergewicht sollte also mitunter durch Bewegung reguliert werden, keinesfalls durch Blitzdiäten (Jojo-Effekt).
- Bei der Gewichtsreduktion sollten realistische Ziele verfolgt werden (5–10 % innerhalb von sechs Monaten).
- Auf eine ausgewogene Ernährung ist zu achten (weniger Fett, mehr Kohlenhydrate).

Die folgenden Informationen sollten den Patienten im Laufe der Therapie vermittelt werden.
Genetische Prädisposition. Die Fähigkeit zur Speicherung von Energie in Form von Fett stellte früher eine der wichtigsten Überlebensstrategien des Menschen dar. So konnten in Zeiten des Überflusses Reserven angelegt werden, um in Zeiten des Mangels zu überleben. Das aktuelle Problem Adipositas entwickelte sich im Kontext einer Gesellschaft, in der fetthaltige Nahrungsmittel im Überfluss verfügbar sind und die Bewegung auf ein Minimum eingeschränkt wird.

Die erbliche Veranlagung zur Fettspeicherung wurde in Zwillingsstudien belegt. Es zeigte sich, dass eineiige Zwillinge, auch wenn sie getrennt aufwachsen, ein beinahe einheitliches Körpergewicht entwickeln. Zweieiige Zwillinge, die in der gleichen Familie aufwachsen, entwickeln hingegen trotz des gleichen Ernährungsstils oft ein sehr unterschiedliches Körpergewicht.
Bedeutung der Lebensweise. Die Lebensweise eines Menschen beeinflusst zwei für das Entstehen von Übergewicht wichtige Faktoren: Energieaufnahme und -verbrauch. Die tägliche Energieaufnahme wird insbesondere durch den Überfluss an verfügbaren Nahrungsmitteln beeinflusst. In den Supermärkten und in den täglichen Medien werden wir mit schnell verfügbaren, meist fettreichen Nahrungsmitteln überschwemmt, die so gut wie keine Zubereitung mehr erfordern.

Der Energieverbrauch wird vom Grundumsatz und vom Ausmaß der körperlichen Aktivität bestimmt. Mit Grundumsatz wird die Menge an Energie umschrieben, die der Körper braucht, um seine wichtigsten Funktionen zu erfüllen (Herz-Kreislauf-Regulation, Halte- und Stützapparat, Lungen- und Darmfunktion usw.). Es hat sich gezeigt, dass die Höhe des Grundumsatzes bei verschiedenen Menschen unterschiedlich ausfallen kann. Es existiert also auch hier eine genetische Prädisposition. Der Grundumsatz ist der größte Energieverbraucher des Körpers. Seine Höhe hängt auch von der Muskelmasse ab, die den größten Teil der verfügbaren Energie im Körper benötigt. Bei einer Erhöhung der Muskelmasse verbraucht der Körper nicht nur beim Muskelaufbau durch Training mehr Energie, sondern auch in Ruhe und sogar im Schlaf. Die meisten Menschen üben jedoch eine sitzende Tätigkeit aus und bewegen sich auch in der Freizeit wenig oder gar nicht. So bleibt diese Möglichkeit zur Regulation des Körpergewichts weitgehend ungenutzt, und das Gewicht wird vor allem über die Energiezufuhr bestimmt.

Wirkung von Blitzdiäten: Jojo-Effekt. Die klassischen Diäten (FdH, 1000-Kalorien-Diät usw.) verknappen lediglich die Kalorienzufuhr, ohne eine ausgewogene Zusammensetzung der Nährstoffe zu berücksichtigen. Das Sättigungsgefühl bleibt aufgrund der verringerten Kohlenhydratzufuhr aus. Die schnelle Gewichtsreduktion in den ersten Tagen ist auf das ausgeschwemmte Körperwasser zurückzuführen. Bei längerem Fasten werden die Energiereserven aus dem körpereigenen Eiweiß, den Muskeln, verbraucht. Um sich vor einem übermäßigen Abbau der Muskelmasse zu schützen, senkt der Körper den Grundumsatz. Das heißt, um die lebenswichtigen Funktionen aufrechtzuerhalten, braucht der Körper nun weniger Energie als vor der Diät. Die Fettdepots des Körpers werden bei Blitzdiäten nicht angegriffen, denn Fett wird vom Körper so lange wie möglich für Notzeiten gespeichert. Stattdessen baut der Körper Muskeln ab, was zu einer Senkung des Grundumsatzes führt.

Wenn nach der Diät die Rückkehr zum normalen Ernährungsstil erfolgt, speichert der Körper, der infolge des gesenkten Grundumsatzes weniger Energie verbraucht, überschüssige Kalorien als Fett. Die Folge ist ein schneller Wiederanstieg des Gewichts, das einen Wert erreichen kann, der sogar noch über dem des Ausgangsgewichts liegt. Danach stellt sich der ursprüngliche Grundumsatz wieder ein. Der Prozess der schnellen Gewichtsreduktion und anschließender Gewichtszunahme – sogar über das Ausgangsgewicht hinaus – wird Jojo-Effekt genannt.

Die Frage, ob der Metabolismus aufgrund derartiger Gewichtsschwankungen nachhaltig beeinflusst wird, ist noch nicht geklärt (Brownell & Rodin, 1994). Deutliche Zusammenhänge zeigen sich jedoch in Bezug auf Gewichtsschwankungen und die Prävalenz für koronare Herzkrankheiten bzw. für das Mortalitätsrisiko. Weitere negative Konsequenzen des Jojo-Effekts stellen eine generelle Beeinträchtigung der psychischen Befindlichkeit sowie der Lebensqualität dar.

Realistische Zielsetzungen. Ergebnisse aus der Adipositasforschung zeigen, dass mit nichtmedikamentösen Verfahren, die langfristig durchgeführt werden, eine Gewichtsreduktion von ca. 5 bis 10 Prozent innerhalb von ca. sechs Monaten erreicht werden kann. Diese Gewichtsreduktion hat bereits eine positive Auswirkung auf gesundheitsbeeinträchtigende Folgen des Übergewichts oder der Adipositas wie z. B. auf den Blutdruck, die Blutfettwerte und den Blutzucker. Auch die Stabilisierung des Körpergewichts stellt einen Erfolg dar, da die meisten übergewichtigen Menschen ohne Behandlung kontinuierlich an Gewicht zunehmen. Zudem hat sich gezeigt, dass die Bewegungssteigerung bei gleichbleibendem Übergewicht ebenfalls positive Auswirkungen auf Risikofaktoren der Adipositas hat.

Ausgewogene Ernährung
Eine ausgewogene Ernährung beinhaltet Eiweiße, Kohlenhydrate und Fette sowie Mineralsalze, Vitamine und Spurenelemente. Diese Nährstoffe erfüllen wichtige Funktionen im Körper:
- Aufrechterhalten des Stoffwechsels
- Aufbau von Zellen und Energiegewinnung
- Regelung des Flüssigkeitshaushaltes
- Aufbau der Knochen
- Blutbildung
- Mithilfe an den Stoffwechselvorgängen
- Bildung von körpereigenen Wirkstoffen

Nahrungsfett hat verschiedene wichtige Funktionen im Körper:
- Nahrungsfett speichert doppelt soviel Energie wie Kohlenhydrate oder Eiweiß.
- Fett ist ein Geschmacksverstärker. (Es gilt jedoch nicht: je mehr Fett, desto schmackhafter!)
- Fett dient als Schutz für Organe gegen Stoß und Druck
- Fett schützt Haut und Haare

Wird Nahrungsfett im Überfluss konsumiert, so verursachen folgende Eigenschaften von Fett Schwierigkeiten:
- Fett sättigt kaum, während Kohlenhydrate für die Regulation von Hunger und Sättigung verantwortlich sind.
- Der Körper kann nur wenige Kohlenhydrate speichern und ist so auf die regelmäßige Zufuhr des Nährstoffes angewiesen. Wird fettreich und kohlenhydratarm gegessen, so braucht der Körper große Mengen an Nahrung, um den Bedarf an Kohlenhydraten zu decken.
- Nährstoffe werden im Körper in folgender Reihenfolge verbrannt: Alkohol, Kohlenhydrate, Proteine und zuletzt Fett.
- Der Fettspeicher ist die wichtigste Energiereserve des Körpers. Überschüssiges Fett wird dabei in Fettdepots im Körper gesammelt.

Ernährung übergewichtiger Menschen. Übergewichtige Menschen zeigen in ihrer Nahrungsmittelwahl oft ein Ungleichgewicht, indem sie mehr fett- und weniger kohlenhydrathaltige Nahrung zu sich nehmen. Bei der Gewichtsstabilisierung und langfristigen Reduktion geht es somit darum, dieses Ungleichgewicht zugunsten weniger fetthaltiger Speisen zu verändern, denn eine unausgewogene Ernährung mit zu hohem Fettkonsum kann schädliche Folgen haben (erhöhte Cholesterinwerte, Blutdruck- und Blutzuckeranstieg usw.). Die empfohlene Tagesdosis von Fett beträgt 30 Prozent der gesamten Energiezufuhr oder ca. 60 bis 80 Gramm. Tatsächlich konsumieren die meisten Menschen in Industrieländern deutlich mehr als die empfohlene Tagesdosis, nämlich ca. 46 Prozent (Bundesministerium für Gesundheit, 1998).

Gruppenbehandlung in Relation zum Gewicht. Im Folgenden werden die einzelnen Sitzungen in ihrer standardisierten Form für die Gruppenbehandlung erläutert. Normalgewichtige Patienten mit einer BES können in Anlehnung an das dargestellte Vorgehen behandelt werden. Auch für diese Untergruppe sind die Einführung des individuellen Störungs- und Lösungsmodells, der Selbstbeobachtung des Essverhaltens, der Bewegungssteigerung sowie der störungsspezifischen Bewältigungsstrategien mittels des ABC-Modells relevant. Da auch normalgewichtige BES-Patienten meistens Schwierigkeiten im Umgang mit dem eigenen Körper aufweisen, profitieren sie zudem von den Interventionen zur Veränderung des negativen Körperkonzepts. Sollten jedoch anstelle der Haltung zum eigenen Körper andere dysfunktionale Einstellungen im Vordergrund stehen, so können diese aufgegriffen und am Beispiel einer konkreten Situation eines Patienten vermittelt werden.

Auch die in den Sitzungen vermittelten Grundlagen für eine ausgewogene und fettnormalisierte Ernährung gelten in gleichem Ausmaß für normalgewichtige BES-Patienten. Bei diesen Patienten ist es besonders wichtig, darauf zu achten, dass sie sich regelmäßig und ausgewogen ernähren und keine Nahrungsmittel aus Angst vor einer Gewichtszunahme von ihrem Speisezettel streichen. Die Richtlinien zur Rückfallprophylaxe und Aufrechterhaltung der erreichten Zwischenziele und Ziele sollten bei normal- und übergewichtigen BES-Patienten in gleicher Weise zur Anwendung gelangen.

8 Langversion (16 Sitzungen) – Erste Behandlungsphase

8.1 Sitzung 1: Einführungs- und Motivationssitzung

Therapieschritte

Administratives
- Formale Durchführung und alternative Behandlungsangebote
- Voraussetzungen zur Teilnahme, Gruppenregeln (Arbeitsblatt 1)

Informationsblock
- Kognitiv-verhaltenstherapeutisches Modell zur Entstehung und Aufrechterhaltung der BES (Arbeitsblatt 2)
- Zielsetzungen: Was will und kann die kognitiv-verhaltenstherapeutische Behandlung der BES erreichen? (Arbeitsblätter 3, 4 und 6)
- Selbstbeobachtung: Erkennen von auslösenden und aufrechterhaltenden Faktoren (Arbeitsblätter 5 und 8)

Übungen für zuhause
- Therapiekonzept und Modell zur Entstehung und Aufrechterhaltung der BES vergegenwärtigen (Arbeitsblätter 1–5)
- »Selbstbefragungsbogen zur Motivation« bearbeiten (Arbeitsblatt 6) und »Behandlungsvertrag« unterzeichnen (Arbeitsblatt 7)
- Essverhalten protokollieren (Arbeitsblatt 8)

Mögliche Schwierigkeiten und Lösungsvorschläge

Einführungs- und Motivationssitzung im Überblick

Benötigte Materialien
- Flip-Chart
- Arbeitsblätter 1–8

Administratives

Allgemeine Behandlungsmöglichkeiten. Der Therapeut informiert über die formalen Aspekte der Behandlung – Ort, Dauer, Häufigkeit und Voraussetzungen – sowie über alternative Behandlungsmöglichkeiten der BES: Gewichtsreduktionsprogramme, Selbsthilfegruppen (z. B. Overeater anonymous) und andere psychotherapeutische Behandlungsangebote.

Voraussetzungen zur Teilnahme. Die regelmäßige Teilnahme ist Voraussetzung für eine effektive Behandlung. Generell gilt, dass Teilnehmer, die unentschuldigt drei

AB 1

Sitzungen fernbleiben, aus der Behandlung ausgeschlossen werden. Richtlinien zur Kommunikation in der Gruppe werden auf Arbeitsblatt 1 wiedergegeben.

Informationsblock

Zunächst wird den Teilnehmern das kognitiv-verhaltenstherapeutische Modell der Entstehung und Aufrechterhaltung der BES vorgestellt. Prädisponierende, auslösende und aufrechterhaltende Faktoren des Problemverhaltens werden eruiert. Anschließend wird eine Zielanalyse vorgenommen und vermittelt, was im Behandlungsprogramm realistischerweise erreicht werden kann und was nicht. Auf diese Weise sollen Vor- und Nachteile der aktiven Teilnahme an der Behandlung offensichtlich und die Patienten in die Lage versetzt werden, Argumente für und wider die Teilnahme gegeneinander abzuwägen.

AB 2

Entstehung und Aufrechterhaltung der BES. In Anlehnung an das Arbeitsblatt 2 (»Informationen zur Entstehung und Aufrechterhaltung der BES«) werden die wichtigsten prädisponierenden, auslösenden und aufrechterhaltenden Bedingungen in der Gruppe gemeinsam eruiert.

Zielsetzungen des Behandlungsprogramms. Bei den meisten BES-Patienten steht trotz eingehender Information über den Behandlungsinhalt und das Ziel der vorliegenden Therapie immer wieder die Reduktion des Körpergewichts im Vordergrund. Erfolge bei der Behandlung der Essstörung werden immer wieder an unrealistischen Gewichtszielen, die meist unausgesprochen bleiben, gemessen. Aus diesem Grund soll der Therapeut bereits zu Beginn der Behandlung ausführlich auf das Thema Körpergewicht und auf die Möglichkeiten zur Gewichtsregulation eingehen (Arbeitsblatt 3 und 4).

AB 3 + 4

Den Patienten wird vermittelt, dass im Vordergrund des vorliegenden Behandlungsprogramms die Reduktion der Essanfälle steht, und sie schrittweise erlernen, kritische Situationen zu analysieren und funktionalere Bewältigungsstrategien einzusetzen. Ferner werden sie informiert, dass eine Steigerung der körperlichen Aktivität sowie ein akzeptierenderer Umgang mit dem eigenen Körper angestrebt und zu diesem Zweck das Erkennen und Verändern dysfunktionaler Gedanken geübt wird. Im Anschluss an die sukzessive Bewältigung der Essstörung sollen die Teilnehmer langfristig lernen, ihr Körpergewicht zu stabilisieren und sich nach und nach Gewichtsziele zu setzen, die eine Reduktion des Körpergewichts um 5 Prozent beinhalten.

> Das Therapiekonzept beruht auf dem Prinzip: Behandlung der Essstörung vor Gewichtsreduktion!

AB 6

Es ist Aufgabe des Therapeuten, die kurz- und langfristigen Vor- und Nachteile des Vorgehens im Behandlungsprogramm zu erarbeiten und die Teilnehmer anzuleiten, ihre Entscheidung für oder gegen eine Teilnahme vor diesem Hintergrund zu fällen (Arbeitsblatt 6). Die Teilnehmer sollten zudem darauf vorbereitet werden, dass auch nach Abschluss der Behandlung immer wieder Schwierigkeiten auftreten können.

Selbstbeobachtung. Die Selbstbeobachtung des Essverhaltens stellt die Grundlage weiterer Interventionen dar und wird von den Teilnehmern täglich durchgeführt (Arbeitsblätter 5 und 8).

AB 5 + 8

> **Funktionen der Selbstbeobachtung**
> - Die Selbstbeobachtung liefert die Informationen, mittels derer Therapeut und Teilnehmer auslösende und aufrechterhaltende Faktoren der Essstörung erkennen und verändern können.
> - Der Teilnehmer kann zwischen den Sitzungen emotionale, kognitive und verhaltensbezogene Probleme erkennen, Veränderungen vornehmen und das Resultat erneut beobachten und bewerten.
> - Der Teilnehmer erhält eine Rückmeldung über noch bestehende Schwierigkeiten, aber besonders über seine Fortschritte.

Die Selbstbeobachtungsprotokolle sollten in jeder Sitzung besprochen werden, denn die Regelmäßigkeit und Genauigkeit, mit der die Teilnehmer die Protokolle ausfüllen, ist direkt abhängig vom Ausmaß an Aufmerksamkeit, die dieser Hausaufgabe und ihrer Auswertung gewidmet wird.

> **Beispiel**
>
> **Protokollieren des Essverhaltens**
> Die Patientin Frau M. berichtet immer wieder von Schwierigkeiten beim Protokollieren des Ernährungsverhaltens. Als Grund gibt sie an, dass es ihr während der Arbeit nicht möglich sei, das Protokoll mit sich zu führen, sie abends zu müde sei, sich noch mit dem Protokoll zu beschäftigen und auch nicht mehr wisse, was sie den ganzen Tag über gegessen habe.
> Der Therapeut versucht herauszufinden, ob die Patientin verstanden hat, welche Therapieziele mit dem Ausfüllen des Protokolls erreicht werden sollen und erarbeitet mit Unterstützung der Gruppe für Frau M. Strategien, die es ihr erleichtern sollen, auch während der Arbeit die Mahlzeiten zu protokollieren:
> - Mitführen eines Notizbüchleins
> - Nach der Arbeit zehn Minuten einplanen, um das Protokoll auszufüllen
> - Sich zum Ziel setzen, das Protokoll an drei Tagen in der Woche ausfüllen
>
> In der nächsten Stunde berichtet die Patientin, dass sie das Protokoll dreimal ausfüllen konnte, dies jedoch nur an arbeitsfreien Tagen. Bei der Besprechung des Protokolls fällt auf, dass sie sich an diesen Tagen sehr ausgewogen ernährt hat.
> Es zeigt sich, dass die Patientin im Gegensatz dazu an Arbeitstagen ein sehr unstrukturiertes Essverhalten aufweist und es vermeidet, sich damit auseinanderzusetzen.

▶

Der Therapeut motiviert die Patientin, auch an Arbeitstagen das Selbstbeobachtungsprotokoll zu bearbeiten und bespricht mögliche Schwierigkeiten, die die Patientin haben könnte (Auftreten einer Essattacke, Anspruch, dass von Anfang an Erfolge zu sehen sein müssen).

In den folgenden Wochen gelingt es der Patientin, auch an Arbeitstagen das Essverhalten zu protokollieren. Eine Entlastung ergibt sich für die Patientin vor allem dadurch, dass sie sich selbst nicht mehr unter Druck setzt, ein perfektes Protokoll in die Therapie mitzubringen. Frau M. berichtet, dass sie ihre Angst abbauen konnte, unstrukturiertes Essverhalten zu protokollieren und sich aktiver mit jenen Tagen konfrontieren und auseinandersetzen kann, an denen das Essverhalten noch nicht wunschgemäß ist. Es gelingt ihr anschließend, regelmäßige Mahlzeiten mithilfe des Ernährungsprotokolls in den Arbeitstag einzuplanen und typische dysfunktionale Verhaltensweisen aufzudecken.

Übungen für zuhause

AB 1–5
Der Therapeut bittet die Teilnehmer, zuhause die Arbeitsblätter nochmals zu lesen, um das Modell der Entstehung und Aufrechterhaltung der BES zu wiederholen und das Therapiekonzept zu vergegenwärtigen (Arbeitsblätter 1–5). Offene Fragen können dann in der nächsten Sitzung geklärt werden. Zur Vorbereitung auf die nächste Sitzung sollen die Teilnehmer den »Selbstbefragungsbogen zur Motivation« (Arbeitsblatt 6) sowie den »Behandlungsvertrag« (Arbeitsblatt 7) durchlesen und bearbeiten und das eigene Essverhalten erstmals protokollieren (Arbeitsblatt 8).

AB 6–8

Mögliche Schwierigkeiten und Lösungsvorschläge

»Ich bin esssüchtig und kann es nicht ändern«. Einige Teilnehmer gehen davon aus, dass ihr Essverhalten einem süchtigen Verhalten gleichkommt und glauben nicht daran, dass die Essanfälle durch die vorgegebenen Strategien bewältigt werden können. Diesbezüglich muss eine funktionalere Sichtweise der Störung vermittelt werden, die erlaubt, schrittweise die Kontrolle über das eigene Handeln zu übernehmen.

Es gibt jedoch keine Hinweise, dass in den Lebensmitteln, die während der Essanfälle exzessiv konsumiert werden, abhängigkeitsfördernde Substanzen enthalten sein könnten. Es handelt sich somit – wenn überhaupt – um eine psychische Abhängigkeit, die mit psychologischen Interventionen behandelt werden kann.

»Ich muss 40 Kilo abnehmen«. Viele Teilnehmer wollen in erster Linie Gewicht reduzieren und stehen diesbezüglich auch von ärztlicher Seite (gesundheitliche Risiken des Übergewichts) oder durch das persönliche Umfeld unter Druck. Dann besteht die Gefahr, dass ausschließlich das Erreichen einer Gewichtsreduktion als Erfolg bewertet wird. Zudem werden oftmals unrealistische Gewichtsziele gesteckt, die weit mehr als 10 Prozent des Ausgangsgewichts betragen. Diese Therapieziele bleiben von Patientenseite oft unausgesprochen. Die Therapeuten haben die wichtige Aufgabe, immer wieder klar zu machen, warum die Behandlung der Essstörung im Vordergrund steht und was dieses Behandlungsprogramm kann bzw. was nicht. Es ist jedoch zu beachten, dass den Teilnehmern nicht »verboten« werden soll, ihr persönliches Ziel anzustreben, sondern sie darin unterstützt werden sollen, mittels geeigneter Strategien realistische Zielsetzungen zu formulieren. So kann z. B. gefragt werden, ob denn die bisherigen Bemühungen die gewünschten Erfolge gezeigt hätten, und dann nochmals erarbeitet werden, was dafür spricht, zunächst die Essstörung zu behandeln und erst anschließend eine Gewichtsreduktion anzustreben.

»Wenn ich nicht versuche, Diät zu halten, nehme ich noch mehr zu!« Viele Teilnehmer befürchten, dass sie, sobald sie ihr Essverhalten nicht länger einschränken, die Kontrolle ganz verlieren und zunehmen könnten. Die Teilnehmer sollen nicht vom Gegenteil überzeugt werden, sondern den Realitätsgehalt ihrer Befürchtungen im Rahmen eines Verhaltensexperiments in den nächsten vier Wochen testen. Erfahrungsgemäß pendelt sich das Gewicht nach anfänglichen Schwankungen auf ein stabiles Maß ein.

»Wenn ich viel esse, geht es mir besser«. Essanfälle beinhalten zumindest kurzfristig positive Auswirkungen und werden z. B. als Coping-Strategien zur Regulation von Emotionen oder in Konfliktsituationen eingesetzt. In diesem Zusammenhang muss darauf geachtet werden, dass dem Teilnehmer nicht »der Ast abgesägt wird, auf dem er sitzt, ohne eine Leiter darunter zu stellen«. Mit anderen Worten, die Teilnehmer müssen darüber informiert werden, dass es auch einen Verlust bedeutet, eine bisherige, wenn auch belastende, Bewältigungsstrategie aufzugeben und neue Strategien aufzubauen.

Einführungs- und Motivationssitzung im Überblick
- Das Körpergewicht ist individuell festgelegt (Set-Point-Theorie). Der Körper versucht, dieses Ausgangsgewicht auch bei Schwankungen der Energiezufuhr aufrecht zu halten.
- Vererbt wird nicht die Adipositas, sondern die genetische Prädisposition, Adipositas zu entwickeln.
- Die Entstehung der BES ist multifaktoriell bedingt und kommt durch eine Interaktion bereits bestehender auslösender und aufrechterhaltender Bedingungen zustande.
- Adipositas in der Kindheit, Defizite in der Impulskontrolle, Fokussieren auf Figur und Gewicht sowie Diäthalten stellen Risikofaktoren zur Entwicklung der BES dar.
- Das Therapiekonzept beruht auf dem Prinzip, dass die Behandlung der Essstörung Priorität vor einer Gewichtsreduktion hat.

8.2 Sitzung 2: Persönliche Ziele formulieren

Therapieschritte

Besprechen der Übungen für zuhause
- Selbstbeobachtungsprotokoll zum Essverhalten (Arbeitsblatt 8)
- Selbstbefragungsbogen zur Motivation (Arbeitsblatt 6) und Behandlungsvertrag (→ Übungsblock)
- Wiederholen des Therapiekonzepts sowie des Modells zur Entstehung und Aufrechterhaltung der BES (→ Übungsblock)

Informationsblock
- Zielanalyse und Zielerreichungsskalierung (Arbeitsblätter 9 und 10)
- Wöchentliches Wiegen
- Bewegungssteigerung am Beispiel »Walking« (Arbeitsblätter 14 und 15)

Übungsblock
- Wiederholen des Therapiekonzepts: Rollenspiel
- Motivationsaufbau: Advocatus-Diaboli-Übung (Arbeitsblätter 6 und 7)

Übungen für zuhause
- Essverhalten protokollieren (Arbeitsblatt 8)
- Wöchentlich wiegen
- Zielerreichung skalieren (Arbeitsblätter 11–13)
- Bewegung steigern (z. B. Walking)

Mögliche Schwierigkeiten und Lösungsvorschläge

Sitzung 2 im Überblick

Benötigte Materialien:
- Flip-Chart
- Arbeitsblätter 6–15

Besprechen der Übungen für zuhause

AB 8

In dieser Sitzung werden die vorhergehenden, unmittelbaren und nachfolgenden Bedingungen der Essanfälle anhand der Selbstbeobachtungsprotokolle (Arbeitsblatt 8) der letzten Woche analysiert und besprochen. Die Teilnehmer werden dazu aufgefordert, einen typischen »guten« bzw. »schlechten« Tag auszuwählen und davon zu berichten.

AB 6

Der Therapeut fragt nach der Bearbeitung des »Selbstbefragungsbogens zur Motivation« (Arbeitsblatt 6) und verweist auf den Übungsblock der aktuellen Sitzung. Zudem klärt er die noch offenen Fragen bezüglich des Therapiekonzepts und des Modells zur Entstehung und Aufrechterhaltung der BES und verweist auf das Rollenspiel im Übungsblock.

Informationsblock

Zielanalyse und Zielerreichungsskalierung. Um den Transfer in den Alltag zu unterstützen, werden die Teilnehmer aufgefordert, möglichst konkrete individuelle Zielsetzungen und Teilziele zu definieren, die sie im Verlauf der Behandlung erreichen möchten.

> Das Formulieren und Festlegen von konkreten Zielsetzungen stellt ein wichtiges Instrument zur Selbstverstärkung und Motivationsförderung dar.

Der Therapeut erklärt das Vorgehen anhand der Zielerreichungsskala (Arbeitsblatt 9) und führt das Formulieren von Zielen und Zwischenzielen anhand eines vorgegebenen Beispiels (Arbeitsblatt 10) und eines Beispiels aus der Gruppe durch.

[AB 9 + 10]

Als Hausaufgabe formulieren die Teilnehmer je eine Zielsetzung in Bezug auf das Ess- und das Bewegungsverhalten und zusätzlich ein weiteres persönliches Ziel (Arbeitsblätter 11–13). Die Teilnehmer werden aufgefordert, zuhause auf ihrer persönlichen Zielerreichungsskala dort ein Kreuz zu machen, wo sie sich aktuell einordnen würden und anschließend in jeder zweiten Sitzung die Zielerreichung zu bestimmen.

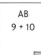

[AB 11–13]

Wöchentliches Wiegen. Die Teilnehmer wiegen sich zuhause und werden nicht vom Therapeuten gewogen. Dieses Vorgehen wurde gewählt, um zu vermeiden, dass sich die Teilnehmer in den Sitzungen ausschließlich auf das Thema Gewicht konzentrieren und anderen, wichtigeren Themen nicht genügend Aufmerksamkeit schenken.

Eine Ausnahme stellt die Gewichtserhebung im Rahmen der Evaluation des Behandlungsangebotes vor Beginn, im Verlauf und am Ende der Behandlung dar. Es wird Teilnehmer geben, die sich mehrmals täglich auf die Waage stellen, und andere, die es bisher vermieden haben, sich überhaupt zu wiegen. Da die meisten Teilnehmer dazu neigen, aus kurzfristigen Gewichtsschwankungen generalisierte Schlüsse zu ziehen, sollte darauf hingewiesen werden, dass nur das regelmäßige Wiegen im wöchentlichen Intervall über einen Zeitraum von ca. vier Wochen Aufschluss über stabilere Entwicklungen geben kann. Das wöchentliche Wiegen wird in den folgenden Sitzungen bei der Besprechung der Übungen für zuhause immer kurz angesprochen, wobei massive Gewichtsschwankungen sowie die Fokussierung auf das Körpergewicht gegebenenfalls im Einzelsetting besprochen werden sollten.

> Das wöchentliche Wiegen ist ein wichtiger Bestandteil im Behandlungsangebot. Denkfehler, die häufig im Zusammenhang mit dem Wiegen auftreten, können direkt angesprochen und korrigiert werden.

Bewegungssteigerung. Da die Teilnehmer zu mehr körperlicher Aktivität ermuntert werden sollen, werden nun Informationen zur Bewegungssteigerung – am Beispiel des Trainingsaufbaus beim Walking – vermittelt (Arbeitsblätter 14 und 15). Zunächst emp-

[AB 14 + 15]

fiehlt es sich, pro Woche ca. 45 Minuten zu »walken« und dieses Pensum in drei Teile aufzuteilen, in dreimal 15 Minuten langsames Walking pro Woche. Wenn diese Stufe ohne Überanstrengung bewältigt werden kann, sollte das Tempo gesteigert werden. Hat der Teilnehmer das Ziel erreicht, insgesamt 45 Minuten pro Woche zügig zu »walken«, so kann die Dauer des Walkings pro Tag um 5 Minuten gesteigert werden. Dies sollte aber erst erfolgen, wenn das bisherige Pensum problemlos bewältigt werden konnte.

Ab der zweiten Sitzung werden die Teilnehmer bei der Hausaufgabenbesprechung nach ihren Erfahrungen mit der Bewegungssteigerung befragt.

Übungsblock

Wiederholen des Therapiekonzepts: Rollenspiel. Indem der Therapeut der Gruppe die Aufgabe gibt, im Rollenspiel einem imaginären neuen Teilnehmer das Therapiekonzept zu erklären, überprüft er, ob das Entstehungs- und Aufrechterhaltungsmodell der BES und die Zielsetzung »Therapie der Essstörung vor Behandlung des Übergewichts« ausreichend verständlich vermittelt wurden. Der imaginäre neue Teilnehmer kann durch ein Gruppenmitglied dargestellt werden.

Motivationsaufbau: Advocatus-Diaboli-Übung. Ziel dieser Übung ist, dass die Teilnehmer die Gründe für und gegen eine Teilnahme im Rollenspiel nochmals erarbeiten. Der Therapeut übernimmt dabei die Rolle, die Gegenargumente zu vertreten (hohe Anforderungen, Behandlung der Essstörung vor Gewichtsreduktion, Akzeptanz des Körpers unabhängig vom Gewicht, Zeitaufwand, Dauer der Behandlung, Bewegungssteigerung, usw.).

AB 6

AB 7

Aufgabe der Teilnehmer ist es, den Therapeuten davon zu überzeugen, dass tatsächlich genügend Gründe für eine Teilnahme am Behandlungskonzept sprechen. Dabei sollten alle Teilnehmer das Wort erhalten, um ein Argument zu liefern, das sie persönlich besonders von der Richtigkeit der Entscheidung überzeugt hat. Dabei können die Teilnehmer auch das zuhause bearbeitete Arbeitsblatt 6 zur Hilfe nehmen. Wird ein Co-Therapeut in die Behandlung miteinbezogen, so hat dieser die Aufgabe, die genannten Argumente für und gegen die Behandlung aufzulisten. Abschließend erhalten die Teilnehmer die Gelegenheit, den Behandlungsvertrag (Arbeitsblatt 7) in der Gruppe zu unterzeichnen.

Übungen für zuhause

Die Teilnehmer sollen zuhause weiterhin ihr Essverhalten beobachten und protokollieren und die aktuelle Situation bezüglich Ess- und Bewegungsverhalten sowie einem weiteren persönlichen Ziel (das sich nicht auf das Ess- oder Bewegungsverhalten beziehen muss) skalieren. Wöchentliches Wiegen und Bewegungssteigerung (z. B. Walking dreimal 15 Minuten pro Woche) werden empfohlen.

Mögliche Schwierigkeiten und Lösungsvorschläge

»Das Protokollieren meines Essverhaltens kostet so viel Zeit, hat das denn wirklich einen Sinn?« Einige Teilnehmer haben Schwierigkeiten, sich zur regelmäßigen Selbstbeobachtung und zum Protokollieren zu motivieren. Dabei ist immer zu überprüfen, ob der theoretische Hintergrund dieser Strategie wirklich verständlich eingeführt wurde.

Zudem kann es sein, dass die Teilnehmer die Konfrontation mit der aktuellen Situation scheuen, Schamgefühle empfinden und lieber nicht wissen wollen, wie ihr Verhaltensmuster genau abläuft. Der Therapeut sollte die Teilnehmer nicht überreden, sondern sie ermutigen, die Vor- und Nachteile des aktuellen Verhaltens aufzulisten. Eine weitere Möglichkeit besteht darin, die Teilnehmer ein Verhaltensexperiment durchführen zu lassen und zu vereinbaren, die Wirkung der Selbstbeobachtung in einem Zeitraum von einem Monat zu testen. Danach kann erneut entschieden werden, ob die Strategie wirksam ist und ob es sich für den Teilnehmer lohnt, die Anstrengung zu unternehmen, regelmäßig Selbstbeobachtungsprotokolle zu führen.

Bei einigen Teilnehmern sind unrealistische Zielsetzungen oder Resignation festzustellen. Einige Teilnehmer setzen sich unrealistische Ziele, was den Therapieverlauf gefährden kann. Bei anderen Teilnehmern kann es sein, dass der Wunsch, schnell Gewicht zu reduzieren, im Vordergrund steht und es ihnen schwerfällt, sich auf die Bewältigung der Essanfälle und die Einführung der regelmäßigen Ernährung zu konzentrieren. Diese Schwierigkeiten sollten mit den Teilnehmern besprochen und günstigere Zielsetzungen erarbeitet werden.

Einige Teilnehmer reagieren mit Resignation auf die wahrgenommene Diskrepanz zwischen Ist- und Soll-Zustand. Der Therapeut kann die Teilnehmer darauf aufmerksam machen, dass Veränderungen immer schrittweise erfolgen. Hierzu können auch Beispiele angeführt werden, z. B. der Aufbau der körperlichen Kondition nach einem Beinbruch, das Erlernen eines Instruments oder einer Sprache usw.

»Ich möchte mich nicht wöchentlich wiegen«. Es wird Teilnehmer geben, die sich immer wieder wiegen wollen und andere, die die Konfrontation mit der Waage vermeiden. Der Therapeut kann die Gründe, die für die wöchentliche Frequenz sprechen, wiederholen und versuchen, mit den Teilnehmern die Argumente dafür und dagegen aufzulisten. Auch hier kann zu Verhaltensexperimenten aufgefordert werden, in denen die Teilnehmer über eine begrenzte Zeit die Strategie durchführen und danach das Resultat auswerten. Wichtig ist, dass zuvor besprochen wird, woran abgelesen werden kann, dass die Strategie hilfreich ist.

»Ich mag keinen Sport«. Manche Teilnehmer empfinden körperliche Aktivität zu Beginn als anstrengend und belastend oder vermeiden aus Schamgefühl, sich zu bewegen. In diesem Fall kann nochmals auf die Funktion der Bewegungssteigerung hingewiesen werden. Sofern kein paralleles Bewegungsangebot gemacht werden kann, sollte überprüft werden, ob die Teilnehmer geeignete Bewegungsarten ausgewählt haben und ob Dauer und Frequenz dem Trainingszustand angemessen sind.

Kann parallel zur Behandlung kein Bewegungsangebot gemacht werden, so sollte sich der Therapeut über geeignete lokale Möglichkeiten informieren. Vielerorts existieren heute spezielle Angebote zur körperlichen Betätigung für Interessierte mit Übergewicht oder Adipositas. Die Bewegung unter »Gleichgesinnten«, die mit ähnlichen Schwierigkeiten kämpfen, erleichtert vielen Teilnehmern den ersten Schritt in Richtung Bewegungssteigerung.

Manche Teilnehmer sind der Überzeugung, dass nach körperlicher Anstrengung der Appetit ansteigt und befürchten einen erneuten Kontrollverlust. Diese Befürchtung kann zerstreut werden, denn eine Steigerung der körperlichen Aktivität trägt zu einer Regulation von Hunger und Sättigung bei. Zudem wird häufig eine Verlagerung der Nahrungsmittelpräferenz in Richtung kohlenhydrathaltige Speisen beobachtet, was sich ebenfalls günstig auf die Häufigkeit von Essanfällen und die Stabilisierung des Körpergewichts auswirkt.

Sitzung 2 im Überblick
- Ziele und Teilziele zu setzen hat wichtige Funktionen:
- Schrittweise vorgehen
- Realistische Zielsetzungen
- Erfolgserlebnisse wahrnehmen
- Misserfolge als Teil von Veränderungsprozessen wahrnehmen

Nur regelmäßiges Wiegen (einmal pro Woche) über einen Zeitraum von vier Wochen gibt Auskunft über den Gewichtsverlauf.

Bewegungssteigerung erfüllt verschiedene Aufgaben:
- Appetitregulation
- Muskelauf- und Fettabbau
- Gewichtsstabilisation
- Erhöhung des Grundumsatzes
- Stimmungsaufhellung
- Reduzierung der körperlichen Risiken von Übergewicht

8.3 Sitzung 3: Das ABC-Modell – Einführung in die Problemanalyse

Therapieschritte

Besprechen der Übungen für zuhause
- Selbstbeobachtungsprotokoll zum Essverhalten (Arbeitsblatt 8)
- Wöchentliches Wiegen
- Zielerreichungsskalierung (Arbeitsblätter 11–13)
- Bewegungssteigerung (z. B. Walking)

Informationsblock
- Etablieren eines regelmäßigen Essverhaltens (Arbeitsblatt 16)
- Das ABC-Modell (Arbeitsblatt 17)

Übungsblock
- Selbstständiges Erarbeiten des ABC-Modells anhand eines Beispiels (Arbeitsblatt 18 und 19)

▶

Übungen für zuhause
- Essverhalten protokollieren (Arbeitsblatt 8)
- Wöchentlich wiegen
- Regelmäßig ernähren (Arbeitsblatt 16)
- Bewegung steigern (z. B. Walking)
- Essanfälle mit dem ABC-Modell entschlüsseln (Arbeitsblätter 18 und 19)

Mögliche Schwierigkeiten und Lösungsvorschläge

Sitzung 3 im Überblick

Benötigte Materialien
- Flip-Chart
- Arbeitsblatt 8, 11–13, 16–19

Besprechen der Übungen für zuhause

Der Therapeut bespricht zunächst die Erfahrungen mit dem Selbstbeobachtungsprotokoll (Arbeitsblatt 8). Dabei sollen die Teilnehmer je über eine positive Beobachtung und eine Schwierigkeit berichten. Die Teilnehmer werden in jedem Fall für ihre Bemühungen und nicht nur für Erfolg verstärkt.

Anschließend überprüft der Therapeut, ob das Vorgehen bei der Zielerreichungsskalierung ausreichend erklärt wurde und von den Teilnehmern selbstständig durchgeführt werden konnte (Arbeitsblatt 11 bis 13). Er bespricht mit der Gruppe, ob die Ziel- und Zwischenzielsetzung realistisch und konkret formuliert wurde und fragt gegebenenfalls nach Verbesserungsvorschlägen. Die Teilnehmer werden dann gebeten, ihre Zielerreichungsskalierung nach jeder zweiten Sitzung durchzuführen.

Sofern Probleme beim wöchentlichen Wiegen aufgetreten sind, bindet der Therapeut die Gruppe bei der Suche nach Lösungen mit ein.

Am Ende der Besprechungsrunde berichten die Teilnehmer über Erfahrungen im Bewegungsmodul (z. B. Walking). Falls Schwierigkeiten aufgetreten sein sollten, werden diese analysiert, gemeinsam Veränderungsmöglichkeiten gesucht und gegebenenfalls mit dem zuständigen Physiotherapeuten oder Trainer besprochen – eventuell in einer Einzelsitzung mit dem Teilnehmer.

Informationsblock

Etablieren eines regelmäßigen Essverhaltens. Übergewichtige BES-Teilnehmer zeigen oft auch zwischen den Essanfällen ein unkontrolliertes Essverhalten bzw. eine Tendenz zum Überessen. Häufig haben Teilnehmer zudem insgesamt Mühe, eine Tagesstruktur aufzubauen und einzuhalten.

Der erste Schritt in Richtung Einführen eines regelmäßigen Essverhaltens besteht im Etablieren eines festen Ess- bzw. Mahlzeitenplans. Die Teilnehmer werden aufgefordert, einen individuellen Essplan zu erstellen (Arbeitsblatt 16).

> **!** Mittels eines festen Mahlzeitenplans als externale Stimuluskontrolle soll die Häufigkeit der Essanfälle reduziert werden. Zudem kann bei Einhalten des Mahlzeitenplans die Gesamtenergiezufuhr tendenziell gesenkt werden. Zu diesem Zeitpunkt der Behandlung geht es jedoch noch nicht darum, was gegessen wird, sondern, dass *regelmäßig* gegessen wird.

Übergewichtige BES-Teilnehmer haben oft kein Bewusstsein für die Nahrungsmengen, die sie essen und äußern oft Unsicherheit darüber, wie viel einer »normalen« Nahrungsmenge entspricht. Obwohl es schwierig ist, »normal« zu definieren, kann folgende Richtlinie angegeben werden: Eine 100 Kilogramm schwere Frau konsumiert pro Tag ungefähr 2400 Kalorien zur Stabilisierung des Gewichts. Im Gegensatz dazu enthält die empfohlene Kalorienzufuhr pro Tag ungefähr 1500 bis 2000 Kalorien bzw. ca. 60 Gramm Fett. Die Teilnehmer sollten jedoch nicht weniger als 1500 Kalorien pro Tag einnehmen, da eine regelmäßige Kalorienzufuhr unter 1500 Kalorien pro Tag erneute Essanfälle auslösen kann. Die zwölfte und dreizehnte Sitzung geht dann speziell auf das Thema der ausgewogenen Ernährung ein.

Beispiel

Regelmäßige Ernährung planen

Die Patientin Frau P. leidet unter einer BES. Seit fünf Wochen nimmt sie an einer Gruppentherapie zur störungsspezifischen Behandlung der BES teil. Probleme ergeben sich immer wieder in den Bereichen der regelmäßigen Ernährung und des Essverhaltens. Die Patientin berichtet von Essanfällen, die meistens am Abend auftreten. Nach genauer Analyse des Ernährungsverhaltens der Patientin stellt sich heraus, dass sie sich sehr unregelmäßig ernährt. Berufsbedingt ergeben sich bei der Patientin Schwierigkeiten, regelmäßig zu essen oder Mahlzeiten über den Tag verteilt einzuplanen. Unregelmäßige Arbeitszeiten, ein sehr früher Arbeitsbeginn und kurze Mittagspausen veranlassen sie dazu, nicht zu frühstücken und über Mittag oft nur einen Snack zu sich zu nehmen. Dies führt zu den erwähnten abendlichen Heißhungerattacken sowie tagsüber zu Kontrolleinbrüchen, bei denen die Patientin bevorzugt Süßigkeiten zu sich nimmt. Zudem konnte nachgewiesen werden, dass die Essanfälle gehäuft unter der Woche auftreten und an arbeitsfreien Tagen meist ausbleiben.

In der Therapie werden mit der Patientin Ziele besprochen, wie sie ihr Problem angehen kann:
- Anhand der Selbstbeobachtungsprotokolle Unterschiede im Essverhalten unter der Woche und am Wochenende analysieren
- An Arbeitstagen Zwischenmahlzeiten planen
- Zwischenmahlzeiten an den Arbeitsplatz mitbringen
- Ernährungsverhalten auch an Arbeitstagen protokollieren
- Auch an freien Tagen regelmäßige Mahlzeiten einplanen

Im weiteren Verlauf der Therapie gelingt es der Patientin, auch an »normalen Arbeitstagen« eine gewisse Regelmäßigkeit in ihr Ernährungsverhalten zu bringen, morgens zu frühstücken und Zwischenmahlzeiten einzuplanen. In den weiteren Therapiesitzungen werden die Bemühungen darauf gerichtet, dass die Patientin auch in Stresssituationen, in denen wenig Zeit für die Planung und Strukturierung des Tages bleibt, auf regelmäßige Ernährung achtet und nicht in alte Verhaltensmuster zurückfällt.

Das ABC-Modell des Verhaltens. Auf der Selbstbeobachtung aufbauend wird in einem zweiten Schritt das ABC-Modell zur Analyse von automatischen Verhaltensmustern eingeführt (Arbeitsblatt 17). Unter A (antecedents) werden *Auslöser* zusammengefasst, die Gedanken, Gefühle und situative Umstände umfassen. Der Punkt B (behavior) beinhaltet das *konkrete Verhalten*, wie es in der spezifischen Situation stattfindet. Unter C (consequences) werden *Konsequenzen* auf der kognitiven, der emotionalen und der verhaltensbezogenen Ebene zusammengefasst.

AB 17

> Mit dem **ABC-Modell** lernen Teilnehmer kritische Situationen nicht nur zu erkennen, sondern auch anhand der Leitfragen für die Anwendung des Modells (Arbeitsblatt 18) zu entschlüsseln. Später werden verhaltenstherapeutische und kognitive Bewältigungsstrategien entwickelt, die bei A, B oder C des Modells ansetzen.

A, B und C beeinflussen sich wechselseitig, sodass eine Konsequenz auf der kognitiven (Schuldgedanken) oder emotionalen Ebene (Hilflosigkeit) das automatische Verhaltensmuster erneut auslösen kann. In diesem ersten verhaltensbezogenen Behandlungsteil geht es darum, Auslöser zu identifizieren und als erste Maßnahmen auf der Verhaltensebene Veränderungen einzuführen, die zu einer Reduktion der Essfälle führen. Im zweiten Teil der Behandlung werden dysfunktionale, irrationale Kognitionen und Verzerrungen fokussiert, identifiziert und umstrukturiert.

Die ABC-Technik wird in späteren Therapiephasen und bei der Nachbehandlung auch dafür angewendet, Schwierigkeiten und Rückschritte zu bewältigen. Dabei soll den Teilnehmern vermittelt werden, dass Schwierigkeiten nicht zum Kontrollverlust und zur Resignation führen müssen, sondern bewältigt werden können.

Übungsblock

Selbstständiges Erarbeiten des ABC-Modells. Das ABC-Modell wird im Idealfall anhand eines kürzlich erfolgten Essanfalls eines Teilnehmers, ansonsten anhand des folgenden Beispiels erarbeitet. Dabei unterstützt der Therapeut das selbstständige Erarbeiten des entsprechenden ABC-Modells (Arbeitsblatt 18 und 19).

AB 18 + 19

> **Beispiel**
>
> **Analyse von Essanfällen mit dem ABC-Modell**
> Herr S. berichtet, dass er immer vor seiner Familie heimkommt. Er beginnt morgens sehr früh zu arbeiten und hat bereits um 16 Uhr Feierabend.
>
> Die beiden schulpflichtigen Kinder, eine Tochter und ein Sohn, sowie seine berufstätige Frau sind dann noch nicht zurück. Er hat sich im letzten Jahr – seit er eine neue Stelle angetreten hat – angewöhnt, nicht zu frühstücken, sondern morgens um 6 Uhr direkt zur Arbeit zu fahren. Meistens kommt er nicht dazu, Mittag zu essen und ist dann um 16 Uhr sehr hungrig. Wenn er dann allein zuhause ist, kann er sich zu keiner Tätigkeit überwinden. Oft hängt er auch Gedanken nach, weshalb er wohl seine letzte Stelle verloren hat. Meist geht er dann wie automatisch zum Kühlschrank und beginnt, Essen in sich hineinzustopfen. Manchmal dauern diese Essanfälle bis zu anderthalb Stunden, manchmal hört Herr S. früher auf, aus Angst, von einem der Kinder erwischt zu werden. In der Gruppe bereitet es ihm zunächst große Mühe, über seine Schwächen zu sprechen. Er wird dort jedoch für seine Bemühungen verstärkt, und so willigt er schließlich ein, seine Risikosituation exemplarisch mit dem ABC-Modell zu analysieren. In der nächsten Sitzung erarbeitet er mit der Gruppe geeignete Strategien für sein Notfallkärtchen:
> - Regelmäßige Ernährung: Frühstück und Pausenbrot einführen, ausgewogeneres Mittagessen, Zwischenmahlzeit am Nachmittag einnehmen
> - Strukturierung der Freizeit: Verabredungen zum Fahrradfahren am Feierabend, Zeitung lesen in einem Café, Einkaufen gehen, Frau von der Arbeit abholen
> - Wenn sich ein Essanfall ankündigt: Wohnung verlassen, bis 100 zählen, Essanfall hinauszögern
>
> Herr S. kann die vereinbarten Strategien regelmäßig anwenden und stellte bald fest, dass besonders das Einnehmen einer Zwischenmahlzeit direkt nach Feierabend sowie das Fahrradfahren für ihn wirksame Strategien sind.

Übungen für zuhause

Die Teilnehmer werden gebeten, weiterhin ihr Essverhalten zu beobachten und zu protokollieren, sich wöchentlich zu wiegen sowie Übungen zur Bewegungssteigerung durchzuführen. Zudem sollen sie nach Essplan regelmäßige Mahlzeiten zu sich nehmen. Auftretende Essanfälle werden mit dem ABC-Modell entschlüsselt bzw. auf dem »Selbstbeobachtungsbogen zur Anwendung des ABC-Modells« (Arbeitsblatt 19) protokolliert.

AB 19

Mögliche Schwierigkeiten und Lösungsvorschläge

»Aber wenn ich regelmäßig esse, nehme ich zu!« Viele Teilnehmer befürchten einen zusätzlichen Gewichtsanstieg, wenn sie beginnen, sich regelmäßig zu ernähren. Vielfach handelt es sich auch um die Angst vor dem Verlust einer imaginären Kontrolle über das Essverhalten.

Üblicherweise tritt infolge der regelmäßigen Ernährung keine Gewichtszunahme auf. Der Therapeut kann skeptische Teilnehmer jedoch zu einem Verhaltensexperiment über die nächsten vier Wochen auffordern, in denen sie sich ein realistisches Bild vom Gewichtsverlauf machen können. Oft fällt es den Teilnehmern generell schwer, ihren Tag zu strukturieren und Mahlzeiten zu vorgegebenen Zeiten einzunehmen. Deshalb können die Teilnehmer von dieser Maßnahme besonders profitieren, vor allem wenn Schritt für Schritt vorgegangen wird: Zuerst kann der Mahlzeitenplan in dem Tagesabschnitt aufgestellt werden, in dem die Essanfälle selten sind (z. B. morgens) und somit das Einhalten des Mahlzeitenplanes am einfachsten durchzuführen ist. Schrittweise ist dann das regelmäßige Essen auf die anderen Tageszeiten auszudehnen und zu etablieren. Zudem sollte der Therapeut darauf achten, dass die Mahlzeitenpläne so gestaltet werden, dass sie besonderen Situationen, wie z. B. Wochenenden, Ferien oder Feiern, Rechnung tragen.

Die Selbstbeobachtungsprotokolle zum Essverhalten sind ungenau. Ungenaues Protokollieren erschwert es, die Auslöser für Essanfälle zu identifizieren. Der Therapeut kann die Teilnehmer nochmals auf die Relevanz der regelmäßigen, möglichst unmittelbaren und genauen Protokollierung des Essverhaltens aufmerksam machen.

Wenn die Daten nicht exakt sein sollten, können die Teilnehmer die Auswertung der Selbstbeobachtungsprotokolle erst in der nächsten Sitzung vornehmen.

»Ich verstehe das ABC-Modell nicht!« Es kann einigen Teilnehmern schwerfallen, das ABC-Modell zu verstehen. Der Therapeut hat die Aufgabe, die Teilnehmer beim Entschlüsseln einer kritischen Situation anzuleiten, wobei die Informationsvermittlung im sokratischen Dialog erfolgen sollte. Wichtig ist, dass die Teilnehmer zu einem »Aha-Erlebnis« kommen und Einsicht in die Zusammenhänge der Entstehung von Essanfällen erhalten.

»Ich kann nicht noch mehr Zeit aufbringen, mich mit der Essstörung auseinanderzusetzen«. Mit dem regelmäßigen Mahlzeitenplan und dem ABC-Modell werden zwei neue Elemente der Behandlung eingeführt, die wiederum von den Teilnehmern viel Durchhaltevermögen und aktives Auseinandersetzen mit der Störung fordern. Das Vorgehen anhand des Behandlungsmanuals ist für die Teilnehmer zudem zeitaufwendig. Die Teilnehmer sollten deshalb immer wieder dazu ermuntert werden, zu reflektieren, was die Vor- und Nachteile dieses Vorgehens sind. Wenn Teilnehmer Schwierigkeiten dabei haben, sich Zeit für die Durchführung des ABC-Modells zu nehmen, so kann gemeinsam ein Plan für eine alternative Vorgehensweise erarbeitet werden. Den Teilnehmern wird zwar einiges abverlangt, doch auf der anderen Seite hat ein Weiterbestehen der Störung viel Zeit- und finanziellen Aufwand sowie weitere negative Konsequenzen zur Folge.

Sitzung 3 im Überblick
- Mit der Selbstbeobachtung des Essverhaltens lassen sich Auslöser für Essanfälle erkennen.
- Regelmäßige Ernährung nach Mahlzeitenplan ist eine wichtige Strategie zur Bewältigung der Essanfälle.
- Situationen, in denen Essanfälle auftreten, zeigen oft dasselbe Ablaufmuster.
- Das ABC-Modell des Verhaltens stellt eine Strategie zur Analyse von automatischen Verhaltensmustern in verschiedenen Situationen dar.
- Mit dem ABC-Modell können Auslöser von Essanfällen identifiziert und die nachfolgenden Verhaltensketten analysiert werden.
- Das ABC-Modell stellt die Grundlage zum Aufbau neuer Bewältigungsstrategien dar.

8.4 Sitzung 4: Einführung in die Bewältigung von Essanfällen

Therapieschritte

Besprechen der Übungen für zuhause
- Selbstbeobachtungsprotokoll zum Essverhalten (→ Informationsblock)
- Wöchentliches Wiegen
- ABC-Modell zur Analyse von Essanfällen (→ Informationsblock)
- Mahlzeitenplan
- Bewegungssteigerung (z. B. Walking)

Informationsblock
- Auslöser von Essanfällen: Auswertung des Selbstbeobachtungsprotokolls und des ABC-Modells (Arbeitsblätter 8, 18 und 19)
- Symptommanagement: Stimulus- und Reaktionskontrolltechniken (Arbeitsblätter 20–23)

Übungsblock
- Liegestuhlübung und Erstellen von Notfallkärtchen (Arbeitsblatt 24 und 25)

Übungen für zuhause
- Essverhalten protokollieren (Arbeitsblatt 8)
- Wöchentlich wiegen
- ABC-Modell und Notfallkärtchen erstellen und anwenden (Arbeitsblätter 23–25)
- Bewegung steigern (z. B. Walking)
- Liste mit den häufigsten Auslösern von Essanfällen sowie Notfallkärtchen zur nächsten Sitzung mitbringen

Mögliche Schwierigkeiten und Lösungsvorschläge

Sitzung 4 im Überblick

Benötigte Materialien
- Flip-Chart
- Karteikarten für Notfallkärtchen
- Arbeitsblätter 8, 18–2

Besprechen der Übungen für zuhause
Zunächst wird nach dem individuellen Gewichtsverlauf gefragt. Anschließend erkundigt sich der Therapeut, ob jeder Teilnehmer die Selbstbeobachtungsprotokolle zum Essverhalten geführt hat und verweist auf den Informationsblock. Die Analyse von Essanfällen mittels ABC-Modell wird ebenfalls im Informationsblock besprochen.

Wie in jeder Sitzung werden dann die Fortschritte und Schwierigkeiten der Teilnehmer mit der Bewegungssteigerung kurz erörtert. Anschließend erkundigt sich der Therapeut, welche Erfahrungen bei der Einführung eines Mahlzeitenplans gemacht wurden.

Informationsblock

Auslöser von Essanfällen. Zuhause wurden mittels ABC-Modell auslösende Bedingungen von Essanfällen identifiziert. Die Teilnehmer werden nun aufgefordert, eine individuelle Liste mit den häufigsten Auslösern von Essanfällen zu erstellen und diese zu jeder Sitzung mitzubringen. Ist ein Auslöser bewältigt, so kann er in der Sitzung von der Liste gestrichen werden.

Durch die Analyse des Selbstbeobachtungsprotokolls mittels ABC-Modell wird zum einen die Funktion der Selbstbeobachtungsprotokolle unterstrichen, zum anderen die Selbstwirksamkeitseinschätzung der Teilnehmer erhöht, indem automatisches Verhalten durch Beobachtung kontrollierbar gemacht wird. Später können die Teilnehmer auch aufgefordert werden, nicht nur Essanfälle, sondern auch problematisches Essverhalten zwischen den Essanfällen zu beobachten und zu entschlüsseln.

Symptommanagement. Die folgenden Stimuluskontrolltechniken dienen dazu, die Frequenz von Essanfällen zu senken (s. auch Arbeitsblatt 20).

AB 20

Stimuluskontrolltechniken zur Reduktion von Essanfällen
- Regelmäßige Ernährung nach Mahlzeitenplan (ca. fünf Mahlzeiten pro Tag, nicht mehr als drei Stunden zwischen den Mahlzeiten)
- Bewusst essen und während des Essens nichts anderes tun
- Immer am gleichen Ort und nur am gedeckten Tisch essen
- Nur satt einkaufen gehen
- Immer mit einer Einkaufsliste einkaufen

▶

- ▶ Nahrungsmittel einkaufen, die zubereitet werden müssen
- ▶ Bei Angst vor Kontrollverlust nur mit wenig Geld einkaufen gehen
- ▶ Nahrungsmittel, die oft während der Essanfälle gegessen werden, nur in kleinen Mengen zuhause vorrätig haben
- ▶ Gesunde Snacks in Reichweite halten
- ▶ Für kritische Zeitpunkte im Tagesablauf angenehme Tätigkeiten einplanen, die inkompatibel mit dem Auftreten eines Essanfalls sind, z. B.:
  – Zeitung bis abends nach der Arbeit aufsparen, um die Zeit bis zum Abendessen auszufüllen
  – Wochenendaktivitäten frühzeitig planen, sodass das Auftreten von Essanfällen bei Langeweile oder Einsamkeit verhindert werden kann

AB 21

Die Teilnehmer werden gebeten, auch angenehme Aktivitäten bzw. Ablenkungsstrategien (inkompatibel zum Essen) als Stimuluskontrollmöglichkeiten aufzulisten (Arbeitsblatt 21). Dabei ist darauf zu achten, dass die Aktivitäten unter verschiedenen Bedingungen anzuwenden sind (z. B. am Arbeitsplatz, zuhause, unterwegs). Die ausgewählten Strategien werden anschließend in der Anwendung im Alltag überprüft und bezüglich ihrer Wirksamkeit bewertet.

Viele Teilnehmer berichten, kurz vor den Essanfällen, manchmal aber auch schon lange Zeit vorher, ein starkes Verlangen nach Essen zu haben. Das Verlangen steigt dabei scheinbar stetig an, wenn dem Drang nicht nachgegeben wird. Tatsächlich jedoch folgt das Verlangen nach Essen einer physiologischen Kurve, die der Therapeut den Teilnehmern aufzeigt: Das Verlangen nach Essen hat einen wellenförmigen Verlauf, es nimmt in der Intensität zu, bis es den Höhepunkt erreicht hat und bricht dann wie eine Meereswelle wieder zusammen bzw. nimmt in der Intensität ab (vgl. Abb. 4).

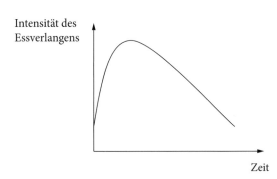

Abbildung 8.1 Verlauf der Intensität des Essverlangens. Hat das Essverlangen seinen Höhepunkt erreicht, nimmt seine Intensität wieder ab

 Ratsam ist die Strategie des Zeitaufschubs: Mit allen möglichen Mitteln sollten die Teilnehmer versuchen, die Essanfälle zu »verschieben« und sich in der Zwischenzeit anderen Aktivitäten zu widmen.

Es ist wichtig, den Teilnehmern zu vermitteln, dass die Bewältigung eines Essanfalls nicht nach dem »Alles-oder-nichts-Gesetz« abläuft. Machen Teilnehmer die Erfahrung, dass sie – auch wenn der Essanfall bereits im Gange ist – ihn zumindest noch zeitlich begrenzen oder die Wahl der Nahrungsmittel kontrollieren können, so wirkt sich dies positiv auf die Selbstwirksamkeitseinschätzung aus (s. Arbeitsblatt 22).

AB 22

Reaktionskontrolltechniken bei Essanfällen
- Bei steigendem Verlangen vor Beginn des Essanfalls laut bis 120 zählen
- Den Essanfall so lange wie möglich hinauszögern (Aufschubdauer regelmäßig protokollieren und zu steigern versuchen)
- Den Ort des Geschehens verlassen und sich ablenken (Musik hören oder machen, singen, das Haus verlassen, mit jemandem sprechen, mit jemandem telefonieren, laut Zeitung lesen)
- Mit Besteck essen
- Gelingt es vorerst nicht, die Strategien durchzuführen, dann bei Beginn des Essanfalls einen Wecker auf fünf Minuten stellen und danach nochmals versuchen, die Strategie einzusetzen (bei ausbleibendem Erfolg das Vorgehen wiederholen)

Risikosituationen können mithilfe des ABC-Modells nicht nur erkannt, sondern auch bewältigt werden (Arbeitsblatt 23). Oftmals ist es ausreichend, eine kleine Veränderung einzuführen. Das Muster läuft dann nicht mehr automatisch ab, sondern wird kontrollierbar. Wichtig ist, dass nicht nur für das A und B, sondern auch für das C Bewältigungsstrategien erarbeitet werden. Typischerweise reagieren Teilnehmer nach Essanfällen mit Resignation, Schuld- und Insuffizienzgefühlen oder versuchen, mit dem Auslassen von Mahlzeiten die Essanfälle zu kompensieren. Diese emotionalen, kognitiven und verhaltensbezogenen Reaktionsmuster stellen oft die Grundlage dar, auf der der nächste Essanfall bereits vorprogrammiert ist. Deshalb kommen sowohl kognitive als auch verhaltenstherapeutische Strategien zur Anwendung, um das Muster zu durchbrechen. So motiviert der Therapeut z. B. dazu, den Mahlzeitenplan trotz Essanfall einzuhalten und angenehme Tätigkeiten auf jeden Fall durchzuführen. Zudem verdeutlicht er den Zusammenhang zwischen negativer Selbstinstruktion nach einem Essanfall und Wiederauftreten neuer Krisensituationen und leitet zu einem funktionaleren Umgang mit Schwierigkeiten an: Positive Selbstinstruktionen im Wortlaut auf einem »Notfallkärtchen« zu notieren, hilft Essanfälle zu verhindern. Der Therapeut führt die Bewältigung von Risikosituationen mittels der »Notfallkärtchen« anhand eines vorgegebenen Beispiels ein (Arbeitsblatt 24).

AB 23

AB 24

! Mittels »Notfallkärtchen« werden Bewältigungsmöglichkeiten für typische Risikosituationen geplant.

Übungsblock

Liegestuhlübung und Erstellen von Notfallkärtchen. Der Therapeut leitet die Teilnehmer an, in Anlehnung an das ABC-Modell und die Liste mit den Auslösern der Essanfälle, individuelle Bewältigungsmöglichkeiten für typische Risikosituationen zu planen.

AB 18

Ein Teilnehmer erörtert detailliert seine Risikosituation, wobei keine Zwischenfragen erfolgen sollten. Anschließend fragen die anderen Teilnehmer und der Therapeut gezielt nach, bis alle Informationslücken gefüllt sind und somit das ABC-Modell erstellt ist. Dabei können die Teilnehmer Arbeitsblatt 18 zur Hilfe nehmen.

AB 23–25

Im nächsten Schritt erarbeiten die Gruppenmitglieder – wenn nötig unter Anleitung des Therapeuten – in Anlehnung an Arbeitsblatt 23 und 24 Strategien, die bei A, B und C ansetzen. Der Teilnehmer, der an der Reihe ist, nimmt im imaginären »Liegestuhl« Platz und äußert sich zunächst nicht zu der Arbeit der Gruppenmitglieder. Erst im Anschluss beurteilt der betreffende Teilnehmer die Realisierbarkeit der vorgeschlagenen Strategien, nennt eigene Vorschläge, wählt für jedes A, B und C drei Strategien aus (Arbeitsblatt 25) und notiert diese abschließend auf dem Notfallkärtchen. Die restlichen Teilnehmer haben die Aufgabe, zuhause für sich ebenfalls Risikosituationen zu entschlüsseln (Arbeitsblatt 25) und entsprechende Notfallkärtchen zu erstellen.

Beispiel

Bewältigungsstrategien erarbeiten und anwenden

Frau B. nimmt seit drei Wochen an einem spezifischen Gruppenprogramm zur Behandlung der BES teil. Seit Beginn der Therapie protokollieren die Teilnehmer ihr Essverhalten, um so mittels externaler Stimuluskontrolle eine Reduktion des Problemverhaltens zu erreichen. Frau B. berichtet, dass sie schon verschiedene Situationen erkannt hat, in denen bei ihr Essanfälle auftreten. So konnte sie feststellen, dass es ihr vor allem an den Tagen schwerfällt, sich zu kontrollieren, an denen sie bei der Arbeit unter Zeitdruck steht. Sie hat festgestellt, dass Essanfälle nicht einfach aus dem Nichts heraus auftreten, sondern bei ihr die Funktion der Spannungsreduktion übernehmen. Die Patientin erarbeitet folgende Bewältigungsstrategien:

▸ Keine Vorräte im Haus haben
▸ Sich entspannen, indem sie sich nach einem hektischen Arbeitstag hinsetzt und Musik hört
▸ Eine Mahlzeit für den Abend planen, die sie zubereiten muss
▸ Nur am Tisch essen

Im Verlauf der Therapie zeigt sich, dass Frau B. mit den Strategien gut zurechtkommt und andere Arten der Entspannung für sich finden kann.

Schwierigkeiten ergeben sich in Konfliktssituationen mit ihrem Partner. Die Patientin beschreibt, dass sie allgemein Mühe hat, Probleme zu diskutieren. Oft grübelt sie dann über das Geschehene, ohne es anzusprechen und »frisst die

Probleme in sich hinein«. Die Patientin erläutert, dass ihr bislang nicht bewusst war, dass sie auf solche Konflikte mit Essanfällen reagiert. Sie schlägt selbst vor, eine neue Strategie anzuwenden, nämlich ihren Partner direkt anzusprechen. Dies nimmt sie sich für die nächste Konfliktsituation vor.

Frau B. berichtet in der nächsten Stunde, dass es sie große Überwindung gekostet habe, ihr Partner jedoch positiv auf ihre Offenheit reagiert habe, und sie sehr erleichtert gewesen sei. Die Patientin arbeitet mehrere Wochen an ihrer Strategie und kann diese Risikosituation schließlich erfolgreich bewältigen.

Übungen für zuhause

Der Therapeut bittet die Teilnehmer, weiterhin ihr Essverhalten zu beobachten und zu protokollieren, sich wöchentlich zu wiegen sowie das Training zur Bewegungssteigerung durchzuführen.

Außerdem sollen die Teilnehmer Essanfälle nach dem ABC-Modell entschlüsseln und Notfallkärtchen mit Strategien (Stimulus- und Reaktionskontrolle) erstellen, die das Auftreten der Anfälle verhindern können (A), das Verhalten in kritischen Situationen unterbrechen helfen (B) und einen günstigen Umgang mit Schwierigkeiten erlauben (C).

Die Liste mit den häufigsten Auslösern von Essanfällen und die Notfallkärtchen sollen zur nächsten Sitzung mitgebracht werden.

Mögliche Schwierigkeiten und Lösungsvorschläge

»Bei mir nimmt das Verlangen nach Essen nicht ab.« Manche Teilnehmer können nicht glauben, dass der Drang nach einem bestimmten Nahrungsmittel im Laufe der Zeit abnimmt. Ebenso fällt es einigen schwer, sich vorzustellen, dass Ablenkung hilft. In diesem Fall kann nachgefragt werden, ob es Situationen gab, in denen es gelang, den Essanfall zu unterdrücken oder zu unterbrechen. Gemeinsam werden dann diese förderlichen Bedingungen analysiert.

Es können keine exakten Angaben über die Zeitdauer gemacht werden, die ausgehalten werden muss, bis das Essverlangen zurückgeht. Die Teilnehmer können jedoch aufgefordert werden, den Essanfall so lange wie möglich hinauszuzögern und zu beobachten, ob sich ein »Trainingseffekt« (eine verlängerte Zeitdauer) ergibt.

Viele Teilnehmer berichten, dass das Verlangen zu essen, wenn es auch erfolgreich unterdrückt wurde, zu einem späteren Zeitpunkt wieder auftritt. Dies wird oft als Versagen der Strategie »Ablenken oder Hinauszögern« interpretiert. Hierbei handelt es sich jedoch nicht um ein Fehlschlagen der Strategie oder um einen Misserfolg, sondern um einen Teilerfolg. Strategien müssen mehrfach angewendet werden, um einen andauernden Effekt zu erzielen.

»Ich kann mich nicht erinnern, wann ich die Essanfälle bekomme!« Einige Teilnehmer haben Schwierigkeiten dabei, den Hergang einer Situation, in der sie einen Essanfall hatten, genau und lückenlos zu schildern. Gerade diese Teilnehmer profitieren von der Gruppe, die den Auftrag hat, so lange Fragen zu stellen, bis alle Informationslücken gefüllt sind. Meistens gelingt es in der Gruppe, passende Bewältigungsstrategien zu erarbeiten und die meisten Teilnehmer genießen die »Liegestuhlübung«, in der die Gruppe für sie arbeitet.

Das Umsetzen der Bewältigungsstrategien in den Alltag fällt oft schwer. Viele Teilnehmer tragen das Notfallkärtchen nicht bei sich oder geben in der realen Situation schnell auf, wenn die Strategien nicht sofort erfolgreich sind. In diesem Zusammenhang ist es wichtig, die Teilnehmer darauf vorzubereiten, dass Bewältigungsstrategien über eine bestimmte Zeit konsequent durchgeführt werden müssen, damit sie überhaupt eine Wirkung zeigen können. Ein einmaliger Misserfolg oder verschiedene Teilerfolge sagen demnach noch nichts über die Wirksamkeit einer Strategie aus. Es bietet sich an, die Teilnehmer aufzufordern, Strategien mindestens eine Woche lang konsequent durchzuführen und nur dann vom Schema abzuweichen, wenn eine geeignetere Bewältigungsmöglichkeit gefunden wurde.

Eine weitere Schwierigkeit besteht darin, dass Teilnehmer zwar mit den in der Gruppe erstellten Notfallkärtchen arbeiten, dass sie aber entweder nicht in der Lage sind oder es unterlassen, selbstständig weitere Kärtchen zu erstellen. Auf diese Weise bleiben der Erfolg und die Selbstwirksamkeitserfahrung eingeschränkt. Diese Teilnehmer sollten aufgefordert und unterstützt werden, für alle wichtigen Auslöser von Essanfällen Notfallkärtchen zu erstellen.

Sitzung 4 im Überblick
- Der Drang zu essen folgt der psychophysiologischen Erregungskurve.
- Um Essanfälle zu verhindern, kommen Stimulus- und Reaktionskontrolltechniken zur Anwendung.
- Essanfälle können verzögert werden, oder der Drang nach Essen kann ausgehalten werden.
- Mittels Notfallkärtchen wird die Bewältigung von Risikosituationen geplant.
- Die Notfallkärtchen dienen als Gedächtnisstütze.
- Die Notfallkärtchen sollten an den Orten griffbereit oder sichtbar sein, an denen die Essanfälle auftreten.

8.5 Sitzungen 5–7: Bewältigung von Essanfällen

Therapieschritte

Besprechen der Übungen für zuhause
- Selbstbeobachtungsprotokoll zum Essverhalten (Arbeitsblatt 8)
- Wöchentliches Wiegen
- ABC-Modell und Notfallkärtchen (Arbeitsblätter 24 und 25)
- Bewegungssteigerung (z. B. Walking)

Übungsblock
- Liegestuhlübung und Erstellen von Notfallkärtchen (Arbeitsblatt 24 und 25)

Übungen für zuhause
- Essverhalten protokollieren (Arbeitsblatt 8)
- Wöchentlich wiegen
- ABC-Modell und Notfallkärtchen erstellen und anwenden (Arbeitsblätter 23–25)
- Bewegung steigern (z. B. Walking)
- Liste mit den häufigsten Auslösern von Essanfällen sowie Notfallkärtchen zur nächsten Sitzung mitbringen

Mögliche Schwierigkeiten und Lösungsvorschläge

Benötigte Materialien:
- Flip-Chart
- Karteikarten für Notfallkärtchen
- Arbeitsblätter 8, 23–25

Besprechen der Übungen für zuhause

Zunächst wird der Gewichtsverlauf erfragt. Anschließend bespricht der Therapeut das Selbstbeobachtungsprotokoll und überprüft, ob es allen Teilnehmern gelungen ist, Essanfälle mit dem ABC-Modell zu entschlüsseln. Er verstärkt die Gruppenmitglieder für alle Bemühungen, die zur Bewältigung der Essanfälle unternommen wurden. Danach wird die Liste mit den Auslösern für Essanfälle gegebenenfalls ergänzt, wenn neue Risikosituationen erkannt wurden, bereits bewältigte Auslöser werden gestrichen. Anschließend bespricht der Therapeut die Notfallkärtchen, die die Teilnehmer zuhause erstellt haben. Es wird geklärt, ob die Notfallkärtchen geeignet waren, Essanfälle zu verhindern oder zu bewältigen.

Der Therapeut bespricht die Erfahrungen der Teilnehmer mit dem Einsatz von Stimuluskontroll- und Reaktionskontrollstrategien anhand der entsprechenden Arbeitsblätter. Es ist wichtig, dass alle Teilnehmer nachvollziehen können, weshalb welche Strategie wirkt. Auch diesmal werden die Teilnehmer zu ihren Erfahrungen mit der Bewegungssteigerung befragt.

Übungsblock

Liegestuhlübung und Erstellen von Notfallkärtchen. In der vierten bis sechsten Sitzung erhalten alle Teilnehmer die Gelegenheit, eine persönliche Risikosituation zu entschlüsseln und ein entsprechendes Notfallkärtchen zu erstellen. Das Vorgehen entspricht dem in der dritten Sitzung.

Bei einer Gruppe von acht Teilnehmern bietet sich folgendes Vorgehen an: Ein Teilnehmer nimmt in der dritten Sitzung im »Liegestuhl« Platz. In der vierten und fünf-

AB 25

ten Sitzung sollten dann jeweils zwei und in der sechsten Sitzung drei Teilnehmer im Zentrum der Gruppenaktivität stehen.

Übungen für zuhause

AB 8

AB 23–25

Auch diesmal soll neben dem wöchentlichen Wiegen das Essverhalten weiter beobachtet und protokolliert werden. Dabei kommt das ABC-Modell zur Anwendung. Ferner werden Notfallkärtchen erstellt und angewendet. Die Teilnehmer werden aufgefordert, weiterhin an der Bewegungssteigerung zu arbeiten. Zudem sollen sie die Liste mit den häufigsten Auslösern der Essanfälle sowie die Notfallkärtchen in die nächste Sitzung mitbringen.

Mögliche Schwierigkeiten und Lösungsvorschläge

Wie können die Teilnehmer zum Durchhalten motiviert werden? Das Protokollieren des Essverhaltens, die Durchführung der Strategien zur Bewältigung der Essanfälle (Stimulus-, Reaktionskontrolle, ABC-Modell, Erstellen von Notfallkärtchen) und die Bewegungssteigerung im Alltag (z. B. durch Walking) stellen eine erhebliche Anforderung für die Teilnehmer dar. Sofern die Strukturierung von Verhaltensmustern und Abläufen Schwierigkeiten bereitet und noch wenige Erfolgserlebnisse verzeichnet werden können, fällt es Teilnehmern schwer, durchzuhalten. In diesem Zusammenhang sollen kleine Schritte in Richtung Ziel vom Therapeuten und von der Gruppe festgehalten und deutlich verstärkt werden.

»Ab wann nehme ich endlich ab?« Manche Teilnehmer machen zwar Fortschritte in Bezug auf das Verhindern und Bewältigen von Essanfällen, sind jedoch immer noch stark auf die Reduktion des Körpergewichts fixiert. So erleben sie sich immer wieder als unwirksam, ihr Gewichtsproblem zu lösen, das für sie einen höheren Stellenwert hat als die Bewältigung der Essstörung. Aus diesem Grund ist es wichtig, dass der Therapeut in der Anfangsrunde immer wieder besonders aufmerksam zuhört und entsprechende Hinweise aufgreift. Dabei geht es nicht darum, Teilnehmer zu »erwischen« und zu tadeln, sondern darum, im sokratischen Dialog nochmals das Therapiekonzept zu erarbeiten. Oft ist die Gruppe im Verlauf der Behandlung dabei behilflich.

> ! Das Bewältigen von Essanfällen und die Bewegungssteigerung stellen eine hohe Anforderung für die Teilnehmer dar. Um die Motivation aufrechtzuerhalten, wird jeder Schritt in die gewünschte Richtung wahrgenommen und verstärkt.

8.6 Sitzung 8: Standortbestimmung

Therapieschritte

Besprechen der Übungen für zuhause
- Selbstbeobachtungsprotokoll zum Essverhalten (Arbeitsblatt 8)
- Wöchentliches Wiegen
- ABC-Modell und Notfallkärtchen (→ Übungsblock, Arbeitsblätter 23–25)
- Bewegungssteigerung (z. B. Walking → Übungsblock)

Übungsblock
- Risikosituationen für Ess- und Bewegungsverhalten erkennen und Bewältigungsstrategien erarbeiten
- Zielerreichungsskalierung für Ess- und Bewegungsverhalten und ein weiteres persönliches Ziel (Arbeitsblätter 11–13)

Übungen für zuhause
- Essverhalten protokollieren (Arbeitsblatt 8)
- Wöchentlich wiegen
- ABC-Modell und Notfallkärtchen erstellen und anwenden (Arbeitsblatt 23–25)
- Bewegung steigern (z. B. Walking)
- Liste mit Auslösern für Essanfälle überarbeiten, Risikosituationen kennzeichnen und Hitliste der hilfreichen Strategien erstellen
- Hitliste zur nächsten Sitzung mitbringen

Mögliche Schwierigkeiten und Lösungsvorschläge

Sitzung 8 im Überblick

Benötigte Materialien
- Flip-Chart
- (fiktive) Patientenberichte (Selbstbeobachtungsprotokolle zum Ess- und Bewegungsverhalten)
- Arbeitsblätter 8, 11–13, 23–25

Besprechen der Übungen für zuhause

Nach der Besprechung des persönlichen Gewichtsverlaufs sollen die Teilnehmer anhand der Selbstbeobachtungsprotokolle je ein positives Beispiel für das Bewältigen von Essanfällen und einer Situation, in der Schwierigkeiten aufgetreten sind, schildern. Anschließend fragt der Therapeut nach Fortschritten und Schwierigkeiten bei der Bewegungssteigerung und bittet die Teilnehmer auch hier, einen positiven und einen problematischen Aspekt zu benennen.

Die Besprechung sollte jedoch kurz gehalten werden, da noch im Übungsteil die Möglichkeit besteht, wiederholt auftretende Schwierigkeiten genauer zu analysieren und Bewältigungsmöglichkeiten zu erarbeiten.

Übungsblock

Risikosituationen erkennen und bewältigen. Die Teilnehmer erhalten die Aufgabe, anhand eines vorgegebenen Beispiels Risikosituationen zu erkennen und deren Bewältigung zu planen.

Zuerst werden den Teilnehmern Selbstbeobachtungsprotokolle eines fiktiven Teilnehmers vorgelegt. Die Gruppe wird in zwei Untergruppen aufgeteilt und beide Gruppen werden aufgefordert, die Risikosituation zu benennen sowie mittels des ABC-Modells zu analysieren. Danach werden in den beiden Kleingruppen Bewältigungsstrategien erarbeitet.

Anschließend werden den Teilnehmern (fiktive) Berichte bezüglich der Bewegungssteigerung vorgelegt, wiederum zwei Untergruppen gebildet und beide Gruppen aufgefordert, auch hier die Risikosituation zu benennen und Bewältigungsstrategien zu erarbeiten, die die Motivation zum kontinuierlichen Training unterstützen. Zum Schluss werden die Beobachtungen und Vorschläge der Kleingruppen zusammengetragen.

Zielerreichungsskalierung und Planung des weiteren Vorgehens. Der Therapeut fordert die Teilnehmer auf, das Erreichen ihrer individuellen Ziele bezüglich ihrer Essanfälle einzuschätzen (Arbeitsblatt 11) und das Ergebnis anschließend in der Gruppe zu diskutieren. Dabei gilt es, darauf zu achten, dass nicht nur Misserfolge, sondern auch kleine Veränderungen oder das Bemühen um Veränderung als Schritte in Richtung Zielerreichung interpretiert werden. Danach werden weitere Strategien erarbeitet, die der Zielerreichung dienen.

Analog zum Vorgehen bei den Essanfällen fordert der Therapeut die Teilnehmer auf, eine individuelle Zielerreichungsskalierung für die Bewegungssteigerung (Arbeitsblatt 12) sowie im Hinblick auf das weitere persönliche Ziel (Arbeitsblatt 13) durchzuführen. Anschließend werden in der Gruppe wiederum verschiedene Strategien erarbeitet, die die Zielerreichung unterstützen können.

> **!** Die Durchführung dieser Übung in der Gruppe soll nicht den Charakter eines Wettbewerbs oder einer Bestrafungsaktion haben. Es geht um den Austausch und das Anbieten gegenseitiger Hilfestellungen. Der Therapeut hat die Aufgabe, diese Haltung zu vermitteln und vermehrt auf die Einhaltung der Gruppenregeln zu achten.

Übungen für zuhause

Weiterhin sollen sich die Teilnehmer wöchentlich wiegen und Selbstbeobachtungsprotokolle zum Essverhalten sowie Notfallkärtchen mittels ABC-Modell erstellen.

Die Teilnehmer erhalten abschließend die Aufgabe, die Liste mit den Auslösern für ihre Essanfälle zu überarbeiten und Risikosituationen zu kennzeichnen. Zudem werden sie gebeten, eine Hitliste mit Strategien zu erstellen, die bisher bei ihnen am wirksamsten waren, und diese zur nächsten Sitzung mitzubringen, in der dann die Listen für alle Gruppenmitglieder kopiert werden.

Mögliche Schwierigkeiten und Lösungsvorschläge

Manche Teilnehmer haben noch Schwierigkeiten, Risikosituationen für Essanfälle zu erkennen. Einige Teilnehmer können zum Zeitpunkt dieser Übung bereits eine Vielzahl von kritischen Situationen bewältigen. Erwartungsgemäß fällt es diesen Teilnehmern leichter, Situationen zu benennen, die Risikosituationen darstellen und somit zu Stolpersteinen werden. Andere Teilnehmer jedoch kämpfen noch mit dem regelmäßigen Essverhalten im Alltag und können nur selten Situationen bewältigen, die Essanfälle auslösen. Der Therapeut hat bei diesen Teilnehmern die Aufgabe, Bemühungen und Schritte in die gewünschte Richtung besonders zu verstärken und die Übung so umzuformulieren, dass sie eine Gelegenheit darstellt, sich darüber klar zu werden, welche kritischen Situationen am häufigsten zu Essanfällen führen.

Zudem soll darauf aufmerksam gemacht werden, dass erste Fortschritte in der Behandlung zu unterschiedlichen Zeitpunkten auftreten und dass manchmal auch erst nach Abschluss der Behandlung eine Verbesserung sichtbar wird.

Manche Teilnehmer haben noch Schwierigkeiten mit der Bewegungssteigerung. Einige Teilnehmer haben immer wieder Schwierigkeiten, regelmäßig an der Bewegungssteigerung teilzunehmen und die körperliche Aktivität im Alltag zu steigern. Der Therapeut sollte diesbezüglich nicht über Sinn und Zweck des körperlichen Trainings diskutieren, sondern die Gründe, die für eine Bewegungssteigerung sprechen, wiederholen und die Bedingungen analysieren, die die Bewegungssteigerung verhindern. Ferner sollte überprüft werden, ob die Teilnehmer mit der Bewegungssteigerung eine Gewichtsreduktion anstreben, um zu verhindern, dass sie bei Nichterreichen dieses persönlichen Ziels frustriert sind. Diesbezüglich kann nochmals das Therapiekonzept wiederholt und darauf hingewiesen werden, welche Funktion der Bewegungssteigerung bei der Gewichtsregulation zukommt.

> **Sitzung 8 im Überblick**
> ▶ Risikosituationen sind Übungsgelegenheiten, Bewältigungsstrategien zu optimieren.
> ▶ Das Bewältigen von Risikosituationen benötigt Zeit und kontinuierliches Üben.
> ▶ Die Zielerreichungsskalierung stellt eine Standortbestimmung dar und gibt Aufschluss über Fortschritte und weiteren Veränderungsbedarf.

9 Langversion (16 Sitzungen) – Zweite Behandlungsphase

9.1 Sitzung 9: Das Körperkonzept I

Therapieschritte

Besprechen der Übungen für zuhause
- Selbstbeobachtungsprotokoll zum Essverhalten (Arbeitsblatt 8)
- Wöchentliches Wiegen
- ABC-Modell und Notfallkärtchen (Arbeitsblatt 25)
- Bewegungssteigerung (z. B. Walking)
- Liste mit Auslösern für Essanfälle
- Hitliste mit hilfreichsten Strategien

Informationsblock
- Einstellung zum und Umgang mit dem eigenen Körper (Arbeitsblätter 26 und 27)

Übungsblock
- Körperübung I

Übungen für zuhause
- Essverhalten protokollieren (Arbeitsblätter 8 und 25)
- Wöchentlich wiegen
- ABC-Modell und Notfallkärtchen erstellen und anwenden
- Bewegung steigern (z. B. Walking)
- Körperübung I dreimal durchführen
- Leichte Kleidung in die nächste Sitzung mitbringen

Mögliche Schwierigkeiten und Lösungsvorschläge

Sitzung 9 im Überblick

Benötigte Materialien
- Flip-Chart
- Kärtchen für Körperübung I
- Arbeitsblätter 8, 25–27

Besprechen der Übungen für zuhause
Die Teilnehmer werden gebeten, eine Situation zu beschreiben, in der Essanfälle verhindert, unterbrochen oder ansatzweise bewältigt werden konnten und eine Situation,

in der dabei Schwierigkeiten aufgetreten sind. Wenn Fragen dazu gestellt werden, wird auch der persönliche Gewichtsverlauf besprochen. Zudem sollen die Teilnehmer kurz ihre Strategienhitliste erläutern. Der Therapeut sammelt die Hitlisten ein und kopiert sie für alle Teilnehmer.

Anschließend werden die Teilnehmer aufgefordert, zu berichten, wie es ihnen gelungen ist, mehr Bewegung in ihren Alltag zu bringen. Der Therapeut fragt, welche Strategien dabei wirksam waren und in welchen Situationen Schwierigkeiten aufgetreten sind. Zudem erkundigt er sich nach den Erfahrungen mit dem wöchentlichen Wiegen.

Informationsblock

Entstehung des Körperkonzepts. Im Informationsblock wird die Entstehung und Bedeutung des Körperkonzepts vermittelt (Arbeitsblätter 26 und 27). Dabei soll deutlich werden, wie die Einstellung zum und der Umgang mit dem eigenen Körper entsteht und Essanfälle auslösen und aufrechterhalten kann.

AB 26 + 27

Übungsblock

Körperübung I: Kärtchenübung. Zunächst wird die Funktion und der Ablauf der ersten Körperübung erklärt. Dabei geht es nicht darum, das Übergewicht der Teilnehmer zu negieren. Vielmehr soll die Haltung vermittelt werden, dass neben dem Übergewicht noch andere Körpermerkmale, wie z. B. Augenfarbe oder -form, Proportionen, Kleidung, Haare, Nasen- und Lippenform oder die Form von Füßen und Händen vorhanden sind, die den Körper auszeichnen.

> **Beispiel**
> »Wir sehen hier eine übergewichtige Frau. Was zeichnet das Äußere dieser Frau sonst noch aus?«

Die Gruppe wird in zwei Untergruppen aufgeteilt, in denen die Übung durchgeführt wird. Jeweils ein Teilnehmer wird aufgefordert, mindestens drei bis höchstens fünf Eigenschaften des eigenen Körpers zu notieren. Erwartungsgemäß notiert die Mehrheit der Teilnehmer vorwiegend negative Eigenschaften oder zählt zwar positive Eigenschaften auf, bewertet diese aber als weniger wichtig. Anschließend erhält der Teilnehmer, der an der Reihe ist, die Aufgabe aufzustehen, vor die Gruppe zu treten, sich zu drehen und zu wenden, sodass die Gruppe ihn betrachten und Merkmale seines Äußeren aufzählen kann.

Die Eigenschaften, die von dem Teilnehmer selbst und diejenigen, die von der Gruppe genannt werden, werden auf getrennte Kärtchen geschrieben und in der Gruppe verglichen. Die Kärtchen können nach Hause mitgenommen werden.

> **!** Es sollte darauf geachtet werden, dass jeder Teilnehmer einmal die Gelegenheit erhält, sein Äußeres zu beschreiben und anschließend vor die Gruppe zu treten.

Am Ende der Übung stellt jede Untergruppe die Ergebnisse ihrer Arbeit vor. Die von den Teilnehmern aufgezählten negativen und positiven Charakteristika der jeweiligen Person sollen langsam und gleichmäßig intoniert vorgelesen werden. Jeder Teilnehmer kann dabei wahrnehmen, dass sowohl er selbst, als auch andere an ihm nicht nur negative Merkmale feststellen.

Zuhause soll die Übung dreimal wiederholt werden, indem die Teilnehmer die Kärtchen in einem entspannten Zustand durchlesen und darauf achten, negative und positive Eigenschaften des eigenen Körpers als gleichwertig anzunehmen.

Beispiel

Konfrontation mit dem eigenen Körperbild

Herr W. weigert sich zunächst, vor den mehrheitlich weiblichen Gruppenmitgliedern die Körperübung I durchzuführen. Er befürchtet, sich zu blamieren und kann sich nicht vorstellen, in welcher Form er von der Körperübung profitieren sollte. Es wird vereinbart, dass zunächst andere Gruppenmitglieder, die sich bereit erklären, »mutig« voranzugehen, die Übung durchführen sollen. Herr W. erlebt dann, dass er selbst sehr gerne unterstützende Anhaltspunkte für das jeweilige Gruppenmitglied erarbeitet und erfährt von den anderen Teilnehmern den Effekt der Übung. Besonders der Rückgang der Anspannung, von dem die anderen Gruppenmitglieder bereits während der Übung berichten, stimmt ihn zuversichtlich, sodass er sich bereit erklärt, die Übung ebenfalls durchzuführen. Später berichtet er, dass dies wohl der Wendepunkt in der Therapie gewesen sei, da er wahrgenommen habe, dass er nun wirklich etwas an seiner Einstellung zu sich und seinem Körper ändern müsse und nicht nur auf den Tag warten könne, an dem er plötzlich schlank und muskulös geworden sei. Herr W. führt fortan die Übungen auch zuhause durch und erlebt einen weiteren Rückgang der Spannung. Das erfolgreiche Überwinden seiner Ängste in der Gruppe motiviert ihn, sich häufiger unter Leute zu begeben, und er plant, sich in einem Fitnessclub anzumelden.

AB 8 + 25

Übungen für zuhause

Zuhause sollen die Teilnehmer wieder ihr Essverhalten beobachten und protokollieren sowie ABC-Modell und Kärtchentechnik anwenden. Auch sollen sie sich weiterhin wöchentlich wiegen und die Übungen zur Bewegungssteigerung durchführen. Die Teilnehmer werden zudem gebeten, Körperübung I zuhause dreimal durchzuführen und zur nächsten Sitzung für Körperübung II in leichter Kleidung (T-Shirt und Shorts oder Leggins) zu erscheinen bzw. entsprechende Kleidung mitzubringen.

Mögliche Schwierigkeiten und Lösungsvorschläge

Wirkt sich eine gemischtgeschlechtliche Gruppenzusammensetzung negativ auf den Erfolg der Körperübung aus? Die meisten Teilnehmer müssen Scheu oder Angst überwinden, um diese Übung durchzuführen. Dies gilt besonders für gemischtgeschlechtliche Gruppen oder Gruppen mit gemischtgeschlechtlichen Therapeuten. Diesbezüglich werden von Therapeutenseite auch immer wieder Befürchtungen geäußert. Gerade für Gruppen mit weiblichen und männlichen Therapeuten bzw. Co-Therapeuten gilt jedoch, dass die erfolgreiche Durchführung der Körperübungen weniger vom Geschlecht als von der Qualität der Gruppenkohäsion bzw. der Beziehung zu den Therapeuten abhängt. Viele Patienten berichten, dass ihnen die Konfrontation mit dem eigenen Körper vor Personen anderen Geschlechts besonders schwergefallen ist, jedoch auch besonders geholfen habe, sich akzeptieren zu lernen.

»Ich möchte die Körperübung nicht durchführen!« Es kommt vor, dass sich Teilnehmer weigern, sich vor der Gruppe zu bewegen und »beurteilen« zu lassen. In diesem Zusammenhang kann der Charakter der Übung nochmals erörtert werden, in der es darum geht, eine differenziertere Sicht des eigenen Körpers zu erarbeiten. Gründe für große Angst oder eine Weigerung können auch eine ungenügend ausgeprägte Gruppenzusammengehörigkeit oder Unstimmigkeiten bzw. Spannungen zwischen einzelnen Mitgliedern der Gruppe sein. Im Idealfall erkennt der Therapeut diese interaktionellen Schwierigkeiten schon im Voraus und kann sie gegebenenfalls mit den betreffenden Teilnehmern in Einzelgesprächen klären.

Für die Durchführung der Übung gilt dann, dass der Therapeut eine aktivere Rolle einnimmt und den Stil der Übung (keine Beschönigungen, aber wohlwollende Einschätzung) als Modell vorgibt.

Sollte die Erwartungsangst für den Teilnehmer sehr hoch sein, kann auch stufenweise vorgegangen werden. Der Teilnehmer kann z. B. zunächst sitzenbleiben und erst anschließend die Übung wie geplant durchführen.

»Aber in Wirklichkeit sehen doch alle in mir nur die ›Dicke‹!« Manche Teilnehmer empfinden die Übung als wenig realistisch und wenden ein, dass sich die wenigsten anderen Menschen im Alltag die Zeit nehmen würden, andere Eigenschaften neben dem Übergewicht zu bemerken. Dieser Einwand hat seine Berechtigung. Es sollte hier jedoch nochmals deutlich gemacht werden, dass es nicht darum geht, die Einstellung anderer zum Erscheinungsbild der betreffenden Person zu verändern, sondern darum, dass die Teilnehmer selbst zu einer differenzierteren Betrachtungsweise und Akzeptanz gelangen. Eine veränderte Wahrnehmung und Bewertung des eigenen Körpers kann dazu führen, dass Interaktionen anders als bisher gestaltet werden und somit neue, positivere Erfahrungen in zwischenmenschlichen Kontakten gemacht werden können.

»Solange ich nicht abgenommen habe, ändert sich nichts in meinem Leben!« Eine weitere Schwierigkeit, die diese Übung offenlegt, besteht darin, dass es Teilnehmer gibt, die davon überzeugt sind, dass sich ihre Situation erst ändern wird, wenn sie abgenommen haben und einen schlanken Körper besitzen. Oftmals ist das Aufgeben dieser Einstellung stark angstbesetzt und die Teilnehmer befürchten, dadurch zuzunehmen. Der Therapeut sollte empathisch auf die Schwierigkeit reagieren und Verständnis signalisieren. Ferner kann nochmals auf das Behandlungskonzept aufmerksam gemacht werden. Schließlich kann dem Teilnehmer angeboten werden, die Übungen als Experiment durchzuführen und zu beobachten, mit welcher Haltung zum eigenen Körper es besser gelingt, eigene Ziele zu erreichen.

»Ach nein, meine Haare und meine Augen sind wirklich nicht schön ...« Manche Teilnehmer empfinden es als äußerst schwierig, positive Äußerungen von anderen anzunehmen und fühlen sich vor der Gruppe sehr unwohl. Diese Teilnehmer sollen darauf aufmerksam gemacht werden, dass die Exposition vor der Gruppe einen Teil der Übung darstellt. In geschützter Atmosphäre kann so geübt werden, was im Alltag schwierig ist und oft seit Jahren vermieden wird.

Zudem sollen die Teilnehmer darauf hingewiesen werden, dass die Annahme positiver Äußerungen anderer, genauso wie sich selbst positiv zu äußern, eine grundlegende Fähigkeit zur Aufrechterhaltung von befriedigenden Sozialbeziehungen darstellt. Schließlich können die Teilnehmer danach befragt werden, wie es ihnen ergeht, wenn sie einem anderen Teilnehmer ihre positiven Gedanken mitteilen und dieser sie nicht akzeptieren kann.

> **Sitzung 9 im Überblick**
> ▶ Das Körperbild entsteht früh in der Entwicklung aus einer Interaktion von Umfeldeinflüssen und vorgegebenen Körpereigenschaften bzw. deren Bewertung.
> ▶ Das Körperbild von Personen mit BES ist meist negativ gefärbt.
> ▶ Das negativ gefärbte Körperbild interagiert mit der Bewertung der eigenen Person.
> ▶ Die negative Haltung zum Körper und der gesamten Person bzw. die daraus resultierenden Spannungen können Auslöser von Essanfällen sein.
> ▶ Das negative Körperbild trägt zur Aufrechterhaltung von ungünstigem Essverhalten und zu Schwierigkeiten bei der Bewegungssteigerung bei.

9.2 Sitzung 10: Das Körperkonzept II

Therapieschritte

Besprechen der Übungen für zuhause
▶ Selbstbeobachtungsprotokoll zum Essverhalten (Arbeitsblatt 8)
▶ Wöchentliches Wiegen
▶ ABC-Modell und Notfallkärtchen (Arbeitsblatt 25)
▶ Bewegungssteigerung (z. B. Walking)
▶ Körperübung I
▶

Übungsblock
- Übung zum Verständnis des Körperkonzepts (Arbeitsblätter 26 und 27)
- Körperübung II

Übungen für zuhause
- Essverhalten protokollieren (Arbeitsblatt 8)
- Wöchentlich wiegen
- ABC-Modell und Notfallkärtchen erstellen (Arbeitsblatt 25)
- Bewegung steigern (z. B. Walking)
- Körperübung II durchführen

Mögliche Schwierigkeiten und Lösungsvorschläge

Sitzung 10 im Überblick

Benötigte Materialien
- Flip-Chart
- Spiegel
- Arbeitsblätter 8, 25–27

Besprechen der Übungen für zuhause

Die Teilnehmer werden gebeten, eine Situation zu beschreiben, in der Essanfälle verhindert, unterbrochen und ansatzweise bewältigt werden konnten und eine Situation, in der Schwierigkeiten aufgetreten sind. Falls beim wöchentlichen Wiegen Besonderheiten aufgetreten sind, werden diese in der Gruppe besprochen.

Anschließend werden die Gruppenmitglieder aufgefordert zu berichten, wie es ihnen gelungen ist, die Bewegungssteigerung durchzuführen. Der Therapeut erkundigt sich, welche Strategien dabei wirksam waren. Zudem fragt er nach den Erfahrungen mit der Körperübung I. Es soll auch Gelegenheit bestehen, Unklarheiten bezüglich der Informationsvermittlung zum negativen Körperbild zu klären.

Übungsblock

Übung zum Verständnis des Körperkonzepts. Zunächst überprüft der Therapeut das Verständnis des Körperkonzepts in einer Übung. Er bittet eine Person (Co-Therapeut, bei guter Gruppenkohäsion auch ein verfügbarer anderer Therapeut, der nicht mit dem Inhalt der Behandlung bekannt ist, oder aber eine Person aus der Gruppe), auf einem Stuhl vor der Gruppe Platz zu nehmen. Die Gruppenmitglieder erhalten die Aufgabe, dieser Person zu erklären, wie das Körperbild entsteht, wie es sich auf die Ausformung des Selbstkonzepts auswirkt und in welchem Zusammenhang das Körperbild mit dem Entstehen und Aufrechterhalten der BES steht. Schließlich soll die Gruppe der betreffenden Person erklären, wie ein negatives Körperbild verändert werden kann.

Körperübung II: Spiegelübung. Die Teilnehmer werden aufgefordert, in leichter Kleidung vor dem Spiegel zu stehen. Jeweils eine Person betrachtet den eigenen Körper

AB 26

vom Gesicht bis zu den Zehen im Spiegel, berührt sich und teilt die Bewertungen der Gruppe mit. Bei ca. sechs Gruppenmitgliedern kann die Übung entweder mit der ganzen Gruppe oder mit zwei Kleingruppen durchgeführt werden.

Ziel der Übung ist es, die Ausformung eines differenzierteren und akzeptierenderen Körperbilds durch selbstständige Beobachtungen zu festigen. Die Gesamt- oder Kleingruppe hat dabei die Aufgabe zu beobachten, ob der Teilnehmer bei negativen Attributen des eigenen Körpers haften bleibt, ob er schnell über positivere Aspekte hinweggeht und ob sich Veränderungen in der Stimme, der Mimik oder des Tonfalls ergeben.

Im Anschluss an die Übung wird zunächst in der Klein- und später in der Gesamtgruppe besprochen, welche Erfahrungen die einzelnen Teilnehmer gemacht haben und welche Beobachtungen die Gruppe gemacht hat. Der Therapeut unterstützt die Gruppen in der Genauigkeit der Beobachtungen, übernimmt jedoch erst in der Abschlussrunde eine aktive Rolle. Hier werden die Erläuterungen kommentiert, wiederholt, zusammengefasst und schließlich nochmals mit dem Konzept der Entstehung, Aufrechterhaltung und Veränderung des negativen Körperbilds in Zusammenhang gebracht.

Die Teilnehmer erhalten abschließend die Aufgabe, die Körperübung II alleine zuhause mindestens dreimal durchzuführen. Sie werden aufgefordert, auch zuhause nur in leichter Bekleidung vor dem Spiegel zu stehen.

> **Beispiel**
>
> **Körperübungen**
> Während Frau S. mit der ersten Übung, in der es darum geht, sich Eigenschaften des eigenen Körpers zu überlegen und diese dann mit jenen zu vergleichen, die andere Teilnehmer an ihr wahrnehmen, keine großen Schwierigkeiten zeigt, hat sie mit der zweiten Übung – der Spiegelkonfrontation – mehr Mühe.
>
> Frau S. beginnt mit der Beschreibung ihres Gesichts und des oberen Rumpfes, kann diese ohne Weiteres berühren und nennt auch positive Eigenschaften. Anschließend überspringt sie in ihrer Beschreibung jedoch die Körperpartie von der Taille an bis zu den Waden, berührt diese auch nicht und fährt erst mit den Füßen weiter fort. Es scheint, als würde diese mittlere Körperpartie für sie gar nicht existieren. Ihre Anspannung, das Unwohlsein und ihre Unsicherheit sind dabei sehr deutlich zu spüren. Frau S. äußert auch, dass sie diesen Teil ihres Körpers nicht akzeptieren kann und es schon seit geraumer Zeit vermeidet, sich ganz im Spiegel zu betrachten. Bevor sie das Haus verlasse, würde sie nur einen sogenannten »Kontrollblick« in den Spiegel werfen und damit hätte es sich dann auch schon.
>
> Frau S. erlebt es als hilfreich, zu sehen, dass sie mit ihren Schwierigkeiten nicht alleine dasteht. Zudem tragen die Informationen des Therapeuten über Entstehung, Aufrechterhaltung und Veränderung eines negativ gefärbten Körperkonzepts zu ihrer Erleichterung bei. Der Therapeut erklärt Frau S. zudem, dass die Akzeptanz des eigenen Körpers nicht von heute auf morgen erfolgen kann, sondern dass dies ein längerfristiger Prozess sei, der viel Übung erfordere.

Folgende Abmachungen werden mit Frau S. und den anderen Teilnehmern vereinbart:
- Durchführung der Körperübung II alleine zuhause vor dem Spiegel.
- Für Frau S. gilt, dass sie nicht die ganze »ausgesparte« Körperpartie auf einmal mit einbeziehen muss, sondern sie sich schrittweise daran annähern kann. Dabei soll sie den angstauslösenden Körperteil jeweils so lange betrachten, bis ihre Angst auf einer Skala von 0 bis 10 deutlich abgesunken ist.
- Versuchen, das Vorhandensein schöner Körperpartien wahrzunehmen und sich dem bewusst zu werden, was zur Förderung der Akzeptanz des eigenen Körpers beitragen soll.

Frau S. berichtet später darüber, dass es sie zwar immer noch Überwindung koste, sich an gewissen Stellen zu betrachten, insgesamt das Vermeidungsverhalten bezüglich des Sich-Betrachtens jedoch abgenommen habe. Es gelingt ihr auch, an ihren vormals nicht akzeptierten Körperpartien positive Eigenschaften zu sehen. Als besonders bereichernd bei dieser Übung bewertet Frau S. später die Zusammenarbeit mit ihrer gemischtgeschlechtlichen Gruppe.

Übungen für zuhause

Weiterhin sollen die Teilnehmer ihr Essverhalten beobachten und protokollieren, sich einmal pro Woche wiegen sowie das ABC-Modell und die Notfallkärtchen erstellen. Zudem sollen sie die Übungen zur Bewegungssteigerung trainieren und Körperübung II zuhause dreimal durchführen.

AB 8 + 25

Mögliche Schwierigkeiten und Lösungsvorschläge

Der Therapeut ist zu belehrend. Oftmals werden erst bei der Übung zum Verständnis des Körperkonzepts Informationslücken oder Fehlannahmen deutlich. Trotzdem sollte der Therapeut darauf achten, nicht die Rolle eines Lehrers zu übernehmen, der den Wissensstand seiner Schüler überprüft, sondern die Teilnehmer unterstützen, Informationslücken zu schließen.

»Ich möchte die Spiegelübung nicht durchführen!« Ähnlich wie bei der ersten Körperübung können auch hier mangelnde Informationen über den Ablauf der Übung, ungenügende Gruppenzusammengehörigkeit, Scham oder Angstgefühle dazu führen, dass Teilnehmer die Übung nicht durchführen wollen oder können. Diesbezüglich empfiehlt sich das gleiche Vorgehen wie in der achten Sitzung.

Sitzung 10 im Überblick
- Durch das Benennen der eigenen Bewertungen vor dem Spiegel werden problematische Kognitionen aktiviert und somit der Veränderung zugänglich gemacht.

> ▶ Die Konfrontation mit dem eigenen Körper vor dem Spiegel stellt für viele Teilnehmer eine schwierige Aufgabe dar. Jedes Bemühen, sich der Konfrontation zu stellen, sollte verstärkt werden.
> ▶ Die Übungen müssen zuhause weitergeführt werden, um die sich entwickelnde neue Einstellung zu festigen.

9.3 Sitzung 11: Erkennen und Verändern irrationaler Gedanken

Therapieschritte

Besprechen der Übungen für zuhause
- Selbstbeobachtungsprotokoll zum Essverhalten (Arbeitsblatt 8)
- Wöchentliches Wiegen
- ABC-Modell und Notfallkärtchen (Arbeitsblatt 25)
- Bewegungssteigerung (z. B. Walking)
- Körperübung II

Informationsblock
- Einfluss irrationaler Gedanken auf Gefühle und Verhalten (Arbeitsblatt 28)

Übungsblock
- Übung zum Identifizieren und Verändern irrationaler Gedanken anhand von Beispielen
- Körperübung III: Badewannenübung

Übungen für zuhause
- Essverhalten protokollieren (Arbeitsblatt 8)
- Wöchentlich wiegen
- ABC-Modell und Notfallkärtchen erstellen (Arbeitsblatt 25)
- Bewegung steigern (z. B. Walking)
- Körperübung III durchführen
- Übung zum Identifizieren und Verändern irrationaler Gedanken durchführen

Mögliche Schwierigkeiten und Lösungsvorschläge

Sitzung 11 im Überblick

Benötigte Materialien
- Flip-Chart
- Arbeitsblätter 8, 25, 28

AB 8

Besprechen der Übungen für zuhause

Die Teilnehmer werden gebeten, eine Situation, in der Essanfälle verhindert, unterbrochen und ansatzweise bewältigt werden konnten und eine Situation, in der Schwierigkeiten aufgetreten sind, zu beschreiben. Der Therapeut fragt, ob weitere Essauslöser überwunden wurden und somit von der Liste der Auslöser gestrichen werden können. Auch die Erfahrungen mit dem wöchentlichen Wiegen werden thematisiert. Zudem werden die Teilnehmer aufgefordert zu berichten, wie es ihnen gelungen ist, die Bewegungssteigerung durchzuführen. Der Therapeut erkundigt sich, welche Strategien sich als wirksam erwiesen haben und ob Veränderungen in der Körperwahrnehmung aufgetreten sind.

Anschließend werden die Teilnehmer nach ihren Erfahrungen mit der Durchführung der Körperübung II befragt. Der Therapeut weist darauf hin, dass die Übungen zur besseren Wahrnehmung verschiedener Eigenschaften des Körpers weiterhin durchgeführt werden sollen.

Informationsblock

Einfluss irrationaler Gedanken auf Gefühle und Verhalten. Den Teilnehmern soll – in Anlehnung an das kognitive Modell – mithilfe von Beispielen und Arbeitsblatt 28 vermittelt werden, wie eng die Bewertungen von Ereignissen mit den damit verbundenen Gefühlen und Verhaltensmustern zusammenhängen (s. Abb. 9.1). Oft ist es also nicht die Situation selbst, die gefühlsmäßige Reaktionen oder Verhaltensweisen hervorruft, sondern die persönliche Bewertung des Ereignisses. In dieser Sitzung wird der Einfluss irrationaler Gedanken auf Gefühle und Verhalten am Beispiel der Einstellung zum Körpergewicht aufgezeigt.

AB 8

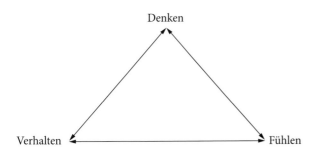

Abbildung 9.1 Zusammenhang zwischen Denken, Verhalten und Fühlen

Beispiel

Zur Verdeutlichung der Interaktion von Gedanken, Verhalten und Emotionen können folgende Beispiele aufgeführt werden:
»Frau M. kommt aus der Umkleidekabine, weil sie einen Rock in einer anderen Farbe probieren möchte und sieht, wie die beiden Verkäuferinnen miteinander tuscheln. Als die beiden sie sehen, hören sie sofort auf und wenden sich wieder ihrer Arbeit zu. Was wird Frau M. fühlen und tun, wenn sie (A) denkt: ›Die beiden haben sich sicher über mich und mein Übergewicht unterhalten und sich gedacht: ▶

> Wie kann die nur einen Rock kaufen wollen?‹ oder wenn sie (B) die Situation folgendermaßen bewertet: ›Die haben sich wohl durch mich in ihrem Schwatz ertappt gefühlt.‹«
>
> *Oder:*
>
> »Wie wird sich eine Frau fühlen, die übergewichtig ist, in der Badewanne liegt oder sich nach dem Baden eincremt und denkt: ›Ich bin fett, hässlich und somit dumm und nicht liebenswert‹?
>
> Wie geht es einer übergewichtigen Frau, die in der Badewanne liegt und denkt: ›Ich bin übergewichtig, mag meine Haare, Proportionen, Füße, mein Gesicht usw., bin eine kompetente Mutter, Hausfrau, Geschäftsfrau usw. und akzeptiere mich so, wie ich bin‹?
>
> Was wird mit einem Schüler in einer Mathematikprüfung geschehen, der immerzu nur daran denkt, dass er durchfallen wird?
>
> Wie wird es einer Frau gehen, die alleine in einem Haus übernachtet, einen Fensterladen zuschlagen hört und denkt, es könnte ein Einbrecher sein? Wie fühlt sich eine Frau, die denkt, es sei der Wind?«

Der Therapeut fasst abschließend die Merkmale irrationaler Überzeugungen zusammen:

▶ Irrationale Überzeugungen erfolgen automatisch, entziehen sich dem Bewusstsein und können somit nicht überprüft werden.
▶ Irrationale Überzeugungen haben scheinbar für alle Situationen Gültigkeit.
▶ Irrationale Überzeugungen beinhalten ein Alles-oder-nichts-Denken (d. h., man fühlt sich entweder dick, hässlich, unbeliebt und als Versager oder schlank, schön, beliebt und erfolgreich).
▶ Irrationale Überzeugungen werden auch dann aufrechterhalten, wenn die Realität eine andere Bewertung nahelegt.

Zur Umstrukturierung dysfunktionaler Kognitionen werden alternative Überzeugungen gesucht, die zu einer Neubewertung führen.

Übungsblock

Identifizieren und Verändern irrationaler Gedanken. Im Übungsteil erhalten die Teilnehmer Gelegenheit, irrationale Gedanken bezüglich der eigenen Person erkennen und verändern zu lernen. Der Therapeut überprüft nochmals, ob die Informationen über das Wesen von irrationalen Gedanken und deren Zusammenhang mit Gefühlen und Verhalten verständlich genug vermittelt wurden. Sollten keine Beispiele aus der Gruppe genannt werden, können Beispiele vorgegeben werden.

> **Beispiel**
>
> **Beispiele für häufige irrationale Gedanken**
> ▶ Wenn ich drei Haupt- und zwei Zwischenmahlzeiten einnehme, werde ich noch mehr zunehmen.
> ▶ Wenn ich nicht ständig auf Diät bin, verliere ich die Kontrolle und nehme zu.
> ▶ Ich muss eine perfekte Mutter, Hausfrau, Geschäftsfrau bzw. ein perfekter Ehemann, Geschäftsmann usw. sein.
> ▶ Wenn ich einmal »Nein« sage, werde ich abgelehnt.
> ▶ Wenn ich wieder Essanfälle haben sollte, war alles umsonst, … dann bin ich eine Versagerin, … hat alles eh' keinen Wert mehr.
> ▶ Wenn ich eine Woche keinen Sport mache, ist alles umsonst und ich kann es gleich sein lassen.
> ▶ Wenn es in dieser Behandlung nicht gelingt, mein Problem zu lösen, dann kann mir keiner helfen.

Zum Umstrukturieren irrationaler Gedanken kann schrittweise folgendermaßen vorgegangen werden:
▶ Nach Beweisen für und gegen den irrationalen Gedanken suchen
▶ Überprüfen, ob andere Menschen auch zu dieser Einschätzung gelangen würden
▶ Überprüfen, ob der irrationale Gedanke immer zutrifft, oder ob es Ausnahmen gibt
▶ Überprüfen, ob der irrationale Gedanke auch für andere zutrifft
▶ Überprüfen, welche Konsequenzen der irrationale Gedanke haben kann

Es sollten mindestens zwei vorgegebene oder aus der Gruppe stammende Beispiele bearbeitet werden. Die Teilnehmer werden aufgefordert, zuhause weitere irrationale Gedanken zu sammeln und nach dem vorgegebenen Schema zu überprüfen bzw. nach Alternativen zu suchen.

Körperübung III: Badewannenübung. Anschließend wird Körperübung III eingeführt. Der Therapeut fordert die Teilnehmer auf, zuhause die Badewannenübung durchzuführen: Die Teilnehmer sollen sich dazu im Bad mit einem Schwamm und einer wohlriechenden Seife einseifen und langsam wieder abwaschen. Anschließend sollen sie sich mit einer Körperlotion vor dem Spiegel eincremen und dabei jede Körperpartie betrachten und mit den Händen berühren. Die Teilnehmer werden gebeten, alle Empfindungen und Gedanken, die bei der Übung auftreten, zu protokollieren und die Notizen in die nächste Stunde mitzunehmen.

Übungen für zuhause
Der Therapeut fordert die Teilnehmer auf, ihr Essverhalten weiterhin zu beobachten sowie ABC-Modell und Notfallkärtchen zu erstellen. Auch sollen sie sich nach wie vor wöchentlich wiegen und die Übungen zur Bewegungssteigerung durchführen. Zudem soll jeder Teilnehmer Körperübung III sowie die Übung zum Erkennen und Verändern irrationaler Gedanken zuhause durchführen, die Erfahrungen protokollieren und die Protokolle in die nächste Sitzung mitbringen.

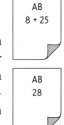

AB 8 + 25

AB 28

Mögliche Schwierigkeiten und Lösungsvorschläge

»Ich bin zu dick, ich mag mich nicht sehen, wie soll ich mich da vor dem Spiegel eincremen?« Häufig wird das Berühren des nackten Körpers vermieden, und den Teilnehmern fällt es schwer, sich auf die Körperübung III einzulassen. Automatische Überzeugungen verhindern die Durchführung der Übung. Der Therapeut regt die Teilnehmer an, solche Körperempfindungen differenzierter zu schildern oder diese positiver zu formulieren: »Ich bin übergewichtig, habe weiche und geschmeidige Körperpartien und habe füllige Rundungen« usw.

»Meine Überzeugung ist aber doch richtig!« Oft sind Teilnehmer fest von ihren rigiden Einstellungen überzeugt. Es ist wichtig, dass der Therapeut die alternative Überzeugung nicht doziert, sondern die Gruppe selbst Alternativen erarbeiten lässt. Sind Teilnehmer besonders stark auf eine Haltung fixiert, so kann die Technik des Rollentauschs angewendet werden: Der Therapeut stellt einen Stuhl in die Mitte und fordert den Teilnehmer auf, einer ebenfalls übergewichtigen Bekannten oder Freundin mitzuteilen, dass die rigide Einstellung auch für diese Gültigkeit habe. Oft stellt sich heraus, dass Teilnehmer eine Art doppelte Buchführung betreiben, indem die selbstwertschädigenden Überzeugungen nur für die eigene, nicht aber für andere Personen gelten.

Sitzung 11 im Überblick
- Irrationale Gedanken stellen überdauernde unflexible Bewertungsmuster dar, die sich auf die Gefühlslage negativ auswirken und zu bestimmten Verhaltensmustern führen können.
- Irrationale Gedanken in Bezug auf die eigene Person und den eigenen Körper stellen wichtige aufrechterhaltende Faktoren der BES dar.
- Irrationale Gedanken können erkannt, überprüft, umstrukturiert und durch alternative Überzeugungen ersetzt werden.

9.4 Sitzung 12: Erkennen und Verändern irrationaler Gedanken bezüglich des eigenen Körpers

Therapieschritte

Besprechen der Übungen für zuhause
- Selbstbeobachtungsprotokoll zum Essverhalten (Arbeitsblatt 8)
- Wöchentliches Wiegen
- ABC-Modell und Notfallkärtchen (Arbeitsblatt 25)
- Bewegungssteigerung (z. B. Walking)
- Körperübung III
- Übung zum Identifizieren und Verändern irrationaler Gedanken

▶

Informationsblock
- Einfluss irrationaler Gedanken zum eigenen Körpergewicht auf Gefühle und Verhalten (Arbeitsblatt 28)

Übungsblock
- Kognitive Übung I: Verändern der irrationalen Einstellung »Nur schlank bin ich erfolgreich, wertvoll und werde geliebt«
- Kognitive Übung II: Rollenspiel zur Annahme »Nur schlank bin ich erfolgreich, wertvoll und werde geliebt«

Übungen für zuhause
- Essverhalten protokollieren (Arbeitsblatt 8)
- Wöchentlich wiegen
- ABC-Modell und Notfallkärtchen erstellen (Arbeitsblatt 25)
- Bewegung steigern (z. B. Walking)
- Körperübungen I bis III durchführen, Empfindungen und Gedanken protokollieren und Notizen in die nächste Sitzung mitbringen
- Übung zum Identifizieren und Verändern irrationaler Gedanken durchführen

Mögliche Schwierigkeiten und Lösungsvorschläge

Sitzung 12 im Überblick

Benötigte Materialien
- Flip-Chart
- Arbeitsblätter 8, 25, 28

Besprechen der Übungen für zuhause

Die Teilnehmer werden um eine kurze Standortbestimmung bezüglich der Bewältigung der Auslöser ihrer Essanfälle gebeten. Anschließend werden sie aufgefordert, kurz über eine positive und eine schwierige Erfahrung bei der Bewegungssteigerung zu berichten. Sofern bei der Protokollierung des Gewichtsverlaufs Besonderheiten aufgetreten sind, werden diese besprochen.

AB 8

Bezüglich der Körperübung III stellt der Therapeut folgende Fragen:
- Wie ist es Ihnen mit der Badewannenübung gegangen?
- Was war angenehm?
- Gab es Schwierigkeiten?
- Bei welchen Körperpartien war es schwieriger?
- Welche Gedanken und Empfindungen haben Sie protokolliert?

Am Ende der Besprechungsrunde fragt der Therapeut nach irrationalen Gedanken und überprüft, ob Alternativen zu diesen Bewertungen gefunden werden konnten.

Informationsblock

In dieser Sitzung wird überprüft, ob das kognitive Modell verstanden wurde. Zudem geht der Therapeut näher auf die Funktion irrationaler Gedanken oder Überzeugun-

AB 28

gen im Zusammenhang mit dem negativen Körperbild ein. Das negativ gefärbte Körperkonzept der meisten BES-Patienten beruht auf verschiedenen dysfunktionalen Annahmen über den eigenen Körper, das Körpergewicht und dessen Stellenwert in Bezug auf die ganze Person.

Übungsblock

Überprüfen der Verständlichkeit des kognitiven Modells. Im Rollenspiel werden die Verständlichkeit der Informationen über das kognitive Modell und die Auswirkungen irrationaler Gedanken auf Emotionen und Verhalten überprüft. Der Therapeut bittet eine Person (Co-Therapeut, bei guter Gruppenkohäsion auch eine verfügbare andere Person, die nicht mit dem Inhalt der Behandlung bekannt ist, oder aber ein Gruppenmitglied), auf einem Stuhl Platz zu nehmen. Die Gruppenmitglieder erhalten die Aufgabe, der betreffenden Person zu erklären, wie Gedanken, Gefühle und Verhaltensmuster zusammenwirken, was irrationale Gedanken sind, wodurch sich diese auszeichnen und wie sie verändert werden können. Dabei sollen Beispiele genannt werden.

Kognitive Übung I: Verändern der irrationalen Einstellung »Nur schlank bin ich erfolgreich, wertvoll und werde geliebt«. Folgende Fragen werden in Anlehnung an Waadt et al. (1992) vom Therapeuten aufgegriffen und in der Gruppe diskutiert:

- Wann bin ich schlank?
- Ist Schlanksein die einzige wichtige Eigenschaft?
- Wie stehen andere Menschen zu dieser Einstellung? Denken alle so?
- In welchen Situationen ist es wichtig, schlank zu sein?
- Ist es in allen Lebensabschnitten gleich wichtig, schlank zu sein?
- Welche Beweise gibt es, dass die Einstellung »nur schlank bin ich erfolgreich, wertvoll und werde geliebt« zutrifft?

Der Therapeut sammelt alle Argumente, die für und alle, die gegen die Einstellung »Nur schlank bin ich erfolgreich, wertvoll und werde geliebt« sprechen und notiert sie auf einem Flip-Chart. Wichtig ist, dass mehr oder gewichtigere Argumente gesammelt werden, die dagegen sprechen (wie: ständiges Beschäftigen mit dem Essen, häufiges Diäthalten mit der Konsequenz des Jojo-Effekts, Abhängigmachen des Selbstwerts vom Körpergewicht).

Anschließend werden alternative Überzeugungen erarbeitet, z. B. »Ob ich wertvoll und erfolgreich bin und geliebt werde, hängt nicht von meinen Kilos ab. Schlank sein ist attraktiv, aber ich will nicht mein ganzes Leben einem Körperideal nacheifern, das von den Wenigsten erreicht werden kann, ich bin auch wegen … erfolgreich, attraktiv und liebenswert.«

Kognitive Übung II: Rollenspiel zu »Nur schlank bin ich erfolgreich, wertvoll und werde geliebt«. Aus den gesammelten Argumenten wird ein Rollenspiel entwickelt. Ein Teilnehmer übernimmt die Rolle der alternativen Überzeugung, während zwei andere Gruppenmitglieder versuchen, die alte Einstellung zu verteidigen. Auf diese Weise kann deutlich gemacht werden, wie viel Einfluss die alte Einstellung im Denken der Teilnehmer ausübte oder immer noch ausübt.

Der Rest der Gruppe hat in dieser Übung die Funktion, als neutrale Beobachter darauf zu achten, dass alle Argumente für und gegen die alte Einstellung genannt werden. Im Verlauf der Übung sollte insbesondere der Teilnehmer, der im Rollenspiel die alternative Überzeugung spielt, ausgetauscht werden, sodass möglichst alle Teilnehmer die Gelegenheit haben, einmal die alternative Überzeugung zu vertreten.

Der Therapeut achtet darauf, dass die Teilnehmer keine abwertenden Äußerungen, wie z. B. »Das ist ja alles Mist, was du da erzählst«, austauschen, sondern konkret Rückmeldung geben, ob die Argumente verstanden wurden und ob die Argumente des Teilnehmers, der die alternative Einstellung verteidigt, überzeugend waren. Beispiele sind: »Was du sagst, überzeugt mich nicht« oder »Ich habe den Eindruck, du reagierst nicht auf mein Argument«. Der Therapeut soll die Teilnehmer zudem anleiten, Prophezeiungen, wie »Wenn ich die alte Einstellung aufgebe, werde ich noch dicker und gebe mich auf« in überprüfbare Befürchtungen wie »Ich habe Angst davor, dass ich, wenn ich nicht mehr an der alten Einstellung festhalte, noch mehr zunehme und mich ganz aufgebe« umzuformulieren.

Wenn die Übung Schwierigkeiten bereitet, kann der Therapeut unterstützend eingreifen und auch selbst in die eine oder andere Rolle schlüpfen.

Das Rollenspiel wird beendet, wenn den Teilnehmern, die die alte Einstellung vertreten, keine Argumente mehr einfallen. Alle Teilnehmer werden anschließend befragt, wie sie sich in ihren Rollen gefühlt haben.

Als Übung für zuhause sollen alle Teilnehmer weitere – für sie in Bezug auf das Körperbild wichtige – rigide irrationale Überzeugungen notieren und Argumente sammeln, die für und gegen diese Einstellungen sprechen.

> **Beispiel**
>
> **Kognitive Fehler und irrationale Überzeugungen**
> Frau L. nimmt seit zweieinhalb Monaten an der Gruppentherapie zur Behandlung der BES teil. In der nächsten Sitzung soll es nun um die Identifikation und Veränderung von irrationalen Überzeugungen zum eigenen Körpergewicht bzw. zum Schlanksein gehen. Die Therapeutin erklärt den Zusammenhang zwischen irrationalen Gedanken und der Aufrechterhaltung der BES. Konkret soll der Einfluss irrationaler Gedanken auf Gefühle und Verhalten am Beispiel der Einstellung zum Körpergewicht vermittelt werden. Die Interaktionen zwischen Denken, Fühlen und Verhalten werden aufgezeigt und besprochen.
>
> Frau L. – wie auch andere Gruppenteilnehmerinnen – hat Mühe nachzuvollziehen, weshalb sie ihre negativen Gedanken bezüglich des eigenen Körpers unterbrechen und hinterfragen sollte. Die Therapeutin erklärt, dass es nicht darum gehe, etwas zu verleugnen, sondern darum, unrealistische negative Gedanken in bestimmten Situationen zu erkennen und zu überprüfen, ob diese eventuell auch anders interpretiert werden könnten. Zusammen mit den Teilnehmerinnen werden Beispiele gesucht und besprochen. Es zeigt sich, dass eine entsprechende Sensibilisierung nicht von heute auf morgen gelingen kann, sondern nur allmäh-

lich erfolgt. Erst in den nachfolgenden Sitzungen kann auch Frau L. über irrationale Gedanken und deren erfolgreiche Umstrukturierung berichten:

Es fiel ihr bisher immer schwer, im Badeanzug über die Schwimmbadwiese zu spazieren, da sie dachte, die Leute würden sie anstarren und sie wegen ihrer Figur und ihres Gewichtes »auslachen«. Letzten Sonntag war Frau L. wieder einmal mit ihrem Partner und Freunden im Schwimmbad. Sie ertappte sich, wie sie es vermied, im Badeanzug über die Wiese zu gehen. Mit einem mulmigen Gefühl und einer gewissen Anspannung entschied sie sich dann doch dazu, ohne weitere Bekleidung die Wiese zu überqueren, und zwar mit dem Gedanken, dass sie wahrscheinlich von den wenigsten Anwesenden überhaupt gesehen würde, und diese sich vielleicht gar nichts dabei dächten – und falls doch, könne ihr das ja egal sein. Frau L. ging über die Wiese und fühlte sich danach erleichtert und stolz, einfach sehr gut.

Eine andere Situation war jene, als sie vor dem Kino auf ihre Freundin wartete und plötzlich dachte, alle vorbeigehenden Leute könnten denken, sie sei versetzt worden, dies wäre ja kein Wunder bei ihrer Figur. Sie versuchte die Situation neu zu analysieren und sagte sich dann, dass die meisten Passanten sie wahrscheinlich nicht mal bemerkt hatten. Wenn diese in ihre Richtung schauten, dann eher deshalb, weil sie sich die Filmplakate ansehen wollten.

Es zeigte sich, dass Frau L. und andere Gruppenteilnehmerinnen erst mit der Zeit ein »Gespür« für kognitive Fehler entwickeln konnten, war aber doch einer passiert, konnten irrationale Gedanken gut identifiziert und rationalisiert werden.

Übungen für zuhause

AB 8 + 25

Weiterhin sollen die Teilnehmer ihr Essverhalten protokollieren sowie das ABC-Modell und die Notfallkärtchen erstellen. Auch das wöchentliche Wiegen und die Übungen zur Bewegungssteigerung sind nach wie vor durchzuführen. Zudem bittet der Therapeut die Teilnehmer, Körperübungen I bis III zuhause durchzuführen und ihre Empfindungen sowie Gedanken zu protokollieren. Ferner sollen die Teilnehmer ihre irrationalen Überzeugungen identifizieren und Argumente für bzw. gegen diese Überzeugungen sammeln.

Mögliche Schwierigkeiten und Lösungsvorschläge

»Ich habe keine Zeit, die Körperübungen zuhause durchzuführen«.

Oft fällt es den Teilnehmern schwer, Übungen weiterzuführen, wenn in den nachfolgenden Sitzungen ein anderes Thema im Zentrum der Aufmerksamkeit steht. Dies betrifft besonders die Körperübungen, da die negative Einstellung oft nicht als eigenständiges Problem und aufrechterhaltender Faktor der BES gesehen und die Konfrontation mit dem eigenen Körper vermieden wird.

Der Therapeut hat hier die Aufgabe, deutlich zu machen, dass es sich bei der Veränderung des negativen Körperbilds um eine Änderung des Verhaltens, Denkens und

Fühlens handelt, die über eine lange Zeit geübt werden muss. In diesem Zusammenhang kann nochmals die beeinträchtigende Auswirkung des negativen Körperkonzepts als Auslöser von Essanfällen, Grund für Rückzug, Isolation, Immobilität und Frustration herausgearbeitet werden.

»Aber in unserer Gesellschaft werden doch nur schlanke Menschen akzeptiert«. Oft wenden Teilnehmer ein, dass es ihrer Meinung nach keine alternativen Überzeugungen dazu gibt, dass Dicksein hässlich sei und in der Gesellschaft nicht akzeptiert würde. Tatsächlich sind übergewichtige Menschen vielen Vorurteilen ausgesetzt, und es soll nicht der Eindruck entstehen, diese würden negiert. Der Therapeut kann aber wiederum darauf aufmerksam machen, dass bei der Behandlung der BES nach einem einfachen Prinzip vorgegangen wird: »Weniger von dem, was schadet und mehr von dem, was hilft.« Es bestehen also ausreichend Gründe dafür, nicht zu warten, bis die Gesellschaft sich verändert, sondern im Hier und Jetzt zu einer akzeptierenderen Haltung zu finden.

Sitzung 12 im Überblick
Irrationale Überzeugungen bezüglich der Bedeutung des Körpergewichts haben schwerwiegende negative Auswirkungen auf das Körper- und Selbstkonzept der Person und können Essanfälle, Rückzug, Isolation und Frustration nach sich ziehen.

9.5 Sitzung 13: Entstehung und Regulation von Übergewicht

Therapieschritte

Besprechen der Übungen für zuhause
- Selbstbeobachtungsprotokoll zum Essverhalten (Arbeitsblatt 8)
- Wöchentliches Wiegen
- ABC-Modell und Notfallkärtchen (Arbeitsblatt 25)
- Bewegungssteigerung (z. B. Walking)
- Körperübung I bis III
- Übung zum Identifizieren und Verändern irrationaler Gedanken

Informationsblock
- Entstehung von Übergewicht (Arbeitsblatt 29)
- Regulation des Körpergewichts
- Realistische Zielsetzungen (Arbeitsblatt 30)
- Ausgewogene Ernährung (Arbeitsblatt 31)

Übungen für zuhause
- Essverhalten protokollieren (Arbeitsblatt 8)
- Fettverzehr an einem Tag protokollieren

- Wöchentlich wiegen
- ABC-Modell und Notfallkärtchen erstellen (Arbeitsblatt 25)
- Bewegung steigern (z. B. Walking)
- Körperübungen I bis III durchführen, Empfindungen und Gedanken protokollieren und Notizen in die nächste Sitzung mitbringen
- Übung zum Identifizieren und Verändern irrationaler Gedanken durchführen
- Ausgeteilte Arbeitsblätter durchlesen (Arbeitsblätter 29–31)

Mögliche Schwierigkeiten und Lösungsvorschläge

Sitzung 13 im Überblick

Benötigte Materialien
- Flip-Chart
- Arbeitsblätter 8, 25, 29–31

Besprechen der Übungen für zuhause

AB 8 + 25

Die Teilnehmer werden gefragt, welche Erfahrungen sie mit dem wöchentlichen Wiegen gemacht haben und um eine kurze Standortbestimmung bezüglich der Bewältigung der Auslöser ihrer Essanfälle gebeten. Zudem sollen sie darüber berichten, ob sie Risikosituationen für die Bewegungssteigerung erkannt und Veränderungen durchgeführt haben. Der Therapeut fragt auch nach, ob die Teilnehmer irrationale Gedanken erkannt haben und ob alternative Überzeugungen erarbeitet werden konnten. Abschließend erkundigt sich der Therapeut, welche Erfahrungen die Teilnehmer mit den Körperübungen I bis III gemacht haben und fordert sie auf, die wichtigsten Gedanken und Gefühle zu nennen, die sie protokolliert haben.

Informationsblock

In dieser und der nächsten Lektion werden Informationen zur Entstehung von Übergewicht und zur Stabilisierung und Regulation des Körpergewichts vermittelt.

Dabei geht es nicht darum, den Gewichtsverlust als Therapieziel zu propagieren, sondern den Teilnehmern eine weitere Strategie an die Hand zu geben, mit der sie das Auftreten von Essanfällen verhindern können. Mit der Information über die Möglichkeiten der Gewichtsregulation (Stabilisation und langfristige Reduktion) durch eine ausgewogene Ernährung sowie mittels Bewegungssteigerung wird Rückfallprophylaxe betrieben. Denn streben Teilnehmer nach Behandlungsabschluss unrealistische Gewichtsziele an und halten Diät, so steigt die Gefahr, dass erneut Essanfälle auftreten.

> ! Teilnehmer, die auch zu diesem Zeitpunkt noch maßgebliche Schwierigkeiten damit haben, Essanfälle zu bewältigen, sollten darauf hingewiesen werden, den Inhalt der 13. und 14. Sitzung erst dann umzusetzen versuchen, wenn die Bewältigung der Essanfälle gelingt.

Entstehung von Übergewicht und Regulation des Körpergewichts. Der Therapeut vermittelt den Teilnehmern zunächst Informationen zur erblichen Veranlagung bei der Fettspeicherung und macht auf individuelle Unterschiede aufmerksam: Es konnte bestätigt werden, dass sogenannte »schlechte Futterverwerter« auch dann, wenn sie große Mengen essen, weniger an Gewicht zunehmen als »gute Futterverwerter«, die auch beim Verzehr kleinerer Mengen ein größeres Fettdepot anlegen.

Im nächsten Schritt vermittelt der Therapeut Informationen über den Einfluss der Lebensweise auf das Körpergewicht. Denn die Lebensweise eines Menschen beeinflusst zwei für das Entstehen von Übergewicht wichtige Faktoren: Energieaufnahme und -verbrauch. Den Teilnehmern sollte erklärt werden, dass das Körpergewicht nicht primär durch eine Verringerung der Nahrungsmenge, sondern durch eine Umstellung der Ernährungsgewohnheiten reguliert werden kann. Ebenso sollte deutlich werden, dass nicht ein nur kurzfristiges Sporttreiben, sondern eine kontinuierliche langfristige Bewegungssteigerung anzustreben ist (s. Arbeitsblatt 29).

AB 29

Folgende Fragen können zur Erarbeitung der Informationen zum Thema Übergewicht bzw. Regulation des Körpergewichts gestellt werden:
- Welche Bedingungen können zu Übergewicht führen?
- Wie beeinflussen sich diese Bedingungen gegenseitig?
- Welche Bedingungen waren bei Ihnen für die Entstehung von Übergewicht ausschlaggebend?
- Welche Bedingungen tragen zur Aufrechterhaltung des Übergewichts bei?
- Welche Bedingungen bestehen auch heute?
- Welche Möglichkeiten bestehen, das Körpergewicht zu beeinflussen?
- Wie sieht das konkret aus?

Weiterhin erläutert der Therapeut den Teilnehmern die Wirkung und Folgeerscheinungen von Blitzdiäten.

Realistische Zielsetzungen. Der Therapeut lässt die Gruppe die wichtigsten Argumente erarbeiten, die für das Setzen von realistischen Gewichtszielen sprechen (s. Arbeitsblatt 30). Anschließend werden die negativen Konsequenzen unrealistischer Gewichtsziele zusammengefasst. Dies kann anhand des folgenden Beispiels geschehen:

AB 30

»Zwei Teilnehmer aus einer anderen Gruppe haben sich Gewichtsziele gesetzt. Herr M. wiegt 120 Kilogramm und möchte endlich wieder 90 Kilogramm wiegen. Frau H. hat sich zum Ziel gesetzt, von ihren 105 Kilogramm ca. fünf abzunehmen und dann das Gewicht stabil zu halten. Am Ende der Behandlung haben beide fünf Kilogramm Gewicht reduziert.
- Welche Gefühle löst dieses Resultat bei Herrn M. und Frau H. aus?
- Was glauben Sie, denken die beiden Gruppenmitglieder?
- Wird bei einer der beiden Personen wohl eine irrationale Überzeugung ausgelöst? Welche?
- Welche Folgen hat diese Gewichtsreduktion wohl bei Herrn M. und Frau H. in Bezug auf ihr zukünftiges Verhalten?«

Der Therapeut weist nochmals darauf hin, dass das Ziel der Behandlung nicht die Gewichtsreduktion, sondern die Bewältigung der Essstörung darstellt. Nach Erreichen dieses Ziels ist es wichtig, die Regulation des Körpergewichts im Sinne der Stabilisierung oder moderaten langfristigen Reduktion anzustreben. Ein weiteres Ansteigen des Gewichts kann zu gesundheitlichen Risiken führen sowie dazu, dass durch das Erleben dieses – meist als Misserfolg interpretierten – Verlaufs wieder vermehrt Essanfälle auftreten.

Ausgewogene Ernährung. Im weiteren Sitzungsverlauf informiert der Therapeut über die Bedeutung der ausgewogenen Ernährung bei der Regulation des Körpergewichts (Arbeitsblatt 31). Die Teilnehmer sollen schrittweise das Wissen und die Strategien erwerben, neben der regelmäßigen Ernährung eine Veränderung der Ernährungsgewohnheiten anzustreben. Dazu sollten sie sich zunächst über den Nährstoffgehalt von Lebensmitteln informieren. Der Therapeut kann dabei die Lebensmittelpyramide auf Arbeitsblatt 31 zur Hilfe nehmen (s. auch Abb. 9.2). Diese dient den Teilnehmern als einfache Richtlinie, wie viel von welchen Speisen im Idealfall gegessen werden sollte. Die Basis der Pyramide bilden die Kohlenhydrate und die ungezuckerten Getränke, von denen uneingeschränkt gegessen werden darf. Auf der zweiten Stufe befinden sich Gemüse und Obst, von denen ebenfalls reichlich verzehrt werden soll. Anschließend

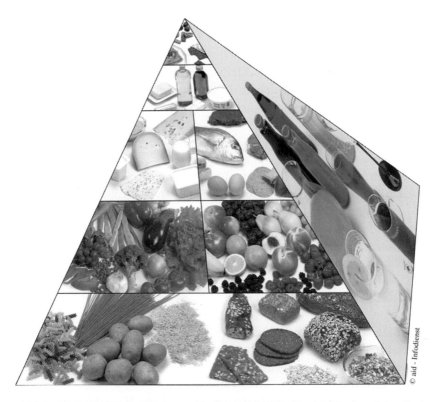

Abbildung 9.2 Die Lebensmittelpyramide dient als Richtlinie, wie viel von welchen Speisen gegessen werden sollte: Die Basis bilden Kohlenhydrate und ungezuckerte Getränke, auf der zweiten Stufe befinden sich Gemüse und Obst, auf der dritten Milchprodukte und Fleisch und ganz oben fettreiche Speisen und Süßigkeiten

folgen Milchprodukte und Fleisch, von denen regelmäßig, jedoch nur in Maßen gegessen werden soll, wobei auf versteckte Fette zu achten ist. Zuoberst in der Pyramide sind die fettreichen Speisen und die Süßigkeiten angeordnet, die nur bei besonderen Gelegenheiten und in kleinem Umfang verzehrt werden sollten.

> **Worin ist welcher Nährstoff enthalten?**
> ▶ Eiweiße: Fleisch, Fisch, Eier, Hülsenfrüchte, Milchprodukte
> ▶ Kohlenhydrate: Kartoffeln, Brot, Getreide, Teigwaren, Reis
> ▶ Fette: Fleisch, Fisch, Milchprodukte, Süßigkeiten
> ▶ Mineralsalze: Fleisch, Milchprodukte …
> ▶ Vitamine: Obst, Salat, Fisch, Fleisch …

Der Therapeut fasst die Informationen über Nahrungsfett folgendermaßen zusammen:
▶ Die Regulation des Körpergewichts basiert auf dem Energieverbrauch und der Energiezufuhr.
▶ Bewegungssteigerung ist das wichtigste Element, um den Energieverbrauch langfristig zu erhöhen (Vergrößerung der Muskelmasse).
▶ Eine ausgewogene Ernährung mit einer Normalisierung der Fettzufuhr stellt eine wichtige Strategie dar, um die Energiezufuhr langfristig zu verringern.
▶ Es geht nicht darum, Kalorien einzuschränken oder Fett zu verbieten, sondern Fett in Nahrungsmitteln zu erkennen und gegebenenfalls den Fettverzehr zu reduzieren.
▶ Eine ausgewogene Ernährung stellt dem Körper alles zur Verfügung, was er braucht und führt so auch schneller zur Sättigung.
▶ Diäten mit einseitiger Ernährungseinschränkung sind langfristig nicht wirksam.
Um das Erkennen insbesondere des versteckten Fettgehalts in der Nahrung zu üben, fordert der Therapeut die Teilnehmer auf, bis zur nächsten Sitzung mithilfe des Essprotokolls zu beobachten, was sie essen und – exemplarisch anhand eines Tages – den Fettgehalt der Nahrung abzuschätzen. (Eine Angabe des Fettgehalts ist auf den Lebensmittelverpackungen abgedruckt.)

Übungen für zuhause
Weiterhin sollen die Patienten ihr Essverhalten beobachten und protokollieren, sowie das ABC-Modell und die Notfallkärtchen erstellen. Auch die Übungen zur Bewegungssteigerung und das wöchentliche Wiegen sowie Körperübungen I bis III sollen durchgeführt werden. Zudem sollen weitere irrationale Überzeugungen identifiziert und Argumente für bzw. gegen diese gesammelt werden. Der Therapeut bittet die Teilnehmer auch, die ausgeteilten Arbeitsblätter genau durchzulesen, damit in der nächsten Sitzung Unklarheiten angesprochen werden können. Wie bereits erwähnt, soll der Fettgehalt der konsumierten Lebensmittel an einem Tag beobachtet und protokolliert werden.

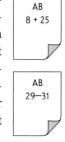

AB 8 + 25

AB 29–31

Mögliche Schwierigkeiten und Lösungsvorschläge

»Das nützt doch alles nichts – ich nehme immer weiter zu!« Viele Teilnehmer haben wiederholt versucht, Gewicht zu reduzieren. In der Ernährungslehre kennen sie sich bestens aus und haben die Erfahrung gemacht, dass alles nichts nützt. Diesbezüglich soll der Therapeut den Teilnehmern vermitteln, dass nur langfristig angelegte Strategien eine Regulation des Körpergewichts ermöglichen. Aus diesem Grund sind nur Strategien geeignet, die eine flexible Kontrolle des Essverhaltens und der Ernährung ermöglichen. Diäten, die rigide Verbote und Pflichten beinhalten, können nicht lange aufrechterhalten werden und sind deswegen zu vermeiden.

Viele Teilnehmer haben unrealistische Zielsetzungen. Viele Teilnehmer haben unrealistische Gewichtsziele, an die sie ihr Wohlergehen und ihren Selbstwert knüpfen. Es ist wichtig, diese offenzulegen und kritisch die Nachteile unrealistischer Zielsetzungen zu diskutieren.

»Ich esse viel zu fett – so nehme ich nie ab!« Manche Teilnehmer sind frustriert oder verzweifelt, wenn sie den Fettgehalt ihrer Ernährung protokollieren. Es ist aus diesem Grund besonders wichtig, dass der Therapeut nicht den Eindruck vermittelt, eine erfolgreiche Behandlung beinhalte nun doch die Gewichtsreduktion. Den Teilnehmern sollte vielmehr klar werden, dass die Einführung einer regelmäßigen Ernährung eine Strategie zur Rückfallprophylaxe darstellt.

Die Teilnehmer erhalten im Modul »ausgewogene Ernährung« die Möglichkeit, Wissen und Strategien zu erwerben, um nach der Bewältigung der Essanfälle eine Stabilisierung oder allmähliche Reduktion des Körpergewichts anzustreben. Die meisten Teilnehmer haben diesen Wunsch, und es ist wichtig, sie mit wirksamen Strategien auszurüsten. Der Therapeut sollte aber die Teilnehmer darauf aufmerksam machen, dass es für einige Mitglieder der Gruppe noch zu früh sein könnte, eine Gewichtsregulation anzustreben. Diese Teilnehmer sollten erst die Essanfälle bewältigen lernen und andere neue Verhaltensweisen festigen.

Sitzung 13 im Überblick
- ▶ Übergewicht entsteht durch ein Zusammenwirken von genetischen, prädisponierenden Faktoren mit Bewegungs- und Ernährungsgewohnheiten.
- ▶ Es besteht die Möglichkeit, das Körpergewicht in begrenztem Ausmaß zu regulieren.
- ▶ Durch Wissen über die Regulation des Körpergewichts und über realistische Zielsetzungen kann das Wiederauftreten von Essanfällen verhindert werden.

9.6 Sitzung 14: Gewichtsregulation – fettnormalisierte Ernährung

Therapieschritte

Besprechen der Übungen für zuhause
- Selbstbeobachtungsprotokoll zum Essverhalten (Arbeitsblatt 8)
- Protokollierung des Fettverzehrs am Beispiel eines Tages
- Wöchentliches Wiegen
- ABC-Modell und Notfallkärtchen (Arbeitsblatt 25)
- Bewegungssteigerung (z. B. Walking)
- Körperübungen I bis III
- Übung zum Identifizieren und Verändern irrationaler Gedanken

Informationsblock
- Tipps zur ausgewogenen Ernährung

Übungsblock
- Mahlzeitenplan zur fettnormalisierten Ernährung erstellen (Arbeitsblatt 32)

Übungen für zuhause
- Essverhalten protokollieren (Arbeitsblatt 8)
- Wöchentlich wiegen
- ABC-Modell und Notfallkärtchen erstellen, sofern notwendig (Arbeitsblatt 25)
- Bewegung steigern (z. B. Walking)
- Körperübungen I bis III durchführen
- Übung zum Identifizieren und Verändern irrationaler Überzeugungen durchführen
- Fettverzehr beobachten und drei der Verhaltenstipps im Alltag umsetzen

Mögliche Schwierigkeiten und Lösungsvorschläge

Sitzung 14 im Überblick

Benötigte Materialien
- Flip-Chart
- Arbeitsblätter 8, 25, 32

Besprechen der Übungen für zuhause
Die Teilnehmer werden um eine kurze Standortbestimmung bezüglich der Bewältigung der Auslöser ihrer Essanfälle gebeten. Anschließend fragt sie der Therapeut, ob es ihnen gelungen ist, zu beobachten, welche Nahrungsmittel sie verzehrt haben, und den Fettverzehr an einem Tag zu protokollieren. Die Teilnehmer werden zudem aufgefordert, kurz über eine positive und eine problematische Erfahrung bei der Umsetzung der Bewegungssteigerung zu berichten. Dann erkundigt sich der Therapeut, ob die Teilnehmer die Körperübungen I bis III durchführen konnten. Am Ende der

AB
8 + 25

Besprechungsrunde fragt er, ob alternative Überzeugungen zu den irrationalen Überzeugungen gefunden werden konnten.

Informationsblock

Tipps zur ausgewogenen Ernährung. Die Teilnehmer werden dazu angeregt, vermehrt vitamin- und faserreiche Lebensmittel (Obst und Gemüse) zu essen und ihre Fettzufuhr allmählich zu normalisieren. Dabei werden keine Nahrungsmittelverbote ausgesprochen, es darf alles gegessen werden.

Der Therapeut sammelt zunächst mit der Gesamtgruppe Anregungen für eine ausgewogene Ernährung:

▶ Welche typischen Fettquellen im Alltag kennen Sie? (Saucen, Fertiggerichte, fettes Fleisch, bestimmte Wurstwaren, bestimmte Desserts usw.)
▶ Wie kann man eine ausgewogene Ernährung zusammenstellen? Denken Sie daran, dass möglichst alle Nahrungsmittelgruppen darin enthalten sein sollten!

Übungsblock

AB 32

Die Teilnehmer erarbeiten in der Kleingruppe am Beispiel eines Tages einen fettnormalisierten Mahlzeitenplan. Anregungen dazu können aus Arbeitsblatt 32 entnommen werden. Als Übung für zuhause sollen die Teilnehmer weiterhin ihren Fettverzehr beobachten und an einem Tag der Woche protokollieren. Ferner sollen sie versuchen, drei der vorgegebenen Verhaltenstipps in den Alltag zu integrieren.

> **Beispiel**
>
> **Ausgewogene Ernährung leicht gemacht?**
> Herr Z. hat im Verlauf der Behandlung gelernt, seine Essanfälle zu bewältigen. Bei der Umsetzung der Anleitungen zur ausgewogenen Ernährung tut er sich nun umso schwerer. Wenn er seine Mahlzeiten zuhause einnehmen kann, ist es kein Problem. Herr Z. hat zuhause die Zubereitung der ausgewogenen Ernährung an seine Frau delegiert, die sich – verängstigt durch die hohen Cholesterinwerte ihres Mannes – konsequent an die Angaben hält. Herr Z. ist jedoch als Lastwagenfahrer tagsüber oft außer Haus und nimmt seine Mahlzeiten in einem Autobahnrestaurant ein. Nachdem er einmal das Salatbuffet ausprobiert hat, kehrt er direkt zurück zu Schnitzel mit Pommes Frites.
>
> Herr Z. ist einerseits frustriert, dass es ihm nicht gelingt, Gewicht zu reduzieren, andererseits auch nicht bereit, viel an seinen Gewohnheiten zu ändern. Zudem befürchtete er, sich vor seinen Kollegen zu blamieren, wenn er sich plötzlich zum »Körnchenpicker« entwickeln würde. Gemeinsam mit der Gruppe werden Strategien zur Einführung einer *ausgewogeneren* Ernährung erarbeitet, von denen Herr Z. glaubt, sie langfristig durchhalten zu können:

> - Ein kleines Schnitzel mit wenig Pommes Frites, stattdessen mit Salat oder Gemüse essen.
> - Obst als Zwischenmahlzeit einführen, die er auch während des Fahrens gut essen kann (Äpfel, Bananen, Birnen usw.).
>
> Herr Z. setzt diese Strategien im Alltag um und kann aufgrund der Ernährungsumstellung bis zur ersten Auffrischungssitzung sein Körpergewicht um zwei Kilo reduzieren.

Übungen für zuhause

Die Teilnehmer werden aufgefordert, ihr Essverhalten weiterhin zu beobachten und das ABC-Modell sowie die Notfallkärtchen – sofern notwendig – zu erstellen. Auch die Übungen zur Bewegungssteigerung, das wöchentliche Wiegen und die Körperübungen I bis III sollen weiterhin durchgeführt werden. Der Therapeut bittet die Teilnehmer zudem, weitere irrationale Überzeugungen zu identifizieren und zu verändern. Der Fettverzehr soll beobachtet und drei der Verhaltenstipps im Alltag umgesetzt werden. Schließlich sollen die Teilnehmer ihre Zielerreichungsskalierungen zur nächsten Sitzung mitbringen.

Mögliche Schwierigkeiten und Lösungsvorschläge

»Solche Ernährungstipps kann ich nicht durchhalten – ich habe das schon probiert!«
Einige Teilnehmer kennen solche Verhaltenstipps bereits aus der Ernährungsberatung und haben wiederholt und ohne Erfolg versucht, diese in den Alltag einzubauen. Die aktuelle Situation unterscheidet sich jedoch von den bisherigen Erfahrungen dadurch, dass diese Verhaltensregeln der Behandlung der Essstörung nachgeschaltet sind, und es um eine langfristige Ernährungsumstellung geht.

> **Sitzung 14 im Überblick**
> - Das Anstreben einer ausgewogenen Ernährung dient der Rückfallprophylaxe und der Einschränkung von Gesundheitsrisiken. Zudem stellt eine gesunde Ernährung auch eine Form des akzeptierenden Umgangs mit dem eigenen Körper dar.
> - Das Umstellen der Ernährung ist ein langfristiger Prozess, der innerhalb der Behandlung beginnt, danach aber weitergeführt werden muss.
> - Die Ernährungsumstellung kann erst zu einem Zeitpunkt erfolgen, zu dem die Bewältigung der Essanfälle bereits gefestigt ist.

9.7 Sitzung 15: Rückfallprophylaxe und Zielerreichungsskalierung

Therapieschritte

Besprechen der Übungen für zuhause
- Selbstbeobachtungsprotokoll zum Essverhalten (Arbeitsblatt 8)
- Wöchentliches Wiegen
- ABC-Modell und Notfallkärtchen (Arbeitsblatt 25)
- Bewegungssteigerung (z. B. Walking)
- Körperübungen I bis III
- Übung zum Identifizieren und Verändern irrationaler Gedanken
- Beobachtung des Fettverzehrs und Umsetzen von drei Verhaltenstipps

Informationsblock
- Schwierigkeiten als wesentlicher Bestandteil von Verhaltensänderungen (Arbeitsblatt 33)

Übungsblock
- Zielerreichungsskalierung (Arbeitsblätter 11–13)
- Umgang mit aktuellen und zukünftigen Schwierigkeiten: Liste mit Auslösern für Schwierigkeiten und hilfreichen Strategien erstellen

Übungen für zuhause
- Essverhalten protokollieren (Arbeitsblatt 8)
- Wöchentlich wiegen
- ABC-Modell und Notfallkärtchen erstellen, sofern notwendig (Arbeitsblatt 25)
- Bewegung steigern (z. B. Walking)
- Körperübungen I bis III durchführen
- Übung zum Identifizieren und Verändern irrationaler Gedanken durchführen
- Ausgewogen ernähren
- Liste mit Auslösern für aktuelle und zukünftige Schwierigkeiten und Bewältigungsstrategien erstellen

Mögliche Schwierigkeiten und Lösungsvorschläge

Sitzung 15 im Überblick

Benötigte Materialien
- Flip-Chart
- Festes Papier für Notfallkärtchen
- Arbeitsblätter 8, 11–13, 25, 33

AB 8 + 25

Besprechen der Übungen für zuhause
Der Therapeut bittet die Teilnehmer, kurz über individuell wichtige Erfahrungen zu berichten. Dabei müssen nicht alle Bereiche bearbeitet werden, sondern das Gewicht

kann auf die noch bestehenden Schwierigkeiten gelegt werden. Anschließend erkundigt sich der Therapeut, wie es den Teilnehmern gelungen ist, auf eine ausgewogene Ernährung zu achten (d. h. welche Beobachtungen sie hinsichtlich des Fettverzehrs gemacht haben und wie sie drei der Verhaltenstipps im Alltag umgesetzt haben). Er lässt sich schildern, welche Umstellungen im Mahlzeitenplan vorgenommen wurden und überprüft mit der Gruppe, ob es realistisch ist, dass diese Umstellungen langfristig durchgehalten werden können. Ferner werden die Teilnehmer aufgefordert, kurz über eine positive und eine problematische Erfahrung mit der Bewegungssteigerung zu berichten.

Informationsblock

Schwierigkeiten als wesentlicher Bestandteil von Verhaltensänderungen. In dieser Sitzung wird der Umgang mit aktuellen und zukünftigen Schwierigkeiten besprochen. Viele Teilnehmer setzen Schwierigkeiten mit Rückfällen gleich. Beim Auftreten von Schwierigkeiten setzt ein Alles-oder-nichts-Denken ein, das die Motivation und die Fähigkeit zur Bewältigung dieser und weiterer Schwierigkeiten beeinträchtigt. Der Therapeut eröffnet eine Diskussion über das Wesen von Schwierigkeiten (Arbeitsblatt 33). Er lässt die Teilnehmer Gedanken zum Sinn und Zweck von Schwierigkeiten sammeln und notiert diese auf einem Flip-Chart.

AB 33

Um den positiven Umgang mit Schwierigkeiten zu unterstützen, kann der Therapeut folgende Fragen stellen:
▶ Was kann einem Teilnehmer nach der Behandlung passieren, der während der Therapie nie Schwierigkeiten erlebt hat und bei dem alles reibungslos abgelaufen ist?
▶ Was kann aus Schwierigkeiten gelernt werden?
▶ Zwei Teilnehmer erleben Schwierigkeiten bei der Bewältigung der Essanfälle. Ein Teilnehmer reagiert mit Frustration und Verzweiflung: »Schon wieder, ich werde es nie schaffen. Jetzt beginnt alles von vorne!« Der andere reagiert hingegen so: »Jetzt führe ich das ABC-Modell durch und überlege mir, was passiert ist. Dann erstelle ich neue Notfallkärtchen. Am wichtigsten ist jedoch, dass ich jetzt nicht aufgebe und alles hinwerfe!«
▶ Was denken Sie, wie es den beiden Teilnehmern im Weiteren gelingen wird, ihre Essanfälle zu bewältigen?

Der erfolgreiche Umgang mit Schwierigkeiten beruht vor allem auf frühzeitigem Erkennen und Planen von Bewältigungsmöglichkeiten. Diese Bewältigungsmöglichkeiten sollten sowohl Verhaltensweisen als auch kognitive Strategien umfassen. Anhand des folgenden Beispiels kann der Therapeut einen günstigen Umgang mit Schwierigkeiten skizzieren.

Beispiel

»Die Aufgabe des Försters besteht darin, den Wald zu pflegen, zu beobachten und Schäden oder ein Feuer frühzeitig zu erkennen. Dabei weiß er, dass ein Feuer noch keine Feuersbrunst und eine Feuersbrunst noch keinen Waldbrand aus-

> macht. Sollte es trotz allem zu einem Waldbrand kommen, so muss der Förster wissen, wie er ihn am besten löschen kann, sodass sich das Feuer nicht weiter ausbreitet. Er weiß auch, wo er Hilfe in Anspruch nehmen kann, falls es ihm nicht gelingen sollte, das Feuer im Alleingang zu löschen. Verstrickt sich der Förster beim Brandlöschen in Gedanken wie: ›Nützt ja alles nichts, jetzt ist der ganze Wald, die ganze Arbeit verloren …‹, so hat er geringere Chancen, schnell, konzentriert und wirksam gegen das Feuer vorzugehen.«

Übungsblock

AB 11–13

Essanfälle, Bewegungssteigerung und individuelle Zielsetzung. Der Therapeut fordert die Teilnehmer auf, einzuschätzen, inwieweit sie ihr Ziel bezüglich der Bewältigung des entsprechenden Bereiches erreicht haben. Nachdem die Teilnehmer für sich selbst die Zielerreichungsskalierung durchgeführt haben, wird das Ergebnis jedes einzelnen Teilnehmers in der Gruppe diskutiert. Dabei fordert der Therapeut die Gruppe auf, darauf zu achten, dass Bemühungen um eine Veränderung und kleinste erreichte Veränderungen als Fortschritte bewertet werden.

Umgang mit aktuellen und zukünftigen Schwierigkeiten. Die Gesamtgruppe wird in zwei Untergruppen unterteilt. Die Teilnehmer erhalten die Aufgabe, in der Kleingruppe für jedes einzelne Mitglied die aktuellen Schwierigkeiten zu benennen und mögliche zukünftige Schwierigkeiten einzuschätzen, gegebenenfalls mit dem ABC-Modell zu analysieren und anschließend auf Notfallkärtchen den Umgang mit Schwierigkeiten zu planen.

Der Therapeut und der Co-Therapeut beobachten, strukturieren und unterstützen die Gruppenarbeit mit eigenen Vorschlägen und Kommentaren. Die Kleingruppen beginnen damit, für jeden einzelnen Teilnehmer eine Liste mit aktuellen und zukünftigen Schwierigkeiten sowie den entsprechenden Bewältigungsstrategien zu erstellen, die dann zuhause vervollständigt wird. Abschließend werden die Ergebnisse der Kleingruppenarbeit in der Gesamtgruppe besprochen.

Übungen für zuhause

AB 8 + 25

Der Therapeut bittet die Teilnehmer, weiterhin das Essverhalten zu protokollieren sowie ABC-Modell und Notfallkärtchen – sofern notwendig – zu erstellen. Auch die Bewegungssteigerung sollen die Teilnehmer weiterhin trainieren, sich einmal pro Woche wiegen und die Körperübungen I bis III zuhause durchführen. Zudem fordert der Therapeut die Teilnehmer auf, weitere irrationale Überzeugungen zu identifizieren und zu verändern sowie auf eine ausgewogene Ernährung zu achten. Die Teilnehmer sollen ferner die Liste mit aktuellen und zukünftigen Schwierigkeiten sowie den Bewältigungsstrategien in die nächste Sitzung mitbringen. Der Therapeut bittet die Teilnehmer zudem, eine Hitliste der Strategien zu erstellen und ebenfalls in die nächste Sitzung mitzubringen.

Mögliche Schwierigkeiten und Lösungsvorschläge

»Aber Schwierigkeiten deuten doch immer auf einen Misserfolg hin!« Viele Teilnehmer bewerten Schwierigkeiten als Anfang vom Ende. Wenn diese Einstellung sehr tief verankert ist, sodass die in der Sitzung gestellten Fragen bei den Teilnehmern keine Veränderung im Denkprozess erreichen können, kann diese Einstellung mit der Gruppe auch als irrationale Überzeugung bearbeitet werden.

Die Zeit reicht nicht aus, um die Liste mit Auslösern und hilfreichen Strategien zu erstellen. Es kann vorkommen, dass in den Kleingruppen Schwierigkeiten auftreten, die gemeinsame Arbeit so zu strukturieren, dass der Zeitrahmen genügt, um für jeden einzelnen Teilnehmer die individuellen Auslöser und Bewältigungsstrategien zu skizzieren. Der Therapeut sollte diesem Problem vorgreifen und eine Zeitvorgabe machen.

»Ich weiß nicht, wie ich die vielen Schwierigkeiten lösen sollte!« In manchen Kleingruppen kann bei einzelnen Teilnehmern eine Stimmung aufkommen, die am besten mit dem Begriff der »Problemhypnose« beschrieben werden kann. Diese Teilnehmer sehen vor lauter Schwierigkeiten die Lösungsmöglichkeiten nicht mehr. Manchmal löst sich das Problem dadurch, dass Vorschläge der anderen Mitglieder mit Wohlwollen aufgenommen werden und die Lösungsblockade so aufgehoben werden kann. Greift die Problemhypnose jedoch um sich, so hat der Therapeut die Aufgabe, in den Gruppenprozess einzugreifen und die Situation transparent zu machen bzw. zu benennen. Gelingt es, eine solche Situation mit Humor zu entschärfen, so stellt dieses Erlebnis eine wichtige Erfahrung im Umgang mit Schwierigkeiten dar. Der Therapeut kann z. B. folgendermaßen reagieren: »Ich stelle eine Diagnose: Typischer Fall von Problemhypnose – und alle angesteckt. Ein besonders schlimmer Virus … Dagegen gibt es nur eine Therapie: Aufstehen, ans Fenster gehen, frische Luft schnappen, einmal auf einem Bein um den Stuhl hüpfen und nochmals von vorn beginnen!«

Sitzung 15 im Überblick
- ▶ Schwierigkeiten sind natürlicher Bestandteil von Verhaltensänderungen und stellen Möglichkeiten zur Standortbestimmung und Verbesserung von Bewältigungsstrategien dar.
- ▶ Schwierigkeiten bewältigt man (wie Waldbrände) am besten, wenn der Umgang damit – die Löschaktion – im Voraus geplant wurde, und man konzentriert, ruhig und schnell zur Tat schreitet.

9.8 Sitzung 16: Rückfallprophylaxe, Abschluss und Neustart

Therapieschritte

Besprechen der Übungen für zuhause
- Selbstbeobachtungsprotokoll zum Essverhalten (Arbeitsblatt 8)
- Wöchentliches Wiegen
- ABC-Modell und Notfallkärtchen (Arbeitsblatt 25)
- Bewegungssteigerung (z. B. Walking)
- Körperübungen I bis III
- Übungen zum Identifizieren und Verändern irrationaler Gedanken
- Ausgewogene Ernährung
- Liste mit Auslösern für aktuelle und zukünftige Schwierigkeiten und Bewältigungsstrategien
- Hitliste mit Bewältigungsstrategien

Informationsblock
- Persönliche Zielsetzungen (Arbeitsblätter 8, 9, 34–36)

Übungsblock
- Zielformulierung und Auswahl von Strategien (Arbeitsblätter 34–36)
- Erneuern der Hitliste mit Bewältigungsstrategien

Abschied
- Ausblick auf die Nachbehandlungsphase
- Rückmeldung

Übungen für zuhause
- Essverhalten protokollieren (Arbeitsblatt 8)
- Wöchentlich wiegen
- ABC-Modell und Notfallkärtchen noch einen Monat lang erstellen (Arbeitsblatt 25)
- Bewegung steigern (z. B. Walking)
- Strategien entsprechend persönlicher Ziele auswählen und durchführen (Arbeitsblätter 34 und 35)
- Zielerreichung skalieren (Arbeitsblatt 36)

Mögliche Schwierigkeiten und Lösungsvorschläge

Benötigte Materialien
- Flip-Chart
- Arbeitsblätter 8, 9, 25, 34–36

AB 8 + 25

Besprechung der Übungen für zuhause

Die Teilnehmer berichten über spezielle Erfahrungen mit der Selbstbeobachtung des Essverhaltens, der Bewegungssteigerung, dem Wiegen, den Körperübungen und dem

Erkennen und Verändern irrationaler Gedanken. Zudem fragt der Therapeut, welche Beobachtungen die Teilnehmer bei der Aufgabe gemacht haben, ihre Ernährung umzustellen. Am Ende der Besprechungsrunde erkundigt sich der Therapeut bei jedem Teilnehmer, welche aktuellen und zukünftigen Schwierigkeiten zuhause noch ergänzt wurden und lässt sich die geplanten Bewältigungsstrategien schildern. Der Gruppe wird die Aufgabe erteilt, zu beurteilen, ob die Strategien geeignet und durchführbar sind. Gegebenenfalls können die Teilnehmer Vorschläge und Ergänzungen einbringen.

Informationsblock

Persönliche Zielsetzungen. Das Ende der Behandlung stellt gleichzeitig den Beginn der Nachbehandlungsphase dar. Aus diesem Grund werden erneut Ziele formuliert, die die Teilnehmer nach Abschluss der Behandlung anstreben wollen (Arbeitsblatt 9). Die Erreichung dieser Ziele wird in den Auffrischungssitzungen skaliert und besprochen. Dieses Vorgehen hat zum Ziel, die Motivation der Teilnehmer zum Aufrechterhalten der teilweise zeitintensiven und anstrengenden Strategien zu erhöhen. Die Teilnehmer werden aufgefordert, gemäß den Anleitungen und Anregungen auf den Arbeitsblättern 34 bis 36 vorzugehen. Zudem wird empfohlen, das Selbstbeobachtungsprotokoll zum Essverhalten (Arbeitsblatt 8) in jedem Fall für mindestens einen Monat weiterzuführen.

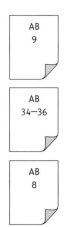

Übungsblock

Zielformulierung und Auswahl von Strategien. Die neuen Ziele werden in der Abschlusssitzung folgendermaßen erarbeitet:

Der Therapeut unterteilt die Gruppe in zwei Kleingruppen. Dann erhalten die Teilnehmer die Aufgabe, sich in der Kleingruppe zunächst selbstständig zu überlegen, welche Ziele sie nach Abschluss der Behandlung erreichen wollen. Anschließend formuliert jedes Mitglied seine drei Schritte zum Ziel. Die Kleingruppe hat die Aufgabe, zu überprüfen, ob die Ziele erreichbar sind und konkret genug formuliert wurden. Anhand der mitgebrachten Hitlisten werden für den jeweiligen Teilnehmer geeignete Strategien zur Zielerreichung ausgewählt.

Abschließend werden die Ergebnisse der Kleingruppenarbeit in der Gesamtgruppe besprochen. Der Therapeut notiert dabei die Ziele der einzelnen Teilnehmer auf dem Flip-Chart, um in der ersten Auffrischungssitzung die Zielerreichung zu beurteilen.

Abschied

Der Therapeut leitet die Abschiedsrunde ein, indem er der Gruppe eine Rückmeldung über die Zusammenarbeit gibt. Zudem weist er darauf hin, dass das Ende der aktiven Behandlungsphase zugleich den Beginn der Nachbehandlungsphase darstellt. Inhalt und Aufgabe dieser Phase im Veränderungsprozess ist das Festigen neuer Verhaltensweisen und das weitere Bemühen um Veränderung in Bereichen, die noch Schwierigkeiten bereiten.

Anschließend sollen auch die Teilnehmer Gelegenheit erhalten, eine Rückmeldung über die Behandlung zu geben.

> **Beispiel**
>
> **Befürchtungen wegen nahendem Behandlungsabschluss**
> Frau T. nimmt seit ca. dreieinhalb Monaten an einer kognitiv-verhaltenstherapeutischen Gruppensitzung zur Behandlung einer BES teil. Sie hat seit einigen Wochen keine Essanfälle mehr und fühlt sich in der Gruppe sehr wohl. Es bleiben noch insgesamt zwei Sitzungen bis zur Beendigung der Therapie, was Frau T. etwas Angst macht. Sie weiß zwar, dass danach noch sechs monatliche Auffrischungssitzungen stattfinden werden, trotzdem befürchtet sie, ohne die wöchentlichen Sitzungen und den Gruppenzusammenhalt wieder Essanfälle zu bekommen. In der anstehenden Sitzung geht es genau um dieses Thema, nämlich um die Rückfallprophylaxe.
> Der Therapeut versucht den Teilnehmern klarzumachen, dass eventuell auftretende Schwierigkeiten nach Behandlungsende keine Rückfälle darstellen und nicht von einem Alles-oder-nichts-Gesetz ausgegangen werden sollte. Den Teilnehmern soll bewusst gemacht werden, dass Schwierigkeiten als natürlicher Bestandteil von Verhaltensänderungen bei allen Menschen auftreten. Sinn und Zweck von Schwierigkeiten werden innerhalb der Gruppe erarbeitet. Der Therapeut unterstreicht auch, wie wichtig es ist, Schwierigkeiten frühzeitig zu erkennen und Bewältigungsmöglichkeiten zu planen. In Zweiergruppen werden solche Strategien erarbeitet und besprochen, sodass am Ende der Behandlung jedem Teilnehmer, also auch Frau T., ausreichend Bewältigungsstrategien bekannt sind.
> Obwohl noch nicht alle Befürchtungen von Frau T. beseitigt sind, fühlt sie sich doch im Hinblick auf ihre Zukunft etwas zuversichtlicher. Sie weiß jetzt, dass das Auftreten von Schwierigkeiten durchaus normal ist, und dass sie mehrere Möglichkeiten hat, diesen zu begegnen.

Übungen für zuhause

AB 8 + 25

Die Teilnehmer werden gebeten, ihr Essverhalten weiter zu protokollieren sowie ABC-Modell und Notfallkärtchen mindestens noch einen Monat lang zu erstellen. Zudem werden sie angehalten, die Strategien zur Zielerreichung durchzuführen und die Zielerreichung regelmäßig zu skalieren.

Mögliche Schwierigkeiten und Lösungsvorschläge

Am Ende der Behandlung treten neue Schwierigkeiten auf. Es kann vorkommen, dass am Ende der Behandlung in Problembereichen, die zuvor annähernd bewältigt werden konnten, wiederum Schwierigkeiten auftreten. In diesem Zusammenhang ist es wichtig, dass sich der Therapeut nicht in eine Situation manövriert, in der er den Handlungsdruck des Teilnehmers übernimmt. Wirksamer ist, dem Teilnehmer zu vermitteln, dass ihm die selbstständige Lösung des Problems zugetraut wird und mit ihm zu überprüfen, ob die ihm zur Verfügung stehenden Bewältigungsstrategien ausreichend und wirksam sind oder ob diese noch optimiert werden müssen. Wieder auftretende Symptome bieten zudem Gelegenheit, sich damit zu konfrontieren, dass Schwierigkeiten immer wieder auftreten können.

»Nun möchte ich aber endlich abnehmen!« Manche Teilnehmer haben am Ende der Behandlung den Wunsch, nun als nächsten Schritt ihr Gewicht zu reduzieren. Der Therapeut sollte sich diesem Wunsch nicht entgegenstellen, aber mit den Teilnehmern überprüfen, ob die Bewältigung der Essanfälle und die Einführung der regelmäßigen Ernährung schon ausreichend automatisiert werden konnte. Die Teilnehmer können nochmals auf die geeigneten Strategien zur Gewichtsreduktion und die Bedeutung realistischer Gewichtsziele hingewiesen werden.

In der Verabschiedungsrunde werden interaktionelle Schwierigkeiten angesprochen. Interaktionelle Schwierigkeiten sollten nie in der Gruppe und schon gar nicht am Ende der Behandlung angesprochen werden. Der Therapeut verhindert dies, indem er vorgibt, dass Rückmeldungen über inhaltliche Bereiche der Behandlung gegeben werden sollen. Kommt es trotzdem vor, dass Teilnehmer Rückmeldungen über interaktionelle Schwierigkeiten geben, so unterbricht der Therapeut und bietet ein persönliches Gespräch nach der Sitzung an.

»Ohne die Gruppe schaffe ich das nicht!« Manche Teilnehmer befürchten, den Aufgaben ohne Gruppe nicht gewachsen zu sein. Der Therapeut macht die Teilnehmer darauf aufmerksam, dass die wichtigste Arbeit, die zum Gelingen beigetragen hat, nicht in, sondern zwischen den Sitzungen geleistet wurde – und zwar von jedem Teilnehmer selbstständig.

Das Ende der Gruppenarbeit bedeutet zweifelsohne einen Verlust, der bei vielen Teilnehmern zunächst Traurigkeit oder Angst (und vielleicht ein Wiederaufflammen von Schwierigkeiten) hervorruft, diese Phänomene stellen jedoch normale Begleiterscheinungen einer Behandlung dar und sind nicht als Zeichen persönlicher Insuffizienz zu bewerten. Zudem sollte der Therapeut deutlich machen, dass das Ende der Behandlung auch bedeutet, dass den Teilnehmern nun zugetraut wird, die Probleme selbst bewältigen zu können, womit natürlich nicht gemeint sei, dass keine Hilfe mehr angeboten wird oder angenommen werden darf.

Das Ende dieser – aktiven – Behandlungsphase ist der Anfang einer neuen, der Nachbehandlungsphase.

10 Durchführung der Kurzversion (8 Sitzungen)

In der Kurzversion werden im Gegensatz zur längeren Version Behandlungsinhalte, die nicht in erster Linie auf das Symptommanagement der Essanfälle fokussieren, weggelassen. Die Abweichungen werden nachfolgend beschrieben. In Tabelle 10.1 (s. S. 138) werden Aufbau, Struktur und Inhalt der Lang- und Kurzversion mit 16 resp. acht Sitzungen vergleichend dargestellt.

10.1 Sitzung 1: Einführungs- und Motivationssitzung

Die Inhalte und das Vorgehen im Rahmen der Einführungs- und Motivationssitzung sind in der Kurz- bzw. der Langversion entsprechend (s. Abschn. 8.1).

10.2 Sitzung 2–4: Persönliche Ziele formulieren, Einführung in die Problemanalyse, Einführung in die Bewältigung von Essanfällen

Die Sitzungen 2 bis 4 der Kurzversion entsprechen weitgehend den Sitzungen der Langversion. Die Bewegungssteigerung wird in der Kurzversion nicht explizit thematisiert, d. h., die Arbeitsblätter 14 und 15 werden nicht bearbeitet. Stattdessen werden die Teilnehmer gebeten, als Übung für zuhause neben einem Ziel bezüglich des Essverhaltens ein persönliches Ziel, beispielsweise im Zusammenhang mit Bewegungssteigerung, zu formulieren (Arbeitsblätter 11 und 13, s. Abschn. 8.2. Die Angaben zum Inhalt und Vorgehen in Sitzung 3 und 4 finden sich in Abschnitt 8.3 sowie 8.4).

10.3 Sitzung 5: Bewältigung von Essanfällen

Das Vorgehen entspricht inhaltlich dem unter Abschn. 8.5 beschriebenen Vorgehen bei der längeren Version. Die zur Verfügung stehende Zeit für diese Sitzung wird jedoch deutlich abgekürzt: Während in der längeren Version die Bewältigung der Essanfälle im Rahmen von insgesamt drei Sitzungen (Sitzung 5 bis 7) thematisiert wird, ist dafür in der kürzeren Version nur eine Sitzung vorgesehen. Entsprechend verkürzt sich die zur Verfügung stehende Zeit pro Teilnehmer im Übungsblock (für konkrete Anweisungen s. Übungsblock).

Therapieschritte

Besprechen der Übungen für zuhause
- Selbstbeobachtungsprotokoll zum Essverhalten (Arbeitsblatt 8)
- Wöchentliches Wiegen
- ABC-Modell und Notfallkärtchen (Arbeitsblätter 24 und 25)

Übungsblock
- Liegestuhlübung und Erstellen von Notfallkärtchen (Arbeitsblätter 24 und 25)

Übungen für zuhause
- Essverhalten protokollieren (Arbeitsblatt 8)
- Wöchentlich wiegen
- ABC-Modell und Notfallkärtchen erstellen und anwenden (Arbeitsblätter 23–25)
- Liste mit den häufigsten Auslösern von Essanfällen sowie Notfallkärtchen zur nächsten Sitzung mitbringen

Mögliche Schwierigkeiten und Lösungsvorschläge

Benötigte Materialien
- Flip-Chart
- Karteikarten für Notfallkärtchen
- Arbeitsblätter 8, 23–25

Besprechen der Übungen für zuhause

Das Vorgehen erfolgt identisch mit dem der Langversion, mit Ausnahme dessen, dass die Fragen zur Bewegungssteigerung weggelassen werden (s. Abschn. 8.5).

AB 8, 24, 25

Übungsblock

Das Vorgehen ist weitgehend identisch mit dem der Langversion. Abweichungen werden nachfolgend beschrieben.

Liegestuhlübung und Erstellen von Notfallkärtchen. Unsere Erfahrungen bei der Durchführung der längeren Version haben gezeigt, dass 10–15 Minuten pro Teilnehmer ausreichend sind, um eine persönliche Risikosituation zu entschlüsseln und ein entsprechendes Notfallkärtchen zu erstellen. Somit können prinzipiell alle Teilnehmer einmal im »Liegestuhl« Platz nehmen und ihre persönliche Risikosituation analysieren.

Bei einer Gruppe von acht Teilnehmern bietet sich für die Kurzversion folgendes Vorgehen an: Bereits in der dritten Sitzung wurde die Liegestuhlübung bei einem Teilnehmer durchgeführt. Für die verbleibenden sieben Teilnehmer sollte darauf geachtet werden, nicht mehr als zehn Minuten pro Person aufzuwenden, da ansonsten nicht alle die Gelegenheit haben, ihre persönliche Risikosituation zu entschlüsseln und individuelle Bewältigungsstrategien zu erarbeiten. Bei kleineren Gruppen kann entsprechend mehr Zeit pro Teilnehmer aufgewendet werden.

Tabelle 10.1 Aufbau, Struktur und Inhalt der Lang- und Kurzversion mit 16 resp. 8 Sitzungen

	Sitzung	Originalversion (16 Sitzungen)	AB	Kurzversion (8 Sitzungen)	AB
Aktive Behandlungsphase	1	Einführungs- und Motivationssitzung	1, 2, 3, 4, 5, 6, 7, 8	Einführungs- und Motivationssitzung	1, 2, 3, 4, 5, 6, 7, 8
	2	Persönliche Ziele formulieren und Bewegungssteigerung	6, 7, 8, 9, 10, 11, 12, 13, 14, 15	Persönliche Ziele formulieren	6, 7, 8, 9, 10, 11, 13
	3	Das ABC-Modell: Einführung in die Problemanalyse	8, 11, 12, 13, 16, 17, 18, 19	Das ABC-Modell: Einführung in die Problemanalyse	8, 11, 13, 16, 17, 18, 19
	4	Einführung in die Bewältigung von Essanfällen	8, 18, 19, 20, 21, 22, 23, 24, 25	Einführung in die Bewältigung von Essanfällen	8, 18, 19, 20, 21, 22, 23, 24, 25
	5	Bewältigung von Essanfällen	8, 23, 24, 25	Bewältigung von Essanfällen	8, 23, 24, 25
	6	Bewältigung von Essanfällen	8, 23, 24, 25	Standortbestimmung; Erkennen und Verändern irrationaler Gedanken	8, 11, 13, 23, 25, 28
	7	Bewältigung von Essanfällen	8, 23, 24, 25	Irrationale Gedanken; Psychoedukation zu Entstehung und Regulation von Übergewicht	8, 25, 28, 29, 30, 31, 32
	8	Standortbestimmung	8, 11, 12, 13, 23, 24, 25	Rückfallprophylaxe, Abschluss und Neustart	8, 11, 13, 25, 33, 34, 35, 36

9	Das Körperkonzept I	8, 25, 26, 27
10	Das Körperkonzept II	8, 25, 26, 27
11	Erkennen und Verändern irrationaler Gedanken	8, 25, 28
12	Erkennen und Verändern irrationaler Gedanken bezüglich des eigenen Körpers	8, 25, 28
13	Entstehung und Regulation von Übergewicht	8, 25, 29, 30, 31
14	Gewichtsregulation: fettnormalisierte Ernährung	8, 25, 32
15	Rückfallprophylaxe und Zielerreichungsskalierung	8, 11, 12, 13, 25, 33
16	Rückfallprophylaxe, Abschluss und Neustart	8, 9, 25, 34, 35, 36
Nachbehandlungsphase		
1–5	Zieloffene Behandlung: ▲ Stabilisierung der erreichten Veränderungen durch Bearbeiten aktueller Schwierigkeiten (Problem- und Zielanalyse) ▲ Weiterführen der Zielerreichungsskalierung	

Übungen für zuhause

AB 8, 23–25

Die Übungen für zuhause sind identisch mit dem Vorgehen bei der Langversion, im Unterschied zur Langversion wird die Bewegungssteigerung in der Kurzversion jedoch nicht thematisiert (s. Abschn. 8.5). Stattdessen sollen die Teilnehmer vorrangig an der Erstellung von Notfallkärtchen und einer Liste mit den häufigsten Auslösern für Essanfälle arbeiten.

Mögliche Schwierigkeiten und Lösungsvorschläge

Mögliche Schwierigkeiten beziehen sich auf das Protokollieren des Essverhaltens und die Durchführung der Strategien zur Bewältigung der Essanfälle (Stimulus- und Reaktionskontrolle, ABC-Modell, Erstellen von Notfallkärtchen). Lösungsvorschläge sind im entsprechenden Abschnitt bei der Langversion (s. Abschn. 8.5) zu finden.

10.4 Sitzung 6: Standortbestimmung und Erkennen und Verändern irrationaler Gedanken

Die sechste Sitzung enthält Inhalte der unter 8.6 beschriebenen Sitzung der Langversion zur Standortbestimmung sowie Inhalte der unter 9.3 beschriebenen Sitzung der Langversion zum Erkennen und Verändern irrationaler Gedanken.

Therapieschritte

Besprechen der Übungen für zuhause
- Selbstbeobachtungsprotokoll zum Essverhalten (Arbeitsblatt 8)
- Wöchentliches Wiegen
- ABC-Modell und Notfallkärtchen (→ Übungsblock, Arbeitsblätter 23–25)

Übungsblock I
- Risikosituationen für Essverhalten erkennen und Bewältigungsstrategien erarbeiten
- Zielerreichungsskalierung für Essverhalten und ein weiteres persönliches Ziel (Arbeitsblätter 11 und 13)

Informationsblock
- Einfluss irrationaler Gedanken auf Gefühle und Verhalten (Arbeitsblatt 28)

Übungsblock II
- Übung zum Identifizieren und Verändern irrationaler Gedanken anhand von Beispielen

Übungen für zuhause
- Essverhalten protokollieren (Arbeitsblatt 8)
- Wöchentlich wiegen
- ABC-Modell und Notfallkärtchen erstellen und anwenden (Arbeitsblatt 23–25)

- Liste mit Auslösern für Essanfälle überarbeiten, Risikosituationen kennzeichnen und Hitliste der hilfreichen Strategien erstellen (Hitliste zur nächsten Sitzung mitbringen)
- Übung zum Identifizieren und Verändern irrationaler Gedanken durchführen

Mögliche Schwierigkeiten und Lösungsvorschläge

Sitzung 6 im Überblick

Benötigte Materialien
- Flip-Chart
- (fiktive) Patientenberichte (Selbstbeobachtungsprotokolle zum Essverhalten)
- Arbeitsblätter 8, 11, 13, 23–25, 28

Besprechen der Übungen für zuhause

Nach einer kurzen Besprechung des persönlichen Gewichtsverlaufs werden die Teilnehmer aufgefordert, in den Selbstbeobachtungsprotokollen des Essverhaltens je ein positives Beispiel für das Bewältigen von Essanfällen sowie eine Situation, in der Schwierigkeiten aufgetreten sind, zu markieren. Im anschließenden Übungsteil besteht die Möglichkeit, wiederholt auftretende Schwierigkeiten genauer zu analysieren und Bewältigungsmöglichkeiten zu erarbeiten.

AB 8

AB 23–25

Übungsblock I

Risikosituationen erkennen und bewältigen. Die Teilnehmer erhalten die Aufgabe, anhand eines vorgegebenen Beispiels Risikosituationen zu erkennen und deren Bewältigung zu planen.

Zunächst werden den Teilnehmern Selbstbeobachtungsprotokolle des Essverhaltens eines (fiktiven) Teilnehmers vorgelegt, die Gruppe wird in zwei Untergruppen unterteilt und beide Gruppen werden aufgefordert, die Risikosituation zu benennen sowie mittels des ABC-Modells zu analysieren. Danach werden in den beiden Kleingruppen Bewältigungsstrategien erarbeitet und zum Schluss im Plenum diskutiert. Im Gegensatz zur Langversion wird auf die Analyse einer Risikosituation zum Bewegungsverhalten verzichtet.

Zielerreichungsskalierung und Planung des weiteren Vorgehens. Die Teilnehmer werden aufgefordert, das Erreichen ihrer individuellen Ziele bezüglich ihrer Essanfälle einzuschätzen (Arbeitsblatt 11) und das Ergebnis anschließend in der Gruppe zu diskutieren. Dabei gilt es darauf zu achten, dass nicht nur Misserfolge, sondern auch kleine Veränderungen oder das Bemühen um Veränderung als Schritte in Richtung Zielerreichung interpretiert werden. Danach werden weitere Strategien erarbeitet, die der Zielerreichung dienen. Der Therapeut kann die Teilnehmer dazu ermuntern, zuhause ein weiteres persönliches Ziel zu formulieren und die Zielerreichung regelmäßig zu skalieren, beispielsweise im Zusammenhang mit Bewegungssteigerung.

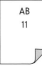

AB 11

Informationsblock

Einfluss irrationaler Gedanken auf Gefühle und Verhalten. Das Vorgehen zur Informationsvermittlung über das Erkennen und Verändern irrationaler Gedanken entspricht dem in Abschnitt 9.3 beschriebenen Ablauf.

Übungsblock II

Identifizieren und Verändern irrationaler Gedanken. Das Vorgehen im Übungsteil erfolgt wie in Abschnitt 9.3 beschrieben.

Übungen für zuhause

Weiterhin sollen sich die Teilnehmer wöchentlich wiegen und Selbstbeobachtungsprotokolle zum Essverhalten sowie Notfallkärtchen mittels ABC-Modell erstellen. Die Teilnehmer werden zudem aufgefordert, analog zum Vorgehen bei der Zielerreichungsskalierung bezüglich ihrer Essanfälle (Arbeitsblatt 11) eine individuelle Zielerreichungsskalierung für ein persönliches Ziel (Arbeitsblatt 13) durchzuführen. Weiter erhalten die Teilnehmer die Aufgabe, die Liste mit den Auslösern für ihre Essanfälle zu überarbeiten und Risikosituationen zu kennzeichnen. Zudem werden sie gebeten, eine Hitliste mit Strategien zu erstellen, die bisher bei ihnen am wirksamsten waren, und diese zur nächsten Sitzung mitzubringen, in der dann die Listen für alle Gruppenmitglieder kopiert werden.

Zur Verfestigung der kognitiven Strategien soll jeder Teilnehmer die Übung zum Erkennen und Verändern irrationaler Gedanken zuhause durchführen, die Erfahrungen protokollieren und die Protokolle in die nächste Sitzung mitbringen.

Mögliche Schwierigkeiten und Lösungsvorschläge

»Meine Überzeugung ist aber doch richtig!« Manche Teilnehmer haben noch Schwierigkeiten, Risikosituationen für Essanfälle zu erkennen. Für detaillierte Angaben zum Vorgehen und zu Lösungsvorschlägen bezüglich entsprechender Schwierigkeiten wird auf Abschnitte 8.6 sowie 9.3 verwiesen.

Sitzung 6 im Überblick
- Risikosituationen sind Übungsgelegenheiten, Bewältigungsstrategien zu optimieren.
- Das Bewältigen von Risikosituationen benötigt Zeit und kontinuierliches Üben.
- Die Zielerreichungsskalierung stellt eine Standortbestimmung dar und gibt Aufschluss über Fortschritte und weiteren Veränderungsbedarf.
- Irrationale Gedanken stellen überdauernde unflexible Bewertungsmuster dar, die sich auf die Gefühlslage negativ auswirken und zu bestimmten Verhaltensmustern führen können.

- Irrationale Gedanken in Bezug auf die eigene Person und den eigenen Körper stellen wichtige aufrechterhaltende Faktoren der BES dar.
- Irrationale Gedanken können erkannt, überprüft, umstrukturiert und durch alternative Überzeugungen ersetzt werden.

10.5 Sitzung 7: Erkennen und Verändern irrationaler Gedanken bezüglich des eigenen Körpers

Die siebte Sitzung der Kurzversion entspricht weitgehend der in Abschnitt 9.4 beschriebenen Sitzung der Langversion zum Erkennen und Verändern irrationaler Gedanken bezüglich des eigenen Körpers.

Zudem werden Informationsblätter (Arbeitsblätter 29–32) zur Entstehung und Regulation von Übergewicht ausgeteilt. Im Unterschied zur Langversion, wo diese Themen in einer eigens dafür vorgesehenen Sitzung thematisiert werden, wird in der Kurzversion lediglich anhand der ausgeteilten Informationsblätter darauf eingegangen.

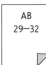
AB 29–32

Therapieschritte

Besprechen der Übungen für zuhause
- Selbstbeobachtungsprotokoll zum Essverhalten (Arbeitsblatt 8)
- Wöchentliches Wiegen
- ABC-Modell und Notfallkärtchen (Arbeitsblatt 25)
- Übung zum Identifizieren und Verändern irrationaler Gedanken

Informationsblock
- Einfluss irrationaler Gedanken zum eigenen Körpergewicht auf Gefühle und Verhalten (Arbeitsblatt 28)

Übungsblock
- Kognitive Übung I: Verändern der irrationalen Einstellung »Nur schlank bin ich erfolgreich, wertvoll und werde geliebt«
- Kognitive Übung II: Rollenspiel zu »Nur schlank bin ich erfolgreich, wertvoll und werde geliebt«

Übungen für zuhause
- Essverhalten protokollieren (Arbeitsblatt 8)
- Wöchentlich wiegen
- ABC-Modell und Notfallkärtchen erstellen (Arbeitsblatt 25)

▶

- ▶ Übung zum Identifizieren und Verändern irrationaler Gedanken durchführen
- ▶ Ausgeteilte Arbeitsblätter durchlesen (Arbeitsblätter 29–32)

Mögliche Schwierigkeiten und Lösungsvorschläge

Sitzung 7 im Überblick

Benötigte Materialien
- ▶ Flip-Chart
- ▶ Arbeitsblätter 8, 25, 28

Besprechen der Übungen für zuhause

Sofern bei der Protokollierung des Gewichtsverlaufs Besonderheiten aufgetreten sind, werden diese besprochen. Im Anschluss werden die Teilnehmer um eine kurze Standortbestimmung bezüglich der Bewältigung der Auslöser ihrer Essanfälle gebeten. Anschließend werden die Listen mit Auslösern von Essanfällen und hilfreichen Strategien aller Teilnehmer eingesammelt und für die gesamte Gruppe kopiert. Zudem fragt der Therapeut nach irrationalen Gedanken und überprüft, ob Alternativen zu diesen Bewertungen gefunden werden konnten.

Informationsblock

Das Vorgehen bei der Informationsvermittlung über die Funktion irrationaler Gedanken und Überzeugungen im Zusammenhang mit einem negativen Körperkonzept erfolgt analog dem in Abschnitt 9.4 beschriebenen Informationsteil.

Übungsblock

Das Überprüfen der Verständlichkeit des kognitiven Modells sowie das Vorgehen in den kognitiven Übungen I und II erfolgen entsprechend den in Abschnitt 9.4 im Übungsteil beschriebenen Anleitungen.

Übungen für zuhause

Weiterhin sollen die Teilnehmer ihr Essverhalten protokollieren sowie das ABC-Modell und die Notfallkärtchen erstellen. Auch das wöchentliche Wiegen und die Übungen zur Bewegungssteigerung sind nach wie vor durchzuführen. Zudem bittet der Therapeut die Teilnehmer, ihre irrationalen Überzeugungen zu identifizieren und Argumente für bzw. gegen diese Überzeugungen zu sammeln.

Ferner teilt die Therapeutin folgende Informationsblätter zur Entstehung und Regulation von Übergewicht aus, welche die Teilnehmer zuhause durchlesen sollen:
- ▶ Arbeitsblatt 29 (Informationen zur Entstehung von Übergewicht)
- ▶ Arbeitsblatt 30 (Informationen zur Regulation des Körpergewichts)
- ▶ Arbeitsblatt 31 (Informationen zur ausgewogenen Ernährung)
- ▶ Arbeitsblatt 32 (Tipps für eine ausgewogene Ernährung)

> Im Gegensatz zur längeren Version werden die Themen der Entstehung und Regulation von Übergewicht nicht in der Gruppe besprochen, da der Fokus der Kurzversion auf der Bewältigung von Essanfällen liegt. Die Therapeutin sollte an dieser Stelle nochmals darauf hinweisen, dass die Gewichtsreduktion erst dann als primäres Ziel angestrebt werden sollte, wenn die Teilnehmer über wirksame Strategien zur Bewältigung der Essanfälle verfügen.

Mögliche Schwierigkeiten und Lösungsvorschläge

»Aber in unserer Gesellschaft werden doch nur schlanke Menschen akzeptiert.« Oft wenden Teilnehmer ein, dass es ihrer Meinung nach keine alternativen Überzeugungen dazu gibt, dass Dicksein hässlich sei und in der Gesellschaft nicht akzeptiert würde. Tatsächlich sind übergewichtige Menschen vielen Vorurteilen ausgesetzt, und es soll nicht der Eindruck entstehen, diese würden negiert. Der Therapeut kann aber darauf aufmerksam machen, dass bei der Behandlung der BES nach einem einfachen Prinzip aus der lösungsorientierten Therapie vorgegangen wird: »Weniger von dem, was schadet, und mehr von dem, was hilft.« Es bestehen also ausreichend Gründe dafür, nicht zu warten, bis die Gesellschaft sich verändert, sondern im Hier und Jetzt zu einer akzeptierenden Haltung zu finden.

> **Sitzung 7 im Überblick**
> Irrationale Überzeugungen bezüglich der Bedeutung des Körpergewichts haben schwerwiegende negative Auswirkungen auf das Körper- und Selbstkonzept der Person und können Essanfälle, Rückzug, Isolation und Frustration nach sich ziehen.

10.6 Sitzung 8: Rückfallprophylaxe, Abschluss und Neustart

Die vorliegende letzte Sitzung der Kurzversion entspricht inhaltlich der in Abschnitt 9.7 beschriebenen Sitzung der Langversion zur Rückfallprophylaxe und Zielerreichungsskalierung und der in Abschnitt 9.8 beschriebenen Sitzung der Langversion zur Rückfallprophylaxe, Abschluss und Neustart. Im Vergleich mit der Langversion wurden die Inhalte der beiden Sitzungen gekürzt.

Therapieschritte

Besprechen der Übungen für zuhause
▶ Selbstbeobachtungsprotokoll zum Essverhalten (Arbeitsblatt 8)
▶ Wöchentliches Wiegen
▶ ABC-Modell und Notfallkärtchen (Arbeitsblatt 25)
▶ Übung zum Identifizieren und Verändern irrationaler Gedanken

▶

Informationsblock I
▶ Schwierigkeiten als wesentlicher Bestandteil von Verhaltensänderungen (Arbeitsblatt 33)

Übungsblock I
▶ Umgang mit aktuellen und zukünftigen Schwierigkeiten: Liste mit Auslösern für Schwierigkeiten und hilfreichen Strategien erstellen

Informationsblock II
▶ Persönliche Zielsetzungen (Arbeitsblätter 8, 9, 34–36)

Übungsblock II
▶ Zielformulierung und Auswahl von Strategien (Arbeitsblätter 34–36)

Abschied
▶ Ausblick auf die Nachbehandlungsphase
▶ Rückmeldung

Übungen für zuhause
▶ Essverhalten protokollieren (Arbeitsblatt 8)
▶ Wöchentlich wiegen
▶ ABC-Modell und Notfallkärtchen noch einen Monat lang erstellen (Arbeitsblatt 25)
▶ Zielerreichungsskalierung (Arbeitsblätter 11 und 13)
▶ Strategien entsprechend persönlicher Ziele auswählen und durchführen (Arbeitsblätter 34 und 35)
▶ Zielerreichung skalieren (Arbeitsblatt 36)

Mögliche Schwierigkeiten und Lösungsvorschläge

Sitzung 8 im Überblick

Benötigte Materialien
▶ Flip-Chart
▶ Festes Papier für Notfallkärtchen
▶ Arbeitsblätter 8, 11, 13, 25, 33, 34–36

Besprechen der Übungen für zuhause

AB 8 + 25

Der Therapeut bittet die Teilnehmer, kurz über spezielle Erfahrungen im Zusammenhang mit Veränderungen im Bereich des Essverhaltens oder dem Erkennen und Verändern irrationaler Gedanken zu berichten. Dabei müssen nicht alle Bereiche bearbeitet werden, die noch bestehenden Schwierigkeiten sollten fokussiert werden. Die Teilnehmer werden zudem um eine kurze Standortbestimmung bezüglich der Bewältigung der Auslöser ihrer Essanfälle gebeten. Gegebenenfalls kann die Liste mit Auslösern für Essanfälle angepasst werden, oder es können weitere Strategien aufgelistet werden.

Anschließend fragt die Therapeutin nach, ob die Teilnehmer die Arbeitsblätter zur Entstehung und Regulation von Übergewicht gelesen haben und weist darauf hin, dass nach dem Ende der Behandlung die Etablierung einer regelmäßigen, ausgewogenen und fettnormalisierten Ernährung vermehrt in den Vordergrund rücken kann. Es sollte nicht ausführlich auf ernährungsbezogene Fragen oder Diskussionspunkte eingegangen werden. Stattdessen können die Teilnehmer auf anschließende Gewichtsreduktionsprogramme oder die Möglichkeit einer Ernährungsberatung hingewiesen werden. Die Therapeutin sollte bei der Vermittlung entsprechender Angebote behilflich sein.

Informationsblock I

Schwierigkeiten als wesentlicher Bestandteil von Verhaltensänderungen. Das Vorgehen ist identisch wie in Abschnitt 9.7 im Informationsteil zum Umgang mit Schwierigkeiten beschrieben.

AB 33

Übungsblock I

Umgang mit aktuellen und zukünftigen Schwierigkeiten. Die Gesamtgruppe wird in zwei Untergruppen unterteilt. Die Teilnehmer erhalten die Aufgabe, in der Kleingruppe für jedes einzelne Mitglied die aktuellen und möglichen zukünftigen Schwierigkeiten zu benennen, gegebenenfalls mit dem ABC-Modell zu analysieren und anschließend auf Notfallkärtchen den Umgang mit Schwierigkeiten zu planen.

Die Therapeuten beobachten, strukturieren und unterstützen die Gruppenarbeit mit eigenen Vorschlägen und Kommentaren. Die Kleingruppen beginnen damit, für jeden einzelnen Teilnehmer eine Liste mit aktuellen und möglichen zukünftigen Schwierigkeiten sowie den entsprechenden Bewältigungsstrategien zu erstellen. Die bereits erstellten Listen mit Auslösern von Essanfällen und die »Hitliste« von Strategien können dabei als Unterstützung dienen. Abschließend werden die Ergebnisse der Kleingruppenarbeit in der Gesamtgruppe besprochen.

Übungen für zuhause nach Abschluss der aktiven Behandlungsphase

Der Therapeut bittet die Teilnehmer, weiterhin das Essverhalten zu protokollieren sowie ABC-Modell und Notfallkärtchen – sofern notwendig – zu erstellen. Zudem fordert der Therapeut die Teilnehmer auf, weitere irrationale Überzeugungen zu identifizieren und zu verändern.

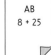

AB 8 + 25

Mögliche Schwierigkeiten und Lösungsvorschläge

Am Ende der Behandlung können neue Schwierigkeiten auftreten, oder es stellt sich heraus, dass noch nicht alle Schwierigkeiten bearbeitet werden konnten. Mögliche Lösungsvorschläge sind in Abschnitt 9.8 beschrieben.

Sitzung 8 im Überblick
▶ Schwierigkeiten sind natürlicher Bestandteil von Verhaltensänderungen und stellen Möglichkeiten zur Standortbestimmung und Verbesserung von Bewältigungsstrategien dar.
▶ Schwierigkeiten bewältigt man (wie Waldbrände) dann am besten, wenn der Umgang damit – die Löschaktion – im Voraus geplant wurde, und man konzentriert, ruhig und schnell zur Tat schreitet.

! Das Ende der aktiven Behandlungsphase ist der Anfang einer neuen, der Nachbehandlungsphase.

11 Nachbehandlungsphase

Die Nachbehandlungsphase ist für die Lang- und Kurzversion identisch.

Therapieschritte

- Aufwärmrunde und Zielerreichungsskalierung: Kurzer Erlebnisbericht
- Problemanalyse: Gemeinsames Erarbeiten der Problemdefinition in der Gruppe
- Zielanalyse: Erarbeiten von Lösungsstrategien in der Gruppe oder Kleingruppe, erste Übungsversuche
- Planungsphase: Auswählen der Übungen für zuhause
- Evaluation: Analysieren und Bewerten der Gruppenarbeit

Mögliche Schwierigkeiten und Lösungsvorschläge

Therapeutisches Vorgehen bei den Auffrischungssitzungen

Ziel der Auffrischungssitzungen. Das Ziel der fünf Auffrischungssitzungen besteht darin, die Teilnehmer beim Transfer in den Alltag maximal zu unterstützen, sodass sich die therapeutische Beteiligung schließlich erübrigt.

Rolle des Therapeuten. Die Aufgabe des Therapeuten besteht in der Motivierung der Teilnehmer zur möglichst aktiven Mitarbeit. Der Anteil der therapeutischen Interventionen und die therapeutische Beteiligung sollten schrittweise zurückgenommen werden.

Informationsvermittlung. Im Rahmen der Problem- und Zielanalyse wiederholt die Gruppe die entsprechenden Inhalte. Sollten sich Wissens- oder Informationslücken zeigen, so kann der Therapeut am Ende der Sitzung bei der Evaluation nochmals gezielt Inhalte vermitteln. Handelt es sich um Informationen, die im Verlauf der Behandlung vermittelt wurden, so sollte nochmals auf die entsprechende Sitzung bzw. die dazugehörigen Arbeitsblätter verwiesen werden.

Struktur und Ablauf der Auffrischungssitzungen

Die Auffrischungssitzungen sind in Anlehnung an das Konzept der verhaltensanalytischen Gruppen (VAG) von Fiedler (2005) konzipiert. Folgende Struktur gilt für alle sechs Auffrischungssitzungen.

Aufwärmrunde und Zielerreichungsskalierung. Jeder Teilnehmer berichtet kurz über sein Befinden und skaliert auf seiner persönlichen Zielerreichungsskala seine aktuelle Position.

Problemanalyse. Ein bis zwei Teilnehmer stellen sich zur Bearbeitung ihrer Probleme in der Gruppe zur Verfügung. Diese Teilnehmer berichten über ihre konkreten Probleme. Die Gruppe erarbeitet eine möglichst konkrete Problemdefinition.

Zielanalyse. Die Gruppe erarbeitet als Ganzes oder in Kleingruppen möglichst konkrete und geeignete Strategien zur Problemlösung. Dabei kann neues Verhalten in den Kleingruppen erprobt und geübt werden (Rollenspiel, konkretes Erarbeiten eines Protokolls zum Training eines neuen Verhaltens, Wiederholung von lösungsrelevanter Information usw.). Die sich im Zentrum der Gruppenarbeit befindenden Teilnehmer erhalten die Aufgabe, Lösungsvorschläge zunächst nicht zu bewerten, sondern nur dann korrigierend einzuwirken, wenn Fehlinformationen das Erarbeiten von Lösungen in die falsche Richtung leiten.

Planungsphase. In der Gesamtgruppe werden schließlich die nächsten konkreten Übungsschritte festgelegt. Die betreffenden Teilnehmer nehmen zunächst Stellung und wählen dann die für sie am besten geeigneten Übungen aus. Am Ende der Sitzung legen alle Teilnehmer die nächsten Übungsschritte für ihr persönliches Ziel fest.

Evaluation. Die Gruppe beurteilt die Qualität der Übungen, also der erarbeiteten Lösungsvorschläge. Der Therapeut gibt Feedback, vermittelt ergänzende Informationen und entwirft weiterführende Perspektiven.

Mögliche Schwierigkeiten und Lösungsvorschläge

Umstellung von der manualisierten zur zieloffenen Behandlung. Sowohl für die Teilnehmer als auch für die Therapeuten kann es schwierig sein, den Wechsel vom manualisierten Vorgehen zum zieloffenen Behandlungskonzept vorzunehmen. Wichtig ist, dass das Vorgehen bei den Auffrischungssitzungen zu Beginn der Nachbehandlungsphase ebenso transparent gemacht wird wie bei der initialen Behandlungsphase.

Selbstständiges Arbeiten der Teilnehmer. Den Teilnehmern fällt in den Auffrischungssitzungen eine große Eigenverantwortung zu. Das Bewältigen dieser Herausforderung erfordert eine transparente und klare Strukturierung der Sitzungsinhalte sowie eine anfangs stärker ausgeprägte Unterstützung durch die Therapeuten. Sind die Teilnehmer einmal geübt, so gelingt es ihnen zumeist immer besser, zum Expertenteam zu werden und diese Rolle für andere und für sich zu übernehmen.

12 Fallbeispiele

Die Fallbeispiele beziehen sich auf die ambulante Behandlung im Gruppen- und Einzelsetting. Sie sollen die Durchführung der therapeutischen Interventionen mit den beiden Versionen (Lang- und Kurzversion) in den beiden Settings verdeutlichen. Die einzelnen Strategien sind auch auf das stationäre Setting anwendbar, wobei das Vorgehen an die individuell vorgegebenen institutionellen Rahmenbedingungen angepasst werden muss.

12.1 Frau K. (Gruppensetting, Langversion mit 16 Sitzungen): Wunsch nach Gewichtsreduktion

Aktuelle Problemlage und Lebenssituation

Frau K. wirkt im Vorgespräch aufgeschlossen, aber bedrückt. Bei einer Körpergröße von 163 cm wiegt sie 87 Kilogramm (BMI = 32.7). Die 28-jährige Patientin gibt offen über ihre Probleme Auskunft und ist häufig dem Weinen nahe. Frau K. ist Sängerin und lebt zum Zeitpunkt des Erstgesprächs mit ihrem Partner seit ca. zwei Jahren in einer gemeinsamen Wohnung.

Sie kommt auf Empfehlung des Hausarztes, der ihr bei der letzten Untersuchung aufgrund ihres Übergewichts nahelegte, psychologische Hilfe aufzusuchen: »Die von Frau K. berichteten Knieschmerzen können auf die vorliegende Adipositas zurückgeführt werden. Aufgrund der Angaben der Patientin, dass sie schon mehrere Diäten ohne Erfolg durchgeführt habe, sollte sie mit psychologischer Hilfe versuchen, Gewicht zu reduzieren.«

Frau K. bestätigt, dass sie schon mehr als 20 verschiedene Diäten erfolglos durchgeführt und danach jedes Mal »schwerer und ein bisschen frustrierter« geworden ist. Essanfälle hat sie schon seit langer Zeit. Im letzten Jahr, in dem sie vor allem zuhause berufstätig gewesen ist, hat sie täglich Essanfälle gehabt. Seit ca. neun Jahren lebt sie in einer Partnerschaft. Ihr Partner unterstützt sie bei ihrem Vorhaben, Gewicht zu reduzieren, wo er kann, ohne Druck auf sie auszuüben. Trotzdem kann sie sich »nicht mehr sehen«. Sie vermeidet alle sozialen Anlässe, bei denen man sich gemeinsam sportlich betätigt, geht nie mit zum Schwimmen und bleibt in den Ferien meist zuhause, aus Scham, sich im Badeanzug zu zeigen. Sie hat überhaupt keine Kondition mehr, verspürt nach einer gewissen Zeit Schmerzen in den Kniegelenken und kann sich nicht vorstellen (»so wie ich aussehe«), in ein Fitnessstudio zu gehen.

Frau K. berichtet weiter, dass sie den ganzen Tag »nichts Rechtes« esse. Gegen Abend dann aber verspürt sie großes Verlangen nach Essen, dem sie dann meist nicht widerstehen kann und sie beginnt stehend, vor dem Kühlschrank zu essen. Dabei isst sie Süßes und Salziges durcheinander. Sie versucht immer wieder aufzuhören, schafft es aber nicht, bis sie sich richtig elend fühlt. Das Thema Essen beherrscht ihren Tag. Sie erzählt zudem, dass sie in letzter Zeit nicht nur abends Essanfälle habe, sondern auch dann, wenn sie frustriert oder verärgert sei. Es ist nun auch schon öfters vorgekommen, dass Essanfälle durch quälende Gedanken, wie z. B. »Ich kann nicht begreifen, weshalb ich es nicht schaffe, diese Essanfälle zu stoppen. Ich bin eine Versagerin« ausgelöst wurden.

Sie isst heimlich, damit sie niemand beobachten kann und hat aus Scham bisher lediglich mit ihrem Partner über ihre Essanfälle gesprochen. Dieser hat viel Verständnis, hat ihr aber geraten, psychologische Hilfe anzunehmen.

Anamnese und Biographie

Frau K. ist Schweizerin und lebt in der Stadt, in der sie geboren wurde. Sie berichtet über eine glückliche Kindheit und darüber, dass sie zu ihrem jüngeren Bruder und den Eltern bis heute ein gutes und enges Verhältnis habe.

Sowohl der Vater als auch die Mutter der Patientin leiden unter Adipositas. Einzig der Bruder sei normalgewichtig. Die Patientin selbst ist seit ihrer frühen Kindheit übergewichtig und bereits in der Adoleszenz adipös gewesen. Sie war immer offen und konnte schnell Kontakte schließen. Trotzdem berichtet sie, dass sie bereits in der Kindheit von Gleichaltrigen wegen ihres Aussehens und aufgrund ihres Gewichts gehänselt worden sei. An diese für sie sehr belastenden Situationen kann sie sich heute noch genau erinnern und berichtet, dass sie sich oft vorstelle, wie auch heute noch andere hinter ihrem Rücken »über mein Aussehen herziehen«.

Bereits mit fünf Jahren hat sie Situationen erlebt, in denen sie ihren Drang zu essen nicht kontrollieren konnte, und sie große Mengen an Nahrung in kurzer Zeit, bis zu einem unangenehmen Völlegefühl zu sich genommen hat. Dieses anfallsartige Essen besteht bis zum heutigen Zeitpunkt fort, belastet sie jedoch heute mehr als früher. Frau K. begann nach der Matura (Abitur) Psychologie zu studieren, brach ihr Studium jedoch nach dem Vordiplom ab, um sich als Sängerin ausbilden zu lassen. Zum Zeitpunkt des Erstgesprächs war sie in Teilzeit am Theater in einer anderen Stadt beschäftigt und gab zusätzlich Gesangsstunden. In letzter Zeit hatte sie sich durch die häufigen Essanfälle derart eingeschränkt gefühlt, dass sie sich bemühte, ihre Engagements im Ausland zu reduzieren. Die Patientin gibt weiter an, dass sie in ihrer Freizeit gerne ins Kino gehe, lese und mit dem Partner und Freunden Gespräche führe.

Frau K. und ihr ebenfalls beruflich sehr engagierter Partner pflegen gemeinsam regen Kontakt mit Freunden, den die Patientin als bereichernd empfindet. Trotzdem fühlt sie sich durch ihre Probleme in ihrer Spontaneität eingeschränkt.

Sie berichtet, dass sie sich eigentlich gerne bewege, dass sie jedoch aufgrund von Hänseleien im Turnunterricht eine Abneigung gegen sportliche Aktivitäten entwickelt habe.

Vereinbarungen zur Vorgehensweise

Die Patientin wird darüber informiert, dass zunächst klinische Interviews durchgeführt werden, um eine genaue Diagnose stellen zu können und Aufschluss über die differentielle Indikation zu bekommen. Gemäß dem Standardvorgehen erhält die Patientin zudem einen Fragebogen zur Person und zur aktuellen Lebenssituation und wird gebeten, diesen zuhause zu bearbeiten. Anschließend wird die Patientin in dieser ersten Therapiephase über die Inhalte der manualisierten Behandlung informiert und kann sich für oder gegen ein Zustandekommen der Therapie entscheiden.

Diagnostische und psychopathologische Befunde

Die Durchführung der klinischen psychologischen Interviews DIPS, SKID II und EDE zeigt, dass eine BES nach DSM-IV sowie eine Panikstörung ohne Agoraphobie (remittiert) und eine Major Depression (mittelmäßig ausgeprägt, remittiert) vorliegen. Aufgrund dieses Beschwerdebildes hatte die Patientin vor vier Jahren einen Psychiater aufgesucht und war während eines Jahres antidepressiv behandelt worden.

Diagnosen
- Binge Eating Disorder (DSM-IV: 307.50)
- Panikstörung ohne Agoraphobie, zur Zeit remittiert (DSM-IV: 309.0; ICD-10: F43.20)
- Major Depression, zur Zeit remittiert (DSM-IV: 296.26; ICD-10: F32.2x)

Im »Fragebogen zum Essverhalten« (FEV) zeigte Frau K. mit einem Skalenwert von 5 Punkten eine mittelmäßig ausgeprägte kognitive Kontrolle des Essverhaltens. Gleichzeitig erwies sich die Störbarkeit des Essverhaltens als sehr stark ausgeprägt (Skalenwert 15) und die Beeinträchtigung durch ständige Hungergefühle und Gelüste als sehr hoch (Skalenwert 12).

Bei der Auswertung der »Fragebogen zur Erfassung der Beurteilung des eigenen Körpers« (FbeK) erwies sich Frau K. bezüglich der Skala zur Einschätzung der eigenen Attraktivität als deutlich beeinträchtigt (Skalenwert 3). In Hinsicht auf die Akzentuierung der eigenen Erscheinung lag sie knapp unter dem erwarteten Normwert von 8 (Skalenwert 7). Die Unsicherheit und Besorgnis bezüglich des eigenen Körpers und das körperliche bzw. sexuelle Missempfinden erwiesen sich hingegen als unauffällig (Skalenwert 2 bzw. Skalenwert 1).

Im »Beck-Angstinventar« (BAI) zeigte Frau K. mit einem Rohwert von 9 Punkten einen unauffälligen Befund. Auch im »Beck-Depressionsinventar« (BDI) stellte der Rohwert von 4 Punkten einen unauffälligen Befund dar.

Im »Fragebogen zur Lebenszufriedenheit« (FLZ) spiegelte sich die deutliche Einschränkung der Lebenszufriedenheit in den Bereichen Beruf, körperliche Leistungsfähigkeit und Schmerzfreiheit wider. Ferner zeigte sich eine deutliche Unzufriedenheit mit folgenden Körperpartien: Bauch, Hüfte, Gesäß und Oberschenkel. Zufriedener als die Referenzstichprobe sah sich Frau K. hingegen in den Bereichen Partnerschaft und Sexualität, Familienleben sowie Energie und Lebensfreude.

Im Vordergrund der von Frau K. geschilderten Probleme steht die BES. Gemeinsam mit der Therapeutin wurde entschieden, die Essstörung im Gruppensetting zu behandeln. Auf diese Weise wurde die ausgeprägte Fähigkeit der Patientin, soziale Kontakte zu knüpfen und sich offen über Probleme zu äußern, genutzt und ihr ermöglicht, vom Austausch in einer Gruppe von Menschen mit ähnlichen Problemen zu profitieren.

Therapieverlauf

Überprüfung und Förderung der Behandlungsmotivation. Frau K. hat oft erlebt, dass sie mit einer Diät nur für eine begrenzte Zeit ihr Gewicht reduzieren konnte und dass sich danach die Essanfälle in ihrer Häufigkeit und Ausprägung verschlimmerten. Sie erklärte sich damit einverstanden, zunächst die Essstörung zu behandeln und erst im Anschluss daran das Übergewicht zu reduzieren.
Zielformulierung. Frau K. formulierte zu Therapiebeginn folgende Ziele:
- Ziel für die Bewältigung der Essanfälle: »Essanfälle verhindern und abbrechen lernen.«
- Ziel für die Bewegungssteigerung: »Mich im Alltag mehr bewegen, dreimal pro Woche mit dem Fahrrad zum Bahnhof fahren.«
- Persönliches Ziel: »Mit meinen Freundinnen über mein Problem sprechen lernen.«

Bezüglich der Bewegungssteigerung ergab sich die Schwierigkeit, dass Frau K. nur über negative Erlebnisse bei gemeinsamen sportlichen Aktivitäten berichten und sich nicht vorstellen konnte, sich in einer Gruppe sportlich zu betätigen. Es wurde mit ihr vereinbart, sich zunächst im Alltag mehr zur bewegen. Sie wurde aufgefordert, nochmals telefonisch mit dem Hausarzt wegen der geplanten Bewegungssteigerung Rücksprache zu halten und bezüglich der Knieschmerzen Protokoll zu führen.

Frau K. integrierte sich schnell in die Gruppe und profitierte von Beginn an vom gegenseitigen Austausch und der Erkenntnis, mit ihren Problemen nicht alleine dazustehen. Die Beziehung zwischen der Therapeutin, Co-Therapeutin und der Gruppe entwickelte sich positiv, und es herrschte bald schon eine kooperative Arbeitsatmosphäre, in der von Beginn an auch Witz und Humor das Klima prägten.
Symptommanagement: Bewältigung von Essanfällen. Frau K. erkannte schnell, dass das Führen des Selbstbeobachtungsprotokolls einerseits viel Arbeit bedeutete, es aber andererseits eine Struktur in ihren Tagesablauf brachte. Dies berichtete sie anlässlich der dritten Sitzung, als sich ein anderes Gruppenmitglied über die große zeitliche Belastung durch das Führen der Selbstbeobachtungsprotokolle beschwerte.

> »Mir ist es auch oft zu viel, jedes Bonbon aufzuschreiben. Trotzdem merke ich, dass mir die Selbstbeobachtung hilft, mehr Ordnung in mein Essen und meinen Tagesablauf zu bringen. Ich esse eher mal etwas früher am Tag, während ich noch vor einiger Zeit bis spät am Nachmittag nichts gegessen habe.«

Frau K. machte die Erfahrung, dass sie durch drei regelmäßige Mahlzeiten Essanfälle verhindern konnte. Zudem ergab sich so wieder die Möglichkeit, abends zusammen mit dem Partner eine gemeinsame Mahlzeit zuzubereiten und zu essen. Bisher hatte sie, wenn sie zuvor einen Essanfall hatte, das Abendessen ausgelassen und später wieder direkt aus dem Kühlschrank gegessen.

Anschließend wurden das ABC-Modell und die Kärtchentechnik eingeführt. Frau K. arbeitete aktiv an der Lösung der Probleme anderer Gruppenmitglieder mit und beschrieb später die »Liegestuhlübung« als eines der wichtigsten Erlebnisse in der Behandlung.

> »Ich fand es viel einfacher, für andere Strategien zu suchen als für mich selbst. Jetzt saß ich da also im Liegestuhl und erlebte, wie die ganze Gruppe für mich Lösungen suchte! Das war ansteckend! Und dafür wollte ich sie belohnen. Nach dieser Gruppenstunde ging ich richtig motiviert nach Hause und fühlte mich darin gestärkt, die Essanfälle zu ›besiegen‹.«

Folgende Stimuluskontrolltechniken erwiesen sich als besonders wirksam:
- Drei regelmäßige Mahlzeiten einführen (unabhängig davon, ob sich die Patientin zuhause oder auswärts verpflegt)
- Mahlzeiten planen und falls keine Möglichkeit bestand, zuhause oder in einem Restaurant zu essen, Mahlzeiten vorbereiten und mitnehmen
- Tagesstruktur einführen (keine Gesangsstunden mehr über Mittag, regelmäßige Pausen, soziale Kontakte auch tagsüber)

Folgende Reaktionskontrollmechanismen halfen der Patientin, Essanfälle zu unterbrechen:
- Das langsame Zählen bis 100 bei Beginn eines Essanfalls
- Das Verlassen des Hauses
- Das Telefonieren mit einer Freundin

Standortbestimmung nach der ersten Behandlungsphase. Bei der Skalierung der Zielerreichung anlässlich der siebten Sitzung stellte Frau K. fest, dass sie im letzten Monat nur noch einen Essanfall gehabt hatte. Außerdem berichtete sie, seit nun ca. vier Wochen regelmäßig dreimal pro Woche den Weg zum Bahnhof mit dem Fahrrad zurückzulegen oder bei schlechtem Wetter ein Stück des Weges zu Fuß zu gehen. Ihre Knieschmerzen hätten sich dabei nicht verschlimmert, sie hat aber auch keine Besserung verspürt.

Auch jetzt noch, nach vier Wochen, kostet es sie viel Überwindung, sich an ihre Zielformulierung zu halten und die körperliche Aktivität macht ihr keine Freude. Sie stellt jedoch fest, dass sie bei ihrer Ankunft am Bahnhof jetzt weniger außer Atem ist und weniger schwitzt. Zudem hat sich ihr Partner bewundernd darüber geäußert, dass sie sich tatsächlich fast bei jedem Wetter auf das Fahrrad setzt.

Es wurde vereinbart, dass die Patientin weiter versuchen sollte, ihr »Bewegungspensum« einzuhalten. Die Zielformulierung wurde bewusst beibehalten, um der Patientin in einem Bereich, der ihr offensichtlich Mühe bereitete und negativ besetzt war, langsam und kontinuierlich Erfolgserlebnisse zu vermitteln.

Bezüglich ihres persönlichen Ziels, mit einer Freundin über ihre Probleme zu sprechen, hat Frau K. erste Versuche gemacht, diese jedoch wieder abgebrochen, bevor sie das für sie heikle Thema angeschnitten hatte. Daraufhin war sie jeweils sehr frustriert, was in früheren Zeiten sicherlich einen Essanfall ausgelöst hätte.

> »Als ich wieder zuhause war, bin ich unheimlich wütend auf mich gewesen. Das gibt es doch nicht, da stehe ich vor einem Publikum und singe, aber mit Andrea über mein wichtigstes Problem zu reden, das packe ich nicht! Ich bin und bleibe doch eine Null. Früher wäre ich jetzt zum Kühlschrank gegangen und hätte begonnen, meinen Frust in mich hineinzustopfen. Wenigstens war das jetzt anders: Ich war mit Andrea beim Mittagessen, war also nicht ausgehungert und wusste jetzt, dass es in solchen Situationen nur eines gab: das Haus verlassen!«

Gemeinsam mit der Gruppe wurde vereinbart, dass Frau K. sich notieren sollte, was sie ihrer Freundin sagen wollte. Diese Notizen sollte sie dann in die nächste Sitzung mitbringen, damit das weitere Vorgehen besprochen werden konnte.

Große Probleme verursachte Frau K. der Anstieg des Körpergewichts von 87 auf 88 Kilogramm, der sich im letzten Monat ergeben hatte. Nachdem sie nun die Essanfälle »in den Griff bekommen habe«, wollte sie nun so schnell wie möglich ihr Körpergewicht reduzieren.

> »Ich hechelte quasi von einem zum anderen Therapieziel! Mein Gewicht war gestiegen, zwar nur um ein Kilo, aber trotzdem war das sehr frustrierend für mich. Da hatte ich doch gemeint, dass ich schon abnehmen würde, wenn ich meine Essanfälle im Griff hätte. Nun war es anders. Ich konnte kaum warten und wollte jetzt sofort wissen, wie ich mein Gewicht reduzieren könnte. Da hat mir die Gruppe geholfen, die mich daran erinnert hat, wie ich, wenn andere einen solchen Durchhänger wegen des Gewichts hatten, reagiert habe: Behandlung der Essstörung vor Behandlung des Übergewichts! Das war schwierig für mich, aber ich beschloss, gemeinsam mit der Gruppe und der Therapeutin, meinen Wunsch abzunehmen noch mindestens bis zur zwölften Sitzung aufzuschieben.«

Es wurde vereinbart, dass Frau K. versuchen sollte, die Erfolge bei der Bewältigung der Essanfälle auch unter der – zu diesem Zeitpunkt – erschwerten Bedingung häufiger Abwesenheiten von zuhause weiter aufrechtzuerhalten. Außerdem wollte sie an der Erreichung ihres persönlichen Ziels arbeiten und ihre Erfolge bei der Bewegungssteigerung beibehalten.

Interventionen zur Veränderung des negativen Körperkonzepts und zum Erkennen und Verändern irrationaler Gedanken. Obwohl die gute Gruppenkohäsion allen Personen den schwierigen Einstieg in das Thema »Umgang mit dem eigenen Körper« erleichterte, berichtete auch Frau K. von starken Angst- und Schamgefühlen. Die gesamte Gruppe empfand diese Therapiephase als sehr anstrengend und belastend, konnte sich jedoch gegenseitig viel wertvolle Information und Unterstützung zukommen lassen und wuchs noch mehr zusammen.

Kurz nach Durchführung der Körperübung II machte Frau K. Urlaub und nahm sich vor, erstmals wieder mit zum Schwimmen an den Strand zu gehen. Als sie von ihrer Ferienreise zurückkehrte, berichtete sie über ein für sie traumatisches Erlebnis.

> »Man stelle sich das vor: ich im Badeanzug und ohne Hemmungen am Strand! Da war ich mächtig stolz auf mich, und Markus und die anderen freuten sich sehr, dass ich mit dabei war. Aber dann, als ich zuhause die Ferienfotos abholte, da wurde mir erst klar, *wie* ich aussehe! Ich habe nur einen Fettfleck auf dem Foto gesehen, nichts als einen Fettfleck im Badeanzug im Gummiboot. Da habe ich beschlossen, das mache ich nie mehr.
>
> Natürlich war ich total frustriert, ging zum Kühlschrank und begann mal wieder alles in mich hineinzustopfen, was da war. Schließlich konnte ich dann aber wieder damit aufhören, bevor mir schlecht wurde, und ich ließ auch das Abendessen nicht aus.«

Die Gruppe war in der Lage, das Tief von Frau K. aufzufangen, denn jedes Gruppenmitglied hatte solche Situationen schon erlebt. Es wurden rege Erfahrungen ausgetauscht.

Viele der dabei automatisch ablaufenden irrationalen Gedanken wie z. B. bei Frau K.: »Ich habe nicht gewusst, dass ich *so* aussehe. Das ist ja furchtbar. Was denken wohl die anderen?« konnten aufgegriffen und in den entsprechenden Sitzungen kritisch hinterfragt und umstrukturiert werden. Frau K. berichtet später in der Besprechung der Übungen für zuhause, dass sie anfangs große Probleme mit dem Vorgehen gehabt habe, dass es ihr aber schließlich gelungen sei, ihre Einstellung zu ändern.

> »Das ging mir nicht in den Kopf! Wieso sollten meine Gedanken irrational sein? Ich konnte doch mein Gewicht und mein Aussehen nicht verleugnen! Geholfen hat mir dann die Erkenntnis, dass ich entweder nie mehr Gummiboot fahren konnte oder versuchen konnte, mich zu akzeptieren, so wie ich bin.
>
> Wie andere in der Gruppe machte ich also das Experiment, wie es mir denn mit einer etwas netteren Einstellung zu mir selbst ginge. Zu Beginn hatte ich oft das Gefühl, mir etwas vorzumachen, dann aber erinnerte ich mich auch daran, was die anderen in der Gruppe zu mir während der Körperübungen gesagt hatten, z. B., dass ich schöne Augen, einen lustigen Mund und eine tolle Ausstrahlung hätte. Ich versuchte also, neben dem Bild von mir auf dem Gummiboot auch immer das Bild von mir, so wie mich die anderen beschrieben hatten, vor meinem inneren Auge entstehen zu lassen.«

Psychoedukation zur Entstehung und Regulation von Übergewicht und realistische Gewichtsziele. Wie vereinbart hatte Frau K. bisher nicht versucht, ihr Gewicht zu reduzieren. Es war ihr gelungen, ihre Erfolge bezüglich der Bewältigung der Essanfälle weiter zu stabilisieren, sodass sie von den Informationen zur Stabilisierung und Regulation des Körpergewichts profitieren konnte.

Frau K. war über den Fettgehalt ihrer täglichen Ernährung erschrocken und beabsichtigte, ihre Ernährung schrittweise umzustellen. In der Gruppe wurden in diesem Behandlungsabschnitt Kochbücher mit fettreduzierten Rezepten ausgetauscht, und es gelang der Patientin, ihren Mahlzeitenplan so zu gestalten, dass nicht mehr fettreiche, sondern kohlenhydratreiche Speisen den Speisezettel zuhause und auswärts dominierten.

Zielerreichungsskalierung, Rückfallprophylaxe, Abschluss und Neustart. In Sitzung 14 wurde eine Zielerreichungsskalierung durchgeführt: Bei Frau K. waren in den letzten vier Wochen keine Essanfälle mehr aufgetreten, sie ernährte sich regelmäßig und ausgewogener als noch vor kurzer Zeit. So hatte sie ihre Vorliebe für exotische Früchte wiederentdeckt und es gelang ihr, das Verlangen nach Süßigkeiten mit regelmäßigem »Früchteverzehr« einzudämmen. Süßes zu essen erlaubte sie sich täglich und es gelang ihr, sich an die vorgegebene Portion zu halten.

Im Hinblick auf die Bewegungssteigerung konnte die Patientin einen weiteren Erfolg verzeichnen. Sie hatte sich an ihr Bewegungspensum gehalten und die Erfahrung gemacht, dass es ihr sogar fehlte, wenn sie nicht Fahrrad fahren konnte. Zudem hatte sie begonnen, gemeinsam mit ihrem Partner Fahrrad zu fahren und stellte fest, dass ihre Kondition sich zu verbessern begann. Kürzlich wurde sie von ihrer Freundin gefragt, ob sie nicht mit ihr schwimmen gehen wolle, was Frau K. jedoch ablehnte. Sie berichtete, dass ihr diese Schwelle noch zu hoch sei, obwohl es ihr nun gelungen sei, mit der Freundin über ihre Essproblematik zu sprechen. Diese habe sehr erstaunt, aber verständnisvoll reagiert und ihr später für das Vertrauen gedankt.

Der nahende Behandlungsabschluss erwies sich für Frau K. als sehr belastend. Als der Umgang mit möglichen Schwierigkeiten besprochen wurde, äußerte sie dann auch ihre Angst, ohne Unterstützung der Gruppe wieder in die alten Muster zurückzufallen. Damit gab sie die Stimmung der meisten Gruppenmitglieder wieder. In der Sitzung wurde daraufhin gemeinsam erarbeitet, welchen Anteil die Gruppe an den Erfolgen hatte und welchen Anteil jeder Einzelne durch seine Arbeit und den Transfer in den Alltag verzeichnen konnte.

> »Ich hatte große Angst, als die Therapie aufhörte. Plötzlich hatte ich in meinen Augen alles der Gruppe und den Therapeutinnen zu verdanken. Ich fühlte mich wieder winzig. Da hat es mir besonders geholfen, als die Therapeutinnen klargemacht haben, dass sie es mir und den anderen zutrauen, mit Problemen umzugehen. Auch gut für mich war, mir gleich wieder Ziele zu setzen. So machte ich mir klar, dass jetzt etwas Neues beginnen würde und nicht alles zu Ende war.«

Das Körpergewicht von Frau K. betrug zum Zeitpunkt der letzten Sitzung wieder 87 Kilogramm und sie strebte eine weitere Reduktion um ca. 3 Kilogramm in den nächsten sechs Monaten an. Nachdem das Körpergewicht noch bei der Standortbestimmung in der siebten Sitzung von zentraler Bedeutung gewesen war, konnte die Patientin dieses Thema nun gelassener angehen und stellte fest, dass es keine Priorität hatte, schnell Gewicht zu verlieren, sondern unter vermehrter Belastung keine Essanfälle zu bekommen – und das Gewicht langsam zu reduzieren.

Folgende Schwierigkeiten wurden mit Frau K. vorweggenommen:
- Unregelmäßige Ernährung in Zeiten mit vermehrtem beruflichem Engagement
- Vernachlässigung des körperliches Trainings
- Hemmungen, das Gespräch über die Essstörung mit der Freundin aufzunehmen

Frau K. war der Überzeugung, dass die von ihr erworbenen Strategien zur Problembewältigung ausreichend seien. Gemeinsam mit der Gruppe erarbeitete die Patientin folgende Ziele für die Phase nach Behandlungsabschluss:
- **Ziel für die Bewältigung der Essanfälle.** »Regelmäßige, ausgewogene Ernährung, Gewicht in den nächsten sechs Monaten langsam um ein halbes Kilogramm im Monat senken.«
- **Ziel für die Bewegungssteigerung.** »Dreimal pro Woche mit dem Fahrrad zum Bahnhof fahren, am Wochenende eine körperliche Betätigung alleine oder mit Partner durchführen.«
- **Persönliches Ziel.** »Gespräch über meine Essstörung weiterführen.«

Im Anschluss an die letzte Sitzung wurden die Termine für die Auffrischungssitzungen vereinbart.

Therapieerfolge

Als abschließende Bemerkung sei erwähnt, dass die Patientin regelmäßig zu den Auffrischungssitzungen erschien und ihre Erfolge konstant halten oder weiter ausbauen konnte. Es gelang ihr auch, innerhalb eines halben Jahres 3 Kilogramm abzunehmen. Sie berichtete zudem, sich vorgenommen zu haben, nun doch einmal mit der Freundin zum Schwimmen zu gehen. Seit es ihr gelingt, besser über ihre Probleme zu sprechen, hat auch die Freundin begonnen, mehr über sich und ihre Schwierigkeiten zu berichten. So fühlt sich Frau K. nicht mehr so unterlegen und schäme sich auch weniger, sich vor der Freundin zu zeigen.

Anlässlich der letzten Auffrischungssitzung informierte Frau K. die Gruppe zudem, dass sie nun ihr Gewicht nicht mehr weiter reduzieren könne, da sie im zweiten Monat schwanger sei.

12.2 Frau N. (Einzelsetting, Kurzversion mit 8 Sitzungen): Essanfälle zur Spannungsreduktion

Aktuelle Problemlage und Lebenssituation

Frau N. stellt sich im Vorgespräch mit einem Körpergewicht von 100 Kilogramm und einer Körpergröße von 165 cm (BMI = 35) vor. Die 25-jährige Patientin wirkt im Erstgespräch schüchtern und in sich gekehrt. Sie spricht nur, wenn sie dazu aufgefordert wird und nimmt selten Blickkontakt auf. Auf Fragen zu ihrer Person antwortet sie nur knapp, blickt meist zur Seite und sagt: »Ich weiß nicht.«

Sie kommt auf Überweisung eines Psychiaters mit der Empfehlung: »Es liegen bei Frau N. keine somatischen Folgeerkrankungen vor, Herz-Kreislauf, Cholesterin-, Lipid- und Zuckerwerte sind unauffällig und das Übergewicht ist psychogen bedingt. Frau N. sollte ambulant psychotherapeutisch behandelt werden.«

Frau N. berichtet, dass sie geschockt sei, dass ihr Körpergewicht nun die 100-Kilogramm-Grenze überschritten habe. Sie hat bereits mehrere Diäten durchgeführt. Zuletzt hat sie bei einer Organisation für Übergewichtige auch ca. 10 Kilogramm Gewicht abgenommen, konnte dies jedoch nicht halten. Die Essanfälle sind nach dieser Diät noch häufiger aufgetreten. Sie ist früher ab und zu in ein Fitnessstudio gegangen. Heute wagt sie dies jedoch nicht mehr, aus Angst, ausgelacht zu werden. Die Patientin bemerkt weiter, dass ihr »das Essen zum Gräuel geworden« sei, sie »stopfe entweder alles unkontrolliert in sich hinein«, oder sie versuche, möglichst lange nichts zu essen, was ihr jedoch nicht gelinge. Ihre Gedanken drehen sich, sobald sie nicht beschäftigt ist, ständig um Essen, insbesondere um Süßigkeiten. Wenn sie dann abends einmal zu essen beginnt, so stopft sie »Süßes und Salziges durcheinander und unkontrolliert« in sich hinein. Aufhören kann sie nur, wenn ihr übel ist. Während des Essens ist sie ein bisschen entlastet, sobald sie jedoch damit aufhört, stehen die Schuldgefühle sofort »vor der Tür«. Seit ca. einem Jahr treten die Essanfälle nicht nur abends nach dem Arbeiten, sondern auch dann auf, wenn sie Konflikte mit der Mutter hat oder sich in sozialen Beziehungen unsicher fühlt. Anschließend ist das Gefühl der Insuffizienz immer besonders ausgeprägt: »Nicht mal einen Konflikt kann ich lösen, ohne dass ich nachher alles in mich hineinstopfen muss! Immer wieder bringt mich meine Mutter dazu, mir weh zu tun!«

Anamnese und Biographie

Frau N. wurde in Südamerika geboren. Sie berichtet über eine glückliche Kindheit und darüber, dass sie besonders zum Vater ein enges Verhältnis hatte. Als sie 14 Jahre alt war, starb ihr Vater plötzlich an Herzversagen. Kurz darauf entschloss sich ihre Mutter, mit der Patientin und dem zwei Jahre älteren Bruder nach Deutschland zurückzukehren. Diese Ereignisse erlebte die Patientin besonders deshalb als traumatisch, da die Beziehung zur Mutter schon immer gespannt und von Missverständnissen geprägt war. Frau N. zog sich mit ihrem Kummer zurück und isolierte sich von der Familie.

In dieser Zeit begann Frau N., unkontrolliert große Mengen an Nahrung in kurzer Zeit zu sich zu nehmen. In ihrer Kindheit war Frau N. normalgewichtig, nach dem Tod ihres Vaters und dem Beginn regelmäßiger Essanfälle stieg das Gewicht jedoch stetig an. In den letzten zwei Jahren traten fast täglich Essanfälle auf, meistens abends nach der Arbeit. Frau N. ist durch das Gefühl des Kontrollverlusts und dem ständigen Gewichtsanstieg stark verunsichert.

Die Patientin berichtet zudem, dass ihr Vater ebenfalls mit Übergewicht gekämpft habe. Ihre Mutter sei immer »gertenschlank« und – solange sie denken könne – auf Diät gewesen. Auch wenn sie nie direkt von der Mutter bezüglich ihres Körpergewichts kritisiert wurde, so hat diese immer durchblicken lassen, dass ein schlanker und schöner Körper für eine Frau etwas Erstrebenswertes sei.

Frau N. absolvierte eine Ausbildung als kaufmännische Angestellte und nahm eine Stelle in der angrenzenden Schweiz an. An ihrem Arbeitsplatz fühlt sie sich wohl, ist jedoch fachlich unterfordert. In ihrer Freizeit besucht sie mit großem Engagement verschiedene Sprachkurse. Als wichtigste Interessensgebiete gibt die Patientin »im Internet surfen« und »Sprachen lernen« an.

Aufgrund von Differenzen mit der Mutter zog Frau N. nach Abschluss ihrer Ausbildung in eine eigene Wohnung. Bereits nach einem halben Jahr zog sie jedoch wieder zur Mutter zurück, da ihr die finanzielle Belastung zu groß war und sie sich zudem in der eigenen Wohnung isoliert und einsam fühlte.

Frau N. verfügt über einen kleinen Freundeskreis, den sie intensiv pflegt. Sie erlebt ihre zwischenmenschlichen Kontakte als belastend, da sie ständig unsicher ist, ob sie vom jeweiligen Interaktionspartner akzeptiert wird. Immer wieder wird sie in solchen Situationen auch von automatischen Gedanken, wie z. B. »Die denken sicher, was ich wohl von denen will, so dick und hässlich wie ich bin!«, gequält. Beziehungen zu Männern hat es bisher gar nicht gegeben. Aufgrund ihres Aussehens würde sie auch nicht wagen, einen solchen Kontakt von sich aus aufzunehmen oder auf ein Kontaktangebot einzugehen.

Frau N. berichtet, dass sie in ihrer Kindheit sehr gerne Sport getrieben habe, vor allem sei sie viel geschwommen. Aufgrund ihres Übergewichts hat sie in den letzten Jahren jedoch nicht mehr gewagt, sich in einem Trainings- oder Badeanzug unter die Leute zu begeben. Deshalb treibt sie seit ca. vier Jahren überhaupt keinen Sport mehr.

Vereinbarungen zur Vorgehensweise

Mit der Patientin wird vereinbart, dass zunächst klinische Interviews durchgeführt werden, die genauen Aufschluss über Diagnose und differentielle Indikationsstellung geben sollen. Sie erhält zudem einen Fragebogen zur Person und zur aktuellen Lebenssituation und wird gebeten, diesen zuhause zu bearbeiten. In dieser ersten Therapiephase wird die Patientin zudem über das Vorgehen im Rahmen der manualisierten Behandlung informiert und kann sich für oder gegen ein Zustandekommen der Therapie entscheiden.

Diagnostische und psychopathologische Befunde

Die Durchführung der klinischen psychologischen Interviews DIPS, SKID II und EDE zeigt deutlich, dass eine BES sowie eine Anpassungsstörung mit depressiver Stimmung nach DSM-IV vorliegt.

> **Diagnosen**
> ▶ Binge Eating Disorder (DSM-IV: 307.50)
> ▶ Anpassungsstörung mit depressiver Stimmung (DSM-IV: 309.0; ICD-10: F43.20)

Bei der Auswertung des »Fragebogens zum Essverhalten« (FEV) erwies sich die kognitive Kontrollierbarkeit des Essverhaltens bei Frau N. mit einem Skalenwert von

2 Punkten als sehr gering ausgeprägt. Gleichzeitig zeigten sich eine stark ausgeprägte Störbarkeit des Essverhaltens (Skalenwert 11) und eine starke Beeinträchtigung durch ständige Hungergefühle und Gelüste (Skalenwert 10).

Beim »Fragebogen zur Erfassung der Beurteilung des eigenen Körpers« (FbeK) wies Frau N. bezüglich der Skala zur Einschätzung der eigenen Attraktivität einen extrem niedrigen Wert (Skalenwert 1) auf. Auch bezüglich der Akzentuierung der eigenen Erscheinung lag sie unter dem erwarteten Normwert von 8 (Skalenwert 4). Die Unsicherheit und Besorgnis im Hinblick auf den eigenen Körper und das körperliche bzw. sexuelle Missempfinden erwies sich als deutlich ausgeprägt (Skalenwert 6 bzw. Skalenwert 5).

Mit einem Rohwert von 5 Punkten zeigte Frau N. einen unauffälligen Befund beim »Beck-Angstinventar« (BAI). Beim »Beck-Depressionsinventar« (BDI) erreicht Frau N. einen Rohwert von 18 Punkten, was einer klinisch relevanten Ausprägung einer depressiven Stimmung entspricht.

Im »Fragebogen zur Lebenszufriedenheit« (FLZ) bezeichnete Frau N. insbesondere die Bereiche Gesundheit, Wohnsituation, Partnerschaft und Sexualität, Energie und Lebensfreude sowie die körperliche Belastbarkeit als – im Vergleich zur Norm – deutlich eingeschränkt. Zudem war die Patientin mit folgenden Körperpartien äußerst unzufrieden: Kinn, Hals, Busen, Taille, Bauch, Hüfte, Gesäß und Oberschenkel.

Die BES steht im Vordergrund der von der Patientin angeführten Beschwerden. Die Schwierigkeiten und Unsicherheiten im Sozialkontakt sowie die Konflikte mit der Mutter beeinträchtigen jedoch auch die affektive Befindlichkeit von Frau N. Aufgrund dieser Problemlage wäre eine Gruppenbehandlung der BES indiziert. Da es der Patientin jedoch aus terminlichen Gründen nicht möglich war, an einer Gruppenbehandlung teilzunehmen, erfolgte die Behandlung nach Manual im ambulanten Einzelsetting.

Therapieverlauf

Überprüfung und Förderung der Behandlungsmotivation. In der Einführungs- und Motivationssitzung wurde deutlich, dass die Patientin sich mit dem therapeutischen Vorgehen – Behandlung der Essstörung vor Behandlung des Übergewichts – einverstanden erklären konnte. Die Reaktion der Mutter auf den Entschluss der Patientin, die Therapie zu beginnen, wurde in der Sitzung als mögliche Schwierigkeit antizipiert und der Umgang damit geübt. Tatsächlich wurde von der Mutter das Argument angeführt, dass diese Art der Behandlung eine Verzögerung der so notwendigen Gewichtsreduktion darstelle, und sie empfahl ihrer Tochter, mit ihr gemeinsam Diät zu halten. Die Patientin meisterte diese Situation, reagierte jedoch auf das Unverständnis der Mutter mit vermehrten Essanfällen. Diese Situation trat auch später in der Behandlung immer wieder auf.

Zielformulierung. Frau N. formuliert zu Therapiebeginn folgende Ziele:
▶ Ziel für die Bewältigung der Essanfälle: »Essanfälle meistens verhindern, ansonsten unterbrechen können. Wenn einmal ein Essanfall auftritt, nicht entmutigen lassen.«

▶ Persönliches Ziel: »Mich regelmäßig zweimal wöchentlich eine halbe Stunde bewegen, Fahrrad fahren oder Walking.«

Es gelang Frau N. nicht von Anfang an, alle Stufen zur Zielerreichung konkret zu definieren. Diese Lücken wurden in den darauffolgenden Sitzungen gefüllt.

Symptommanagement: Bewältigung von Essanfällen. Die Einführung des Selbstbeobachtungsprotokolls gestaltete sich schwierig. Zum einen scheute Frau N. den großen Aufwand und zum anderen befürchtete sie, andere könnten sie beim Ausfüllen des Protokolls beobachten. Später berichtete sie jedoch, dass dieses Vorgehen für sie hilfreich gewesen sei.

> »Mir ist es am Anfang etwas rätselhaft vorgekommen, als es hieß, ich sollte ein Esstagebuch führen und die Essattacken protokollieren, da es wieder einmal für mich bedeutete, einer unglaublich peinlichen Situation ausgesetzt zu sein. Erst viel später erkannte ich den Grund dieser Methode: die Früherkennung einer ›heiklen‹ Situation, die zu einem Essanfall führen könnte. Im Nachhinein gebe ich zu, dass mir diese Taktik doch ein paar Essanfälle erspart hat.«

Auf der Grundlage der Selbstbeobachtungsprotokolle zum Essverhalten wurden das ABC-Modell und die Notfallkärtchentechnik eingeführt. Hier hätte die Zusammenarbeit in einer Therapiegruppe das Vorgehen erleichtert. Im Einzelsetting musste die Patientin alle Strategien selbst erarbeiten und hatte auch nicht die Gelegenheit, sich als kompetente Unterstützung anderer zu erleben. Trotzdem konnte Frau N. von dieser Therapiephase profitieren und stellte für sich Strategien zusammen, die sie regelmäßig anwenden konnte. Als besonders hilfreich erwiesen sich Stimuluskontrolltechniken wie z. B. die vorzeitige Organisation sozialer Kontakte an Wochenenden und das Einhalten regelmäßiger Mahlzeiten auch an freien Tagen. Auch bestimmte Reaktionskontrolltechniken stellten sich als effektiv heraus: das »Hinauszögern« von Essanfällen, das Schneiden der Lebensmittel vor dem Verzehr sowie das Stellen eines Weckers, um zu versuchen, den Essanfall abzubrechen.

Frau N. erlebte das Erarbeiten individueller Bewältigungsstrategien als sehr wichtig für den Behandlungsverlauf.

> »Während der Sitzungen sind mir Möglichkeiten aufgezeigt worden, wie ich in bestimmten Situationen reagieren kann, damit ich nicht in ›gefährliche‹ Situationen gerate, in denen es leicht zu einem Essanfall kommen könnte. Ich finde es auch wichtig, dass ich zusammen mit dem Therapeuten einzelne Strategien erarbeitet habe, um Essanfälle hinauszuzögern bzw. sie zu vermeiden, denn diese Auswege mussten auf mein Leben abgestimmt sein und nicht aus irgendeinem Buch ›abgeschrieben‹ werden.«

Standortbestimmung. Anlässlich der sechsten und zweitletzten Sitzung der Kurztherapie konnte die Patientin feststellen, dass sie seit Beginn der Behandlung immer seltener und schließlich nur noch ca. einmal alle zwei Wochen einen Essanfall hatte. Kritische Situationen bestanden weiterhin, wenn es Konflikte im zwischenmenschlichen Bereich – besonders mit der Mutter – gab. In solchen Situationen gelang es ihr nur selten, ihre Insuffizienzgedanken zu unterdrücken, was immer wieder Essanfälle auslöste.

Hinsichtlich des persönlichen Ziels war es der Patientin gelungen, ihre körperliche Aktivität zu steigern und ca. zweimal pro Woche mit dem Fahrrad zur Grenze zu fahren, von wo aus sie die öffentlichen Verkehrsmittel bis zu ihrem Arbeitsort nutzte. Seit Behandlungsbeginn nahm sie auch bei der Arbeit die Treppe und stellte nach sieben Wochen fest, dass sie nun beim Treppensteigen weniger außer Atem kam. Die Patientin äußerte den Wunsch, sich gemeinsam mit anderen körperlich zu betätigen, wagte es jedoch nicht, sich einem Sportclub anzuschließen.

Interventionen zum Erkennen und Verändern irrationaler Gedanken. Ebenfalls in der sechsten Sitzung wurde in Anlehnung an das kognitive Modell mit der Patientin der Zusammenhang von Gedanken, Gefühlen und Verhalten am Beispiel der Einstellung zum Körpergewicht erarbeitet. Typische dysfunktionale Kognitionen waren z. B.: »Keiner würde mit einer übergewichtigen Frau reden, geschweige denn mit ihr Kontakt oder eine Beziehung aufnehmen, wenn er wählen kann«, oder: »So dick und hässlich wie ich bin, bin ich nicht liebenswert«, oder: »Wenn ich es nicht schaffe, endlich Gewicht zu reduzieren, habe ich versagt«. Diese Gedanken lösten Angst, Scham und Wut bzw. Ekel gegenüber sich selbst aus. Als Konsequenz vermied Frau N., mit anderen Personen in Kontakt zu treten oder alleine etwas zu unternehmen. Sie zog sich immer mehr zurück, isolierte sich und verstärkte so die Unzufriedenheit mit sich selbst, aber auch die Konflikte mit der Mutter. Gemeinsam mit der Patientin wurde in der sechsten und schwerpunktmäßig in der siebten Sitzung nach Möglichkeiten gesucht, die irrationalen Gedanken zu erkennen und zu verändern. Sie versuchte, automatische Gedanken bezüglich der geringen Attraktivität ihrer Person und ihres Körpers, die bisher ein gelasseneres Auftreten in Sozialkontakten verhinderten, zu unterbrechen und funktionalere Gedanken entgegenzusetzen wie z. B.: »Die Wertschätzung meiner Person hängt nicht vom Körpergewicht ab. Ich habe die Wahl, mich zu verstecken und alles beim Alten zu lassen oder aktiv etwas zu ändern.« Anlässlich eines zufälligen Zusammentreffens mit einem für sie attraktiven jungen Mann machte die Patientin die Erfahrung, dass sie in der Lage war, ein interessantes Gespräch zu führen, ohne ständig von Insuffizienzgefühlen und -gedanken gestört zu werden. Dennoch zeigte sich, dass die negative Einstellung zu sich selbst und zum eigenen Körper nach wie vor sehr häufig und in den verschiedensten Situationen auftrat und ihr oftmals im Wege stand. Frau N. nahm sich vor, die automatischen Gedanken für sich weiter zu protokollieren und im Anschluss an die störungsspezifische Behandlung ihrer Essstörung weiter zu verfolgen.

Rückfallprophylaxe, Abschluss und Neustart. In der achten und letzten Sitzung wurde eine Zielerreichungsskalierung durchgeführt: Im Umgang mit Essanfällen konnte Frau N. ihr Ziel erreichen. Es traten nur noch selten Essanfälle auf (ca. einmal im Monat), die von der Patientin jeweils rasch unterbrochen werden konnten. Es gelang ihr auch, solche vereinzelten »Ausrutscher« auf eine günstige Weise zu bewerten und zu bewältigen.

Was das persönliche Ziel (Bewegungssteigerung) betraf, ordnete sich die Patientin auf der Zielerreichungsskala im oberen Drittel ein. Im Verlauf der Behandlung konnten gemeinsam Strategien erarbeitet werden, die es Frau N. ermöglichten, sich für eine Walkinggruppe anzumelden und die Trainingseinheiten regelmäßig zu besuchen. Die Patientin erlebte die körperliche Aktivität zu Beginn als physisch und emotional sehr belastend. In den Sitzungen wurden ihre Erfahrungen regelmäßig besprochen und ihre Bemühungen, das Training durchzuhalten, verstärkt und gelobt. Nun hatte sich Frau N. bei einem Gymnastikkurs für Übergewichtige angemeldet und konnte bereits über einen gewissen Trainingseffekt berichten.

In der letzten Sitzung der aktiven Behandlungsphase formulierte sie ihre Ziele folgendermaßen:
▶ Ziel für die Bewältigung der Essanfälle: »Essanfälle meistens verhindern, ansonsten unterbrechen können. Wenn einmal ein Essanfall auftritt, nicht entmutigen lassen. Außerdem regelmäßige, ausgewogene Ernährung mit dem Ziel, das Gewicht in den nächsten sechs Monaten stabil zu halten.«
▶ Persönliches Ziel (Bewegungssteigerung): »Regelmäßige sportliche Betätigung im Gymnastikkurs.«

Mögliche Schwierigkeiten wurden antizipiert (Wiederauftreten von Essanfällen, unregelmäßiges Essverhalten, Automatische Gedanken) und die erarbeiteten Bewältigungsstrategien wiederholt.

Nach Abschluss der letzten Sitzung wurde vereinbart, dass die Patientin nach ein, zwei, drei, sechs und zwölf Monaten zu Auffrischungssitzungen kommen sollte.

Therapieerfolge
Die Patientin beschrieb die von ihr erreichten Fortschritte im Verlauf der Therapie folgendermaßen:

Vor der Behandlung	Nach der Behandlung
▶ Selbstbewusstsein = Fremdwort	▶ Selbstbewusstseinssteigerung
▶ Unkontrollierte Essanfälle	▶ Gelernt, Essanfälle zu vermeiden, nach Möglichkeit abzubrechen oder hinauszuschieben
▶ Gestopft bis mir schlecht wurde	
▶ Keine Bewegung	▶ Über die Therapie einen Walkingkurs abgeschlossen und einen Gymnastikkurs angefangen
▶ Anmeldung zu einem Sportkurs wäre zu peinlich gewesen	
▶ Habe mich nur als dick gesehen und sonst nichts	▶ Lerne, dass meine Persönlichkeit nicht von meinem Gewicht abhängt
▶ War der Meinung, dass ich, weil dick, nicht wertvoll bin	▶ Lerne, dass ich eine übergewichtige Frau bin, die trotzdem »wertvolle« Eigenschaften besitzt

»Wenn ich mich und meine Situation anschaue vor und jetzt, während der Therapie, kann ich nur Verbesserungen feststellen und zwar in jedem Zusammenhang. Obwohl man mir erklärt hat, woraus die Therapie besteht, hatte ich insgeheim gehofft, dass ich meine Geschichte darlegen würde, und dass ich am Schluss sozusagen ein Rezept bekomme, um Essattacken völlig zu vermeiden und somit ein glückliches Leben führen zu können. Ich bin froh, dass sich mein Wunsch nicht erfüllt hat.

Während der Sitzungen sind mir Möglichkeiten aufgezeigt worden, wie ich in bestimmten Situationen reagieren kann, damit ich nicht in für mich gefährliche Situationen gerate, in denen es leicht zu einer Essattacke kommen könnte. Ich finde es auch wichtig, dass wir zusammen einzelne Strategien erarbeitet haben, um Essattacken hinauszuzögern bzw. sie zu vermeiden, denn diese Auswege mussten auf mein Leben abgestimmt sein und nicht aus irgendeinem Buch ›abgeschrieben‹ werden.

Die Therapie hat nur Gutes bei mir bewirkt, und ich glaube, dass ich sagen kann, dass die Therapie mein Fels in der Brandung war. Ich weiß nicht, wo ich jetzt wäre ohne sie.

Anhang

Verzeichnis der Arbeitsmaterialien

AB 1	Instruktionen zum Verhalten in der Gruppe	169
AB 2	Informationen zur Entstehung und Aufrechterhaltung der BES	170
AB 3	Informationen zur Entstehung, Aufrechterhaltung und Behandlung von Übergewicht	172
AB 4	Informationen zu Körpergewicht und Body Mass Index	173
AB 5	Instruktionen zur Selbstbeobachtung des Essverhaltens	174
AB 6	Selbstbefragungsbogen zur Motivation	175
AB 7	Behandlungsvertrag	176
AB 8	Selbstbeobachtungsprotokoll zum Essverhalten	177
AB 9	Instruktionen zur Festlegung von Zielen und Teilzielen	178
AB 10	Beispiel für eine Zielerreichungsskalierung	179
AB 11	Zielerreichungsskala für Essverhalten	180
AB 12	Zielerreichungsskala für Bewegungsverhalten	181
AB 13	Zielerreichungsskala für ein weiteres persönliches Ziel	182
AB 14	Instruktionen zur Bewegungssteigerung	183
AB 15	Instruktionen zur Bewegungssteigerung am Beispiel »Walking«	184
AB 16	Instruktionen zum Erstellen eine Mahlzeitenplans	185
AB 17	Instruktionen zur Anwendung des ABC-Modells	186
AB 18	Leitfragen für die Anwendung des ABC-Modells	187
AB 19	Selbstbeobachtungsbogen zur Anwendung des ABC-Modells	188
AB 20	Instruktionen zu den Auslöserkontrolltechniken	189
AB 21	Liste angenehmer Tätigkeiten	191
AB 22	Instruktionen zu den Reaktionskontrolltechniken	193
AB 23	Instruktionen zur Anwendung von Notfallkärtchen	194

AB 24	Beispiel für das Erstellen von Notfallkärtchen	195
AB 25	Selbstbeobachtungsbogen zur Anwendung von Notfallkärtchen	196
AB 26	Instruktionen zu den Körperübungen I und II	197
AB 27	Informationen zum Körperbild	199
AB 28	Instruktionen zur Veränderung irrationaler Gedanken	200
AB 29	Informationen zur Entstehung von Übergewicht	201
Ab 30	Informationen zur Regulation des Körpergewichts	202
AB 31	Informationen zur ausgewogenen Ernährung	203
AB 32	Tipps zur ausgewogenen Ernährung	205
AB 33	Instruktionen zur Bewältigung von Schwierigkeiten	208
AB 34	Instruktionen zum Behandlungsende	209
AB 35	Beispiel für eine Zielerreichungsskalierung zum Behandlungsende	210
AB 36	Zielerreichungsskala für das Behandlungsende	211

Arbeitsblatt 1 | **Instruktionen zum Verhalten in der Gruppe**

▶ **Erscheinen Sie regelmäßig und pünktlich zu den Gruppensitzungen!**
Gruppenbehandlungen sind dann wirksam, wenn alle Teilnehmer anwesend sind und die zur Verfügung stehende Zeit gut genutzt werden kann. Zudem sind Gruppenbehandlungen vor allem dann für Sie da, wenn es Ihnen nicht gut geht und Sie Unterstützung brauchen, nicht nur dann, wenn Sie über Erfolge berichten können!

▶ **Hören Sie aufmerksam zu!**
Es fällt auf, wenn Sie nicht zuhören und stattdessen aus dem Fenster sehen, mit den Augen rollen oder einem Tagtraum nachhängen. Es wird auch für Sie wichtig sein, dass die anderen in der Gruppe Ihnen zuhören, also machen Sie den Anfang!

▶ **Werten Sie nicht!**
Erster Grundsatz zur Zusammenarbeit in einer Gruppe soll der sein, dass sich alle akzeptieren. Alle Gruppenmitglieder sollen lernen, aufbauende Kritik zu üben. Beispiel:
Äußerung eines Gruppenmitglieds: »Ich habe das Gefühl, dass mir diese Gruppe nicht helfen kann.«
Wertende Kritik: »Das sind doch bloß Entschuldigungen.«
Aufbauende Kritik: »Können wir etwas tun, damit sich das ändert?«

▶ **Seien Sie ein aktives Gruppenmitglied!**
Sein Sie nicht »geizig«, und lassen Sie die anderen an Ihren Problemen, aber auch an Ihren Stärken teilhaben!

▶ **Teilen Sie den Platz mit anderen!**
Natürlich ist es wichtig auszusprechen, was Sie beschäftigt. Es ist jedoch ebenfalls Aufgabe jedes Gruppenmitglieds, den anderen Zeit zu lassen, um zu überlegen und das Wort zu ergreifen. Überprüfen Sie Ihr Verhalten in diesem Punkt, und denken Sie daran, den Platz zu teilen!

▶ **Unterstützen Sie die anderen!**
Ein paar aufrichtende Worte, eine Geste oder ein Blick können viel bewirken. Versuchen Sie, bei Schwierigkeiten eines anderen Gruppenmitglieds Unterstützung und Verständnis zu signalisieren!

Mitglied einer Gruppe zu sein, bedeutet, Verantwortung für andere zu übernehmen und anderen Unterstützung zukommen zu lassen bzw. selbst von der Unterstützung anderer profitieren zu können.

Wenn unsere Gruppe gut zusammenarbeitet, profitieren alle und das Resultat kann eine langfristige Normalisierung des Essverhaltens sein!

Arbeitsblatt 2 | Informationen zur Entstehung und Aufrechterhaltung der BES (S. 1/2)

Im Modell zur Entstehung und Aufrechterhaltung der Binge-Eating-Störung (BES) wird zwischen vorbestehenden Bedingungen einerseits sowie auslösenden und aufrechterhaltenden Bedingungen andererseits unterschieden.

Vorbestehende Bedingungen
Unter vorbestehenden Bedingungen versteht man Lebensumstände, die für das Entstehen der Essanfälle mitverantwortlich sein können. Dazu gehören Übergewicht in der Familie und Kindheit sowie Faktoren, die die Entwicklung von Übergewicht und Adipositas in der Kindheit begünstigen. Diese Faktoren können über den Ess-, Ernährungs- und Bewegungsstil der Familie vermittelt werden. Aber auch soziale Benachteiligung und Hänseleien in Zusammenhang mit Figur und Gewicht innerhalb und außerhalb der Familie gelten als zusätzliche Faktoren bei der Entstehung der BES.

Des Weiteren zählen Belastungen in der Familie oder der nahen Umgebung (z. B. familiäre Probleme, psychische Erkrankung eines Elternteils, belastende Ereignisse und Erfahrungen) zu denjenigen Faktoren, die die Entwicklung einer psychischen Störung – mitunter einer BES – begünstigen können. Das Zusammenwirken aller – oder eines Teils – der genannten vorbestehenden Bedingungen trägt unter Mitwirkung der auslösenden beziehungsweise aufrechterhaltenden Bedingungen zur Entwicklung einer BES bei.

Auslösende und aufrechterhaltende Faktoren
Das Auftreten von Essanfällen wird durch das Vorhandensein von Belastungen (kritische Lebensereignisse, andauernde psychische Belastungen) begünstigt. Dabei spielen vor allem zwischenmenschlichen Belastungen eine wichtige Rolle. Ist der Glaube, die Belastungen selbst reduzieren zu können resp. die Probleme lösen zu können, gering, so wirkt sich dies negativ auf die Einschätzung der eigenen Person aus. In solchen Situationen kann die Kontrolle über das Essverhalten zusammenbrechen und ein Essanfall die einzige Möglichkeit sein, Anspannung und negative Gefühle zu reduzieren. Ein kohlenhydratarmer und fettreicher Ernährungsstil begünstigt bei gleichzeitiger Anfälligkeit auf Stress die Wahrscheinlichkeit, auf belastende Situationen mit Essanfällen zu reagieren (durch kohlenhydratreiche Nahrung kann hingegen die Stressanfälligkeit verringert werden). Ebenso fördert ein rigides (auf strengen Diätregeln basierend) Essverhalten das Auftreten von Essanfällen. Ein ungünstiger Ess- und Ernährungsstil trägt somit mitunter zum Auftreten der Essanfälle bei. Das Auftreten von Essanfällen wird zusätzlich dadurch gefördert, dass Hinweisreize, die in Zusammenhang mit Nahrung stehen (z. B. Geruch oder Anblick von Lebensmitteln, spezifische Stimmungen und/oder Befindlichkeiten) körperliche und seelische Reaktionen hervorrufen, die schlussendlich in einem unwiderstehlichen Drang zum Essen münden.

Arbeitsblatt 2 — Informationen zur Entstehung und Aufrechterhaltung der BES (S. 2/2)

Nicht ein alleiniger Faktor, sondern das individuelle Zusammenspiel der oben genannten vorbestehenden sowie auslösenden und aufrechterhaltenden Bedingungen trägt zur BES bei. Damit Sie Ihre Essstörung verstehen und bewältigen können, ist es deshalb wichtig, dass Sie sich selbst genau beobachten und herausfinden, welches bei Ihnen die für die BES relevanten Bedingungen und Auslöser sind.

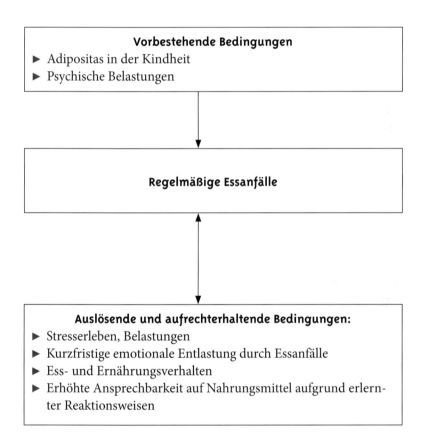

Arbeitsblatt 3 — Informationen zur Entstehung, Aufrechterhaltung und Behandlung von Übergewicht (S. 1/2)

Bei der Entstehung und Aufrechterhaltung von Übergewicht spielen sowohl erbliche Voraussetzungen als auch gesellschaftliche und persönliche Bedingungen eine Rolle.

Vorbestehende Bedingungen
Zu den vorbestehenden Bedingungen gehören die erblichen Voraussetzungen, die zu mehr als 50 Prozent für die Entstehung von Übergewicht verantwortlich sind. Erbliche Veranlagungen beeinflussen den Stoffwechsel, d. h. die Art und Weise, wie die Nahrung im Körper aufgenommen, verwertet und abgebaut wird. Es wird angenommen, dass jeder Mensch ein erblich vorgegebenes Körpergewicht hat; deshalb kann das Gewicht langfristig nur innerhalb einer festgelegten Grenze verändert werden.

Auslösende Bedingungen
Die auslösenden Bedingungen für die Entstehung von Übergewicht hängen hauptsächlich mit der Lebensweise zusammen. Dabei nehmen Ernährungs- und Essgewohnheiten sowie das Ausmaß an körperlicher Bewegung eine wichtige Funktion ein: In Industrieländern gibt es ein riesiges Angebot an Nahrungsmitteln, und es werden mehr fettreiche und weniger kohlenhydratreiche Nahrungsmittel als früher verzehrt. Gleichzeitig ist heutzutage im Alltag weniger Bewegung nötig. Sie hat ihren Platz höchstens noch in der Freizeit.

Aufrechterhaltende Bedingungen
Unsere Lebensweise steht in krassem Gegensatz zum Schönheitsideal unserer Gesellschaft, das ein niedriges Körpergewicht vorschreibt. Übergewichtige Menschen stehen unter einem ständigen Druck, weil sie dem Schönheitsideal nicht entsprechen. Viele entwickeln ein negatives Bild von ihrem eigenen Körper und von sich selbst. Die meisten übergewichtigen Menschen haben bereits unzählige Diätversuche hinter sich. Die bei Diäten übliche Einteilung von Nahrungsmitteln in »erlaubt« und »verboten« kann aber langfristig nicht durchgehalten werden. Früher oder später kommt es zu Kontrolleinbrüchen, die sich in Essanfällen äußern können. Der Verlust der Kontrolle sowie die Unzufriedenheit mit dem eigenen Aussehen können zu Schuld- und Schamgefühlen führen.

Behandlung von Übergewicht
Realistische Gewichtsziele sind das A und O jeder Behandlung von Übergewicht. Dabei gilt, dass durch die langfristige Umstellung der Ernährungs- und Bewegungsgewohnheiten eine Verringerung des Körpergewichts von 5 bis 10 Prozent erreicht werden kann!

Arbeitsblatt 4 — Informationen zu Körpergewicht und Body Mass Index

Das Körpergewicht wird aufgrund der Berechnung des *Body Mass Index* (*BMI*) in Unter-, Normal- und Übergewicht sowie Adipositas eingeteilt. Der BMI wird folgendermaßen berechnet:

$$BMI = \frac{\text{Körpergewicht (kg)}}{\text{Körpergröße (m)} \times \text{Körpergröße (m)}}$$

Beispiel: Bei einem Körpergewicht von 103 Kilo und einer Größe von 1,72 Metern beträgt der BMI rund 35 (103 : 1,72 × 1,72 = 35).

Tragen Sie Ihr aktuelles Gewicht und Ihre Körpergröße in die Formel ein, um den BMI zu bestimmen!

$$BMI = \frac{\boxed{} \text{ kg}}{\boxed{} \text{ m} \times \boxed{} \text{ m}}$$

Einteilung aufgrund des BMI:

BMI = 18,5–24,9	Normalgewicht
BMI = 25,0–29,9	Übergewicht
BMI = 30,0–34,9	Adipositas Grad I
BMI = 35,0–39,9	Adipositas Grad II
BMI ›40	Extreme Adipositas, Grad III

Es wurde bereits erwähnt, dass in dieser Behandlung die Gewichtsabnahme nicht das Hauptziel ist. So sollten Sie sich zunächst keine Gewichtsziele setzen, sondern sich vor allem auf die Besserung Ihrer Essstörung konzentrieren!

Die Stabilisierung des Körpergewichts und die schrittweise Gewichtsabnahme wird zu einem späteren Zeitpunkt im Vordergrund stehen.

Arbeitsblatt 5 | **Instruktionen zur Selbstbeobachtung des Essverhaltens**

Selbstbeobachtung

Warum?

Das Führen des Selbstbeobachtungsprotokolls bedeutet eine zeitliche Belastung, und es bedeutet viel Aufwand, es langfristig durchzuführen. Aus folgenden Gründen ist die Selbstbeobachtung des Essverhaltens jedoch ein zentraler Bestandteil der Behandlung:
- ▶ Das problematische Essverhalten wird genau erfasst und Ihnen sowie Ihrem Therapeuten zugänglich gemacht.
- ▶ Das Essverhalten kann, wenn Sie es beobachten, nicht länger automatisch ablaufen. Sie erlangen also wieder Kontrolle über ihr Essverhalten.

Nehmen Sie Ihr Selbstbeobachtungsprotokoll bitte überall mit! Nur so können Sie immer gleich, nachdem Sie etwas gegessen und getrunken haben, einen Eintrag machen.

Bringen Sie bitte die Selbstbeobachtungsprotokolle in jede Therapiestunde mit. Wir werden Ihre Eintragungen in jeder Sitzung besprechen.

Wie?

Gehen Sie bitte folgendermaßen vor:
- ▶ Verwenden Sie jeden Tag ein neues Protokollblatt (Arbeitsblatt 8).
- ▶ In Spalte 1 notieren Sie die *Uhrzeit*, zu der Sie etwas gegessen haben.
- ▶ In Spalte 2 schreiben Sie auf, *was* Sie genau gegessen und getrunken haben. Es geht nicht darum, den Kaloriengehalt zu notieren, sondern möglichst genau die Menge und Art der Nahrungsmittel, die Sie gegessen haben, festzuhalten. Machen Sie Ihren Eintrag, sobald Sie etwas gegessen oder getrunken haben. Ihr Gedächtnis täuscht Sie schon wenige Stunden später!
- ▶ In Spalte 3 notieren Sie, *wo* Sie gegessen haben. Wenn Sie sich zuhause aufhalten, schreiben Sie bitte auf, in welchem Zimmer Sie waren.
- ▶ In Spalte 4 halten Sie fest, ob es sich um einen *Essanfall* handelte (große Menge in kurzer Zeit; Gefühl, keine Kontrolle mehr zu haben, wahllos durcheinander und schnell essen bis zu unangenehmem Völlegefühl). Wenn Sie einen Essanfall hatten, vermerken Sie einen Stern.
- ▶ In Spalte 5 notieren Sie, ob Sie nach dem Essen oder nach dem Essanfall *Gegenmaßnahmen* eingeleitet haben, also ob Sie erbrochen oder Abführmittel bzw. Entwässerungsmedikamente eingenommen haben usw.
- ▶ In den Spalten 6, 7 und 8 halten Sie fest, welche *Gedanken und Gefühle* Sie *vor*, *während* und *nach dem Essen* hatten. Wenn Sie an diesem Tag wichtige Ereignisse oder intensive Gefühle erlebt haben, tragen Sie diese bitte auch hier ein. Tun Sie dies bitte auch, wenn Sie nicht glauben, dass es einen Zusammenhang mit Ihrem Essverhalten gibt.

| Arbeitsblatt 6 | Selbstbefragungsbogen zur Motivation |

Für und Wider meiner Teilnahme am Behandlungsprogramm

Name/Datum

....

Dafür spricht …

....
....
....
....
....
....
....
....

Dagegen spricht …

....
....
....
....
....
....
....
....
....

Arbeitsblatt 7 — **Behandlungsvertrag**

Behandlungsvertrag

Ich bin ausführlich über die Möglichkeiten und Grenzen der Behandlung der Binge-Eating-Störung informiert worden. Die Therapeutin/der Therapeut und die Co-Therapeutin/der Co-Therapeut haben mich über den Zeitaufwand, den die Teilnahme an der Behandlung mit sich bringt (ca. 1 bis 1,5 Stunden pro Tag), in Kenntnis gesetzt, und ich bin bereit und in der Lage, diese Anforderung zu erfüllen.

Zudem wurde ich über die Bedeutung der Bewegungssteigerung im Behandlungsprogramm informiert und bin bereit, die nötige Zeit und Anstrengung zu investieren.

....

Datum/Unterschrift

| Arbeitsblatt 8 | Selbstbeobachtungsprotokoll zum Essverhalten |

Datum Wochentag

Uhrzeit	Lebensmittel und Getränke	Ort	Essanfall	Erbrechen oder andere Gegenmaßnahmen	Gefühle und Gedanken		
					vorher	während	nachher

| **Arbeitsblatt 9** | Instruktionen zur Festlegung von Zielen und Teilzielen |

Ziele und Teilziele festlegen

Warum?
Das Festlegen von Zielen und Teilzielen hat mehrere Vorteile:
- Sie können Ihr Augenmerk auf künftige kleine und größere Erfolgserlebnisse richten.
- Die Zielsetzungen dienen als »roter Faden«, der hilft, auch bei Schwierigkeiten den Weg nicht aus den Augen zu verlieren.
- Die Zielerreichungsprotokolle zeigen immer wieder auf, dass das Verändern von überdauernden Verhaltensweisen schrittweise vorwärtsgeht, und dass auch Schritte zurück dazugehören.
- Mit der Selbstbeobachtung haben Sie auch außerhalb der Gruppe die Möglichkeit, Rückmeldungen über Fortschritte und Schwierigkeiten zu erhalten!

Wie?
Formulieren Sie bitte ein Ziel zum Thema Umgang mit Essanfällen und ein zweites Ziel bezüglich der regelmäßigen Bewegung. Wenn Sie unabhängig von den Bereichen Essanfälle und Bewegung mit der Behandlung ein weiteres Ziel erreichen möchten, so notieren Sie es bitte ebenfalls.
- Auf den Arbeitsblättern 11 bis 13 sehen Sie eine sogenannte Zielerreichungsskala. Auf dieser notieren Sie bitte zuoberst – beim Punkt Ziel – Ihre persönliche Zielsetzung, die sie erreichen möchten.
- Sie werden feststellen, dass es manchmal schwerer fällt, alle drei Zwischenschritte zu benennen, als das Ziel zu formulieren. Überlegen Sie sich bitte, an welchen konkreten Veränderungen Sie Fortschritte ablesen können. Welche Schritte zum Ziel können Sie jetzt schon angeben?
- Achten Sie beim Benennen der Ziele immer darauf, dass Sie erreichbare Ziele setzen. Am vorliegenden Beispiel (Arbeitsblatt 10) können Sie das Vorgehen nochmals nachvollziehen.

Überlegen Sie sich bitte abschließend, wo Sie sich jetzt auf Ihrer Zielerreichung befinden und machen Sie dort ein Kreuz.
- Nehmen Sie die Zielerreichungsskala von jetzt an anlässlich jeder zweiten Therapiesitzung vor. Wenn Sie das jeweilige Kreuz mit einem Datum versehen, dann können Sie die Veränderungen über die Zeit besser nachvollziehen!
- Zum Abschluss der ersten Behandlungsphase werden wir in der Gruppe gemeinsam eine Zielerreichungsskalierung durchführen und Strategien für Situationen erarbeiten, die noch Schwierigkeiten bereiten.

Arbeitsblatt 10 | Beispiel für eine Zielerreichungsskalierung

Ziele setzen und erreichen – auf dem Weg zum Bewältigen von Essanfällen …

Ziel ← **Ich kann Essanfälle bewältigen!**

2 — Es gelingt mir immer besser, Essanfälle zu unterbrechen oder zu verhindern. Wenn trotzdem ein Essanfall auftritt, dann lasse ich mich nicht beirren und fühle mich nicht mehr so schuldig!

1 — Ich nehme drei fixe Mahlzeiten und zwei Zwischenmahlzeiten ein und halte keine Diät mehr, auch wenn ein Essanfall aufgetreten ist.

–1 — Wenn ein Essanfall auftritt, weiß ich meistens weshalb.

Arbeitsblatt 11 | **Zielerreichungsskala für Essverhalten**

Ziele setzen und erreichen – auf dem Weg zum Bewältigen von Essanfällen ...

Mein persönliches Ziel:

Ziel

2

1

–1

Notieren Sie Ihr Ziel und die Schritte auf dem Weg dazu! Denken Sie bitte daran, konkrete und erreichbare Ziele und Zwischenziele zu formulieren!

Arbeitsblatt 12 | **Zielerreichungsskala für Bewegungsverhalten**

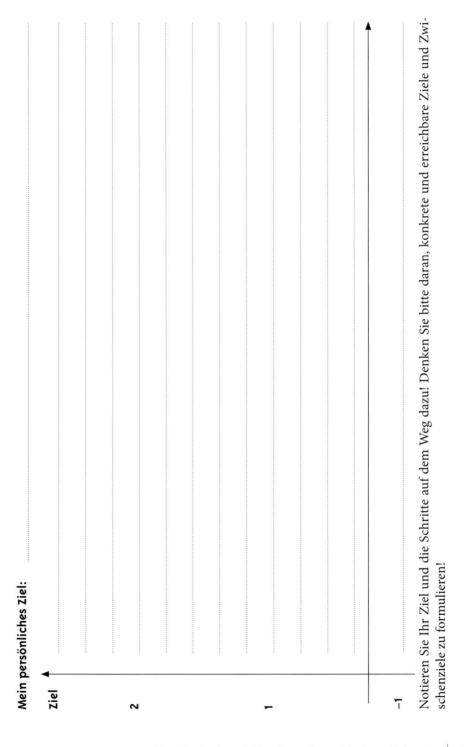

Ziele setzen und erreichen – auf dem Weg zur Bewegungssteigerung …

Mein persönliches Ziel:

Ziel

2

1

−1

Notieren Sie Ihr Ziel und die Schritte auf dem Weg dazu! Denken Sie bitte daran, konkrete und erreichbare Ziele und Zwischenziele zu formulieren!

Arbeitsblatt 13 | Zielerreichungsskala für ein weiteres persönliches Ziel

Ziele setzen und erreichen – auf dem Weg zu …

Mein persönliches Ziel:

Ziel

2

1

−1

Notieren Sie Ihr Ziel und die Schritte auf dem Weg dazu! Denken Sie bitte daran, konkrete und erreichbare Ziele und Zwischenziele zu formulieren!

Arbeitsblatt 14 | Instruktionen zur Bewegungssteigerung

Bewegungssteigerung

Warum?

Die Steigerung der körperlichen Aktivität ist eine wichtige Komponente der Behandlung der BES. Wir leben jedoch in einer »sitzenden« Gesellschaft, und es ist oftmals schwierig, diese Gewohnheiten zu verändern. Deswegen sollen Sie genau wissen, warum es für Sie günstig sein kann, mehr Bewegung in den Alltag zu integrieren!

- Regelmäßige Bewegung hilft, den Appetit zu regulieren.
- Eine Steigerung der Bewegung führt zu einer Verbesserung der körperlichen Leistungsfähigkeit (z. B. erhöhte Arbeitsleistung des Herzens, Senkung des Blutdrucks und -zuckers) und des Körpergefühls (positiver Bezug zum Körper).
- Bewegung bietet zudem Ablenkung und Entspannung, verbessert das Selbstwertgefühl und macht nach einer ersten Durststrecke auch Spaß!
- Mehr Bewegung oder Sport verhilft dazu, eigene Hemmschwellen abzubauen und Erfolgserlebnisse verbuchen zu können.
- Mehr Bewegung führt zu einer Verringerung der mit dem Übergewicht verbundenen Gesundheitsrisiken.
- Bewegungssteigerung erhöht langfristig den Energieverbrauch (Grundumsatz, Vergrößerung der Muskelmasse) und hilft, das Gewicht zu stabilisieren oder zu reduzieren.

Wie?

Nicht nur das Einführen von geeigneten Sportarten, sondern auch das Steigern der Bewegung im Alltag bringt Sie dem Ziel näher, Ihren Alltag in Schwung zu bringen! Nehmen Sie öfter die Treppe, gehen Sie mehr zu Fuß, benutzen Sie das Fahrrad oder die Rollerskates!

Und denken Sie daran, es braucht Zeit, Übung und Geduld, bis sich die ersten Erfolge einstellen. Ein Trainingseffekt ist erst nach ca. vier Wochen regelmäßiger Übung von ca. 15 Minuten dreimal die Woche zu erwarten. Also halten Sie durch!

| Arbeitsblatt 15 | Instruktionen zur Bewegungssteigerung am Beispiel »Walking« |

Wie durch Walking der Alltag in Bewegung kommt ...

▶ Das Walking soll in kleinen Schritten gesteigert werden, bis das Ziel, 45 Minuten pro Tag ohne Anstrengung zügig gehen zu können, erreicht ist.
Beginnen Sie damit, dreimal in der Woche ca. 15 Minuten langsam zu »walken«. Diese Bewegung wird erst dann um jeweils 5 Minuten pro Tag erweitert, wenn Sie das Pensum von dreimal 15 oder einmal 45 Minuten zügig ohne Überanstrengung bewältigen konnten.

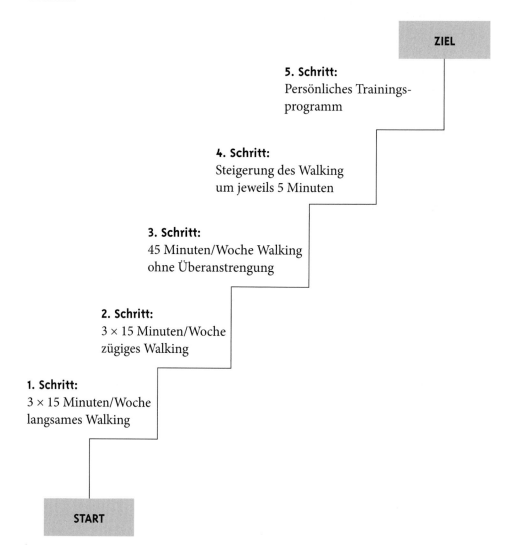

| Arbeitsblatt 16 | Instruktionen zum Erstellen eines Mahlzeitenplans |

Mahlzeitenplan erstellen

Warum?

Das Einführen eines Mahlzeitenplans ist aus verschiedenen Gründen wichtig:
- Ein möglichst genauer Plan wird es Ihnen einfacher machen, bewusst zu essen und die Mahlzeiten bewusst zu genießen.
- Indem Sie drei Haupt- und zwei bis drei Zwischenmahlzeiten einnehmen, kontrollieren Sie Ihr Essverhalten und nicht umgekehrt *der Drang nach Nahrung* Sie!
- Eine regelmäßige und ausgewogene Ernährung ist eine wichtige Voraussetzung für eine Normalisierung des Essverhaltens: Der Mahlzeitenplan hilft Ihnen also dabei, das Auftreten der Essanfälle zu verringern.

Wie?

Das Einführen und Einüben einer neuen Gewohnheit fordert Geduld und Zeit. Denken Sie daran, dass ihr Tagesablauf und somit Ihr Mahlzeitenplan an Arbeitstagen und am Wochenende unterschiedlich aussehen kann. Nachfolgend finden Sie Anleitungen zum Erstellen und Einhalten des persönlichen Mahlzeitenplans.
- Planen Sie drei Hauptmahlzeiten und zwei bis drei Zwischenmahlzeiten pro Tag ein!
- Zwischen den einzelnen Mahlzeiten sollten nicht mehr als drei Stunden liegen (Ausnahme nachts)!
- Versuchen Sie, zwischen den Mahlzeiten so wenig wie möglich zu essen!
- Lassen Sie keine Mahlzeiten aus, auch wenn Sie einen Essanfall hatten!
- Planen Sie ausgewogene Mahlzeiten und versuchen Sie nicht, Kalorien einzusparen. Es geht in erster Linie darum, dass Sie regelmäßig essen und nicht darum, wie viel Sie essen.
- Sparen Sie keine Lebensmittel aus. Wenn es Lebensmittel gibt, die Sie sich immer wieder verbieten (z. B. Schokolade oder Spaghetti, Wurstwaren, Süßigkeiten oder Ähnliches), so planen Sie diese bewusst in den Mahlzeitenplan ein!
- Denken Sie aber auch daran, Obst, Gemüse und Salat in den Mahlzeitenplan mit einzuplanen, und vergessen Sie auch Beilagen, wie z. B. Reis, Kartoffeln, Nudeln oder Getreide nicht!

| Arbeitsblatt 17 | Instruktionen zur Anwendung des ABC-Modells |

ABC-Modell des Verhaltens anwenden

Warum?
Das ABC-Modell hat verschiedene Funktionen:
- Mit »bloßem Auge« sind die Ursachen eines Essanfalls oft nicht ersichtlich, es entsteht das Gefühl, es sei »einfach mit einem geschehen«. Das ABC-Modell hilft, Situationen zu erkennen, in denen immer wieder Essanfälle auftreten.
- Das Entschlüsseln von kritischen Situationen zeigt auf, wo neue Bewältigungsstrategien nötig sind.
- Das ABC-Modell hilft Ihnen, Risikosituationen, in denen Essanfälle auftreten können, zu erkennen. Im Behandlungsverlauf können Sie sich damit auf Situationen, in denen Sie Gefahr laufen, Rückschritte zu erleben, vorbereiten. Vielleicht wenden Sie es später auch auf Situationen an, die nicht nur mit dem Essverhalten direkt zu tun haben?

Wie?
Die Bezeichnung ABC-Modell steht für:
- **A = Auslöser**
- **B = Problemverhalten** (also das Verhalten, das Sie verändern wollen)
- **C = Konsequenzen der Handlungskette**

Notieren Sie bitte alles, was Ihnen zu einer bestimmten Situation in den Sinn kommt. Nichts ist unwichtig oder eine Bagatelle!

Wenden Sie das ABC-Modell bei jedem Essanfall, möglichst gleich im Anschluss daran, an. Tragen Sie immer eine Kopie bei sich!

- Bitte zählen Sie unter dem Buchstaben **A** alle Punkte auf, die dazu beigetragen haben, dass es überhaupt zu einem Essanfall gekommen ist. Das können z. B. die Tageszeit, ein Konflikt mit dem Partner, Hungergefühle, ein vorheriger Essanfall, Traurigkeit oder Langeweile sein.
- Unter dem Punkt **B** halten Sie bitte Ihr Verhalten während des Essanfalls fest; also alles, was geschehen ist, nachdem der Essanfall bereits begonnen hat. Beschreiben Sie, wo der Essanfall stattgefunden hat, in welchem Zimmer Sie waren, ob jemand anderes da war, wie lange es gedauert hat, was Sie in welcher Reihenfolge gegessen haben usw.
- Unter Punkt **C** notieren Sie die Folgen des Essanfalls, d. h., was Sie nach dem Essanfall gemacht haben, welche Gedanken Ihnen durch den Kopf gegangen sind, und was Sie dabei gefühlt haben.

© Munsch • Biedert • Schlup: Binge Eating. Weinheim: Beltz, 2011

| Arbeitsblatt 18 | Leitfragen für die Anwendung des ABC-Modells |

Was von A bis C bei Essanfällen alles geschehen kann ...

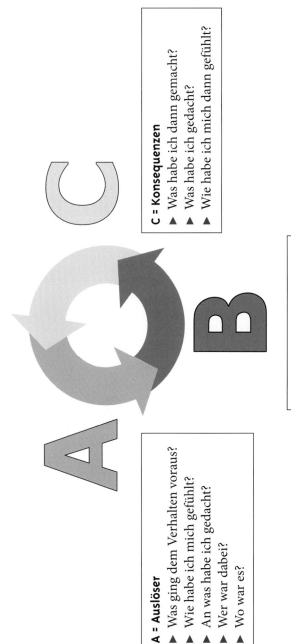

A = Auslöser
- Was ging dem Verhalten voraus?
- Wie habe ich mich gefühlt?
- An was habe ich gedacht?
- Wer war dabei?
- Wo war es?

B = Verhalten
- Was geschah wann?
- Wie lange dauerte es?
- War jemand dabei?
- Wo war es?
- Was habe ich in welcher Reihenfolge gegessen?

C = Konsequenzen
- Was habe ich dann gemacht?
- Was habe ich gedacht?
- Wie habe ich mich dann gefühlt?

| Arbeitsblatt 19 | Selbstbeobachtungsbogen zur Anwendung des ABC-Modells |

Was von A bis C bei Essanfällen alles geschehen kann ...

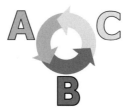

A = Auslöser

B = Verhalten

C = Konsequenzen

Arbeitsblatt 20 | **Instruktionen zu den Auslöserkontrolltechniken** (S. 1/2)

Auslöserkontrolltechniken anwenden

Warum?

Unter *Auslöser* (A im ABC-Modell) versteht man die auslösenden Bedingungen, denen ein bestimmtes Verhalten folgt. Auslöserkontrolltechniken haben folgende Funktionen:
- Vermeiden von Auslösern von Essanfällen. Denn es ist einfacher, Risikosituationen für Essanfälle im Voraus zu vermeiden als sie zu bewältigen, wenn sie auftreten.
- Auslöserkontrolltechniken tragen dazu bei, mehr Kontrolle über die eigenen Essgewohnheiten zu erlangen.

Wie?

Sie haben nun gelernt, mit dem ABC-Modell Risikosituationen für das Auftreten von Essanfällen zu erkennen, und Sie haben eine Liste mit Auslösern für Essanfälle erstellt. Als nächsten Schritt geht es nun darum, wie Sie persönlich Essanfälle verhindern können. Es zahlt sich aus, im Voraus Bewältigungsstrategien für Risikosituationen zu planen. Denken Sie aber daran, dass Sie Strategien zur Verfügung haben sollten, die Sie zuhause, bei der Arbeit oder auswärts anwenden können. In der folgenden Liste finden Sie Vorschläge, die anderen Teilnehmer geholfen haben, Essanfälle zu verhindern. Notieren Sie aber bitte auch eigene Strategien.

Auslöserkontrolltechniken

- Mahlzeitenplan einhalten
- Bewusst essen: während des Essens nichts anderes tun, immer am gleichen Ort essen, nur am gedeckten Tisch essen
- Nur mit vollem Magen einkaufen gehen
- Immer mit einer Einkaufsliste einkaufen gehen
- Bei Angst vor Kontrollverlust nur mit wenig Geld einkaufen gehen
- Nahrungsmittel, die während der Essanfälle gegessen werden, nur in kleinen Mengen zuhause vorrätig haben, gesunde, kalorienarme Snacks in Reichweite halten
- Für kritische Zeitpunkte im Tagesablauf angenehme Tätigkeiten einplanen, die verhindern, dass es zu Essanfällen kommt (Zeitung lesen, telefonieren, Verabredungen frühzeitig planen usw.)

Arbeitsblatt 20 | **Instruktionen zu den Auslöserkontrolltechniken** (S. 2/2)

Andere Auslöserkontrolltechniken: *Notieren Sie hier Ihre eigenen Strategien!*

Arbeitsblatt 21 **Liste angenehmer Tätigkeiten** (S. 1/2)

Auf der folgenden Liste finden Sie Vorschläge für angenehme Tätigkeiten. Bitte lesen Sie die Liste zunächst sorgfältig durch und wählen Sie dann aus, welche Tätigkeiten für Sie passend und angenehm sein könnten. Wenn Ihnen weitere angenehme Tätigkeiten einfallen, dann notieren Sie diese zusätzlich. Stellen Sie diese Tätigkeiten anschließend auf einem Kärtchen zusammen; dann können Sie sie anwenden!

Sie können die Tätigkeiten auch im Laufe der Zeit auswechseln und durch geeignetere ersetzen. Überlegen Sie sich, welche angenehmen Tätigkeiten Sie bei unterschiedlichen Gelegenheiten (Alltag, Feierabend, Wochenende) durchführen können. Denken Sie daran, auch diese Strategien können nur wirksam werden, wenn Sie langfristig und regelmäßig angewendet werden!

- Einen Spaziergang an der frischen Luft machen
- Die Hände unter kühles Wasser halten
- Den Duft von Blumen riechen
- Ein Tier streicheln
- Zu einem Musikstück tanzen
- Ein gut riechendes Bad nehmen
- Die Sonne auf der Haut spüren
- Ein Gedicht lesen
- Wandern gehen
- An einem Gespräch teilnehmen
- Skifahren
- Ins Kino gehen
- Eine schöne CD hören
- Ein Konzert besuchen
- In der Bibliothek ein spannendes Buch aussuchen
- Eine Kerze anzünden
- Einen Menschen umarmen
- Einen Brief schreiben
- Schwimmen gehen
- Eine interessante Zeitschrift kaufen
- Das Gesicht in den Regen halten
- Das Zimmer umstellen
- Im Garten arbeiten
- Eine Freundin oder einen Freund anrufen
- Blumen pflücken oder kaufen
- Jemandem ein kleines Geschenk machen

Arbeitsblatt 21 Liste angenehmer Tätigkeiten (S. 2/2)

Eigene Vorschläge für angenehme Tätigkeiten:

....

....

....

....

....

....

Folgende angenehme Tätigkeiten möchte ich regelmäßig anwenden:

....

....

....

....

....

....

....

....

....

....

....

....

....

| Arbeitsblatt 22 | Instruktionen zu den Reaktionskontrolltechniken |

Reaktionskontrolltechniken anwenden

Warum?

Bei den Reaktionskontrolltechniken geht es darum, in kritischen Situationen so zu reagieren, dass Sie einen Essanfall doch noch verhindern oder abbrechen können.

▶ Wenn das Verlangen nach Essen zunimmt, entsteht das Gefühl, dass es immer stärker werden würde, wenn nicht gegessen wird. Tatsächlich verhält sich jedoch das Verlangen nach Essen wellenförmig. Das heißt, es steigt an und bricht dann wie eine Meereswelle wieder zusammen. Gelingt es Ihnen, den Essanfall hinauszuzögern, so werden Sie erleben, wie die Stärke des Verlangens langsam nachlässt (s. Abb.).

▶ Essanfälle treten oft in Situationen auf, in denen Frustration, Leere, Traurigkeit, Ärger oder Langeweile empfunden wird. Das Frustessen, manchmal einziger Ausweg aus diesen Situationen, soll bei der Methode der Reaktionskontrolle durch andere, wenn möglich angenehme Tätigkeiten ersetzt werden.

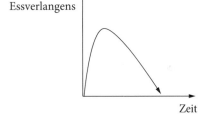

▶ Je konkreter Sie vorplanen, welche angenehme Tätigkeit Sie in welcher Situation anwenden werden, desto besser sind Sie auf kritische Situationen vorbereitet und können Ihre Reaktionen selbst steuern.

Wie?

Im Folgenden sehen Sie unsere Vorschläge für Reaktionskontrolltechniken aufgeführt. Zudem finden Sie eine Auswahl von angenehmen Tätigkeiten, die mit Essen nichts zu tun haben. Bestimmt finden Sie darunter etwas, was Sie tun können, wenn Sie außerhalb Ihres Mahlzeitenplans ein Verlangen nach Essen haben!

Denken Sie daran, dass Sie Strategien benötigen, die Sie zuhause, bei der Arbeit und unterwegs ausführen können!

Reaktionskontrolltechniken

▶ Bei steigendem Essverlangen vor Beginn des Essanfalls laut auf 120 zählen
▶ Den Essanfall so lange wie möglich hinauszögern (Aufschubdauer regelmäßig protokollieren)
▶ Den Ort des Geschehens verlassen und sich ablenken (Musik hören, singen, das Haus verlassen, mit jemandem sprechen, mit jemandem telefonieren, laut Zeitung lesen)
▶ Mit Besteck essen
▶ Gelingt es vorerst nicht, die Strategien durchzuführen, dann bei Beginn des Essanfalls einen Wecker auf fünf Minuten stellen und danach nochmals versuchen, die Strategien einzusetzen (bei ausbleibendem Erfolg Vorgehen wiederholen)

Arbeitsblatt 23 | **Instruktionen zur Anwendung von Notfallkärtchen**

Notfallkärtchen erstellen

Warum?

Der nächste Schritt besteht nun darin, Situationen, in denen Essanfälle auftreten, nicht nur zu erkennen, sondern auch zu bewältigen.

- In Krisensituationen ist es oft unmöglich, geeignete Bewältigungsmöglichkeiten zu finden. Wenn Sie jedoch jetzt ein Notfallkärtchen erstellen und planen, was Sie das nächste Mal anders machen möchten, dann steigen Ihre Chancen, erfolgreich einen Schritt weiterzukommen!
- Ein Notfallkärtchen kann man überall bei sich tragen und es hilft, sich daran zu erinnern, dass man nicht hilflos ausgeliefert ist.
- Sie können für unterschiedliche Situationen passende Notfallkärtchen erstellen, so sind Sie immer gewappnet.
- Notfallkärtchen können immer wieder verändert und so Ihren Fortschritten angepasst werden.

Wie?

Der Sinn dieser Kärtchen besteht darin, dass Sie diese möglichst dort dabei und sichtbar haben, wo die Risikosituation üblicherweise stattfindet. Wenn die Risikosituation darin besteht, zuhause nach Feierabend Essanfälle zu bekommen, dann gehört das Kärtchen in die Küche. Wenn Sie aber Schwierigkeiten damit haben, beim Arbeiten dem Drang nach Essen zu widerstehen, dann befindet sich das Notfallkärtchen idealerweise in Ihrer Tasche usw. Indem Sie überlegen, wo Sie es brauchen, bereiten Sie sich bereits auf die Risikosituation vor. So fällt es Ihnen leichter, sich an das Kärtchen oder das, was darauf steht, zu erinnern. Vermutlich brauchen Sie für verschiedene Risikosituationen verschiedene Kärtchen!

- Benutzen Sie Arbeitsblatt 24 und 25 und erstellen Sie für verschiedene Risikosituationen passende Notfallkärtchen.
- Bringen Sie die Notfallkärtchen immer in die Sitzung mit, sodass Sie neue Anregungen oder Ideen notieren können. Möglicherweise müssen Sie Ihr Vorgehen auch öfter verändern!

Arbeitsblatt 24 | **Beispiel für das Erstellen von Notfallkärtchen**

Immer dasselbe? – Oder wie man Essanfälle bewältigen lernen kann …

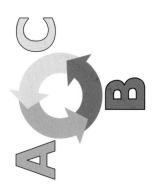

A = Auslöser
Feierabend

B = Verhalten
Esse unkontrolliert, schnell und viel

C = Folgen
Fühle mich miserabel, hat alles keinen Sinn!

Notfallkärtchen:
- Abendessen früh oder einen Snack vor dem Abendessen einplanen
- Aktivitäten für die Zeit bis zum Abendessen planen: Bad nehmen, spazieren gehen, Zeitung lesen, Telefonat erledigen . . .
- Wenn es trotzdem passiert: ruhig bleiben, Ort des Geschehens verlassen!
- Mich fragen: Was läuft hier ab?
- Auf 120 zählen
- Wecker alle fünf Minuten stellen
- Mich ablenken: singen, laut Zeitung lesen, Musik hören, eine Freundin anrufen
- Weniger machen, von dem, was schadet: mich nicht abwerten!

Arbeitsblatt 25 — Selbstbeobachtungsbogen zur Anwendung von Notfallkärtchen

Immer dasselbe? – Oder wie man Essanfälle bewältigen lernen kann ...

A = Auslöser

B = Verhalten

C = Folgen

Notfallkärtchen:

Tragen Sie die auslösenden Faktoren, das Verhaltensmuster selbst und die Folgen eines Essanfalls ein und denken Sie sich je eine bis höchstens drei Bewältigungsstrategien aus!

| Arbeitsblatt 26 | Instruktionen zu den Körperübungen I und II (S. 1/2) |

Körperübungen I und II durchführen

Warum?

Bereits als Kinder beginnen wir, ein Bild von unserem eigenen Körper zu entwickeln. Dieses wird nicht nur durch uns selbst, sondern auch durch unser Umfeld und Einflüsse der Gesellschaft geprägt. Bei vielen Menschen, die unter Essstörungen und Übergewicht leiden, ist das Körperbild negativ gefärbt, das heißt, sie fühlen sich im eigenen Körper unwohl. Diese Haltung beeinflusst, wie sich die Person als Ganzes beurteilt und wie sie im Kontakt mit anderen Menschen auftritt. Viele haben den Eindruck, an ihnen seien ausschließlich die überflüssigen Kilos maßgeblich. Folglich wird versucht, sich zu verstecken und weder durch Äußeres noch durch die Wesensart aufzufallen. Im Kontakt mit anderen Menschen können solche Menschen sich oft nicht entspannen und fühlen sich unwohl.

Sie können sich sicher vorstellen, dass diese Einstellung zu sich selbst sich nicht nur darauf auswirkt, wie man Kontakt aufnimmt, sondern auch, wie andere auf einen reagieren ...

Die Körperübungen haben folglich zum Ziel, verschiedene, negative *und* positive Eigenschaften des eigenen Körpers wahr- und annehmen zu können.

▶ Die Unzufriedenheit mit dem eigenen Körper oder der ganzen Person kann einen Auslöser für Essanfälle darstellen. Bei der Behandlung der Binge-Eating-Störung muss somit auch dieser Auslöser bearbeitet werden.

▶ Die Frustration über den eigenen Körper oder die ganze Person kann zu Traurigkeit, Ärger oder depressiver Stimmung führen und wirkt sich negativ auf die Motivation aus, langfristig Verhaltensänderungen aufrechtzuerhalten.

Wie?

Im Folgenden wird das Vorgehen bei den Körperübungen I und II in der achten und neunten Sitzung beschrieben.

Körperübung I: Kärtchenübung

▶ Ein Teilnehmer überlegt sich spontan mindestens drei und höchstens fünf Eigenschaften, die ihm zum eigenen Körper einfallen (z. B. Haare, Augen, Haut, Körperfülle, Körperpartien, Art der Bewegung, Körpersprache, Gesichtsausdruck).
  → Diese Eigenschaften werden auf ein Karteikärtchen geschrieben.
▶ Der Teilnehmer steht auf und zeigt sich den anderen Teilnehmern, sodass diese seinen Körper betrachten können.

Arbeitsblatt 26 | Instruktionen zu den Körperübungen I und II (S. 2/2)

- ▶ Die anderen Teilnehmer nennen spontan Eigenschaften, die ihnen zu der betreffenden Person und Ihrem Körper einfallen (z. B. Haare, Augen, Haut, Körperfülle, Körperpartien, Art der Bewegung, Körpersprache, Gesichtsausdruck).
  → Auch diese Eigenschaften werden auf ein Kärtchen geschrieben.
- ▶ Der Teilnehmer setzt sich wieder und vergleicht mit der Gruppe, welche Eigenschaften von ihm selbst und welche von der Gruppe genannt wurden.
  - Wenn Sie die Übung selbst durchführen, achten Sie darauf, wie viele Eigenschaften neben der Tatsache, dass es Körperpartien gibt, die Ihnen an sich nicht gefallen und die Sie für hervorstechend halten, genannt wurden!
  - Nehmen Sie zuhause die Kärtchen hervor, versetzen Sie sich in einen entspannten Zustand (Türe zu, Augen schließen, tief durchatmen, bis 10 zählen) und lesen Sie dann Ihr Kärtchen und das der Gruppe durch.
  - Achten Sie auf die Vielzahl verschiedener Eigenschaften, die Ihr Erscheinungsbild neben der Übergewichtigkeit prägen. Beachten Sie auch den Unterschied zwischen dem Bild, das Sie von sich haben und dem Bild, das die Übungspartner Ihnen rückmelden!

Körperübung II: Spiegelübung

- ▶ Die Übung der letzten Sitzung wird weitergeführt, indem jeweils eine Person vor dem Spiegel selbstständig den eigenen Körper von Gesicht bis zu den Zehen betrachtet, berührt und ihre Gedanken und Gefühle dazu der Gruppe mitteilt.
- ▶ Die Übung sollte in leichter Kleidung durchgeführt werden.
- ▶ Die Gruppe hat die Aufgabe, zu beobachten, ob der Teilnehmer bei gewissen Körperpartien länger verweilt oder ob er schnell über sie hinweggeht, und wie er mit Körperpartien umgeht, die ihm unangenehm bzw. angenehm sind.
- ▶ Die Gruppe überprüft zudem, ob sich Veränderungen der Stimme, des Gesichtsausdrucks oder des Tonfalls usw. ergeben.
- ▶ Im Anschluss an die Übung wird in der Gruppe besprochen, welche Erfahrungen der Teilnehmer und welche Beobachtungen die Beobachter gemacht haben.
- ▶ Die Körperübung II sollte anschließend zuhause ebenfalls in leichter Kleidung mindestens dreimal durchgeführt werden.

Arbeitsblatt 27 | **Informationen zum Körperbild**

Wie sich das Bild vom eigenen Körper entwickelt und was die Folgen sind, wenn es negativ gefärbt ist ...

Vorbestehende Bedingungen
- Ausprägung des eigenen Erscheinungsbilds: Größe, Körpergewicht, Gesicht, Haare, Körperproportionen usw.
- Von der Gesellschaft vorgegebener Idealkörper
- Umgang mit dem Körper in der Familie, eigene Erfahrungen mit dem Körper (Bewegung, Sport, Sexualität)

Auslösende Bedingungen
- Reaktionen anderer auf den eigenen Körper und deren Bewertung
- Vergleich des eigenen Körpers mit anderen
- Vergleich des eigenen Körpers mit dem Idealbild

Negatives Körperbild und dessen Auswirkungen

Verhalten	Gefühle	Gedanken
▶ Vermeiden von Bewegung ▶ Vermeiden, sich zu sehen ▶ Vermeiden, von anderen gesehen und beobachtet zu werden ▶ Rückzug aus sozialen Kontakten ▶ Verstecken des Körpers	▶ Schamgefühle ▶ Traurigkeit ▶ Ärger ▶ Angst ▶ Frustration	▶ Gedanken kreisen um negative Eigenschaften des eigenen Körpers ▶ Wert der ganzen Person wird von Erscheinungsbild und Körpergewicht abhängig gemacht

Arbeitsblatt 28 | Instruktionen zur Veränderung irrationaler Gedanken

Irrationale Gedanken verändern

Warum?

Gedanken, Gefühle und Verhalten hängen eng zusammen und beeinflussen sich gegenseitig. Oft empfinden oder handeln wir nicht direkt aus der Situation heraus, sondern aufgrund unserer Bewertungen der Situation (z. B.: Angst kommt dann auf, wenn wir das Schlagen der Fensterläden als einen Hinweis auf einen Einbrecher bewerten, nicht aber, wenn wir denken, es sei der Wind gewesen).

Im Zusammenhang mit der BES bestehen bestimmte überdauernde, automatische und fälschlicherweise als richtig beurteilte Einstellungen, die »irrationale Gedanken« genannt werden. Aus folgenden Gründen ist es wichtig, irrationale Gedanken erkennen und verändern zu lernen:

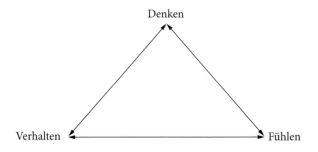

- Irrationale Gedanken, die bei der BES häufig vorkommen, betreffen die Einstellung zur eigenen Person, zum eigenen Körper, zum Übergewicht sowie zur Fähigkeit, Probleme zu lösen und haben schwerwiegende negative Auswirkungen auf die Stimmung und das Verhalten.
- Irrationale Gedanken können die Motivation beeinträchtigen. (Es ist z. B. wenig motivierend, wenn Sie der Überzeugung sind: »Wenn ich in der Therapie nicht immer jede Übung perfekt meistere, dann nützt es sowieso nichts«!)
- Irrationale Gedanken sind somit wichtige aufrechterhaltende Bedingungen der BES. Bei der Behandlung der Essstörung müssen diese auslösenden Bedingungen verändert werden.

Wie?

Beim Erkennen und Verändern von irrationalen Gedanken kann folgendermaßen vorgegangen werden:
- Nach Beweisen für und gegen den irrationalen Gedanken suchen
- Überprüfen, ob andere Menschen auch zu dieser Einschätzung gelangen würden
- Überprüfen, ob der irrationale Gedanke immer zutrifft, oder ob es Ausnahmen gibt
- Überprüfen, ob der irrationale Gedanke auch für andere zutrifft oder nur für die eigene Person gilt
- Überprüfen, welche Konsequenzen der irrationale Gedanke haben kann, d. h., ob dieser Gedanke bei der Problemlösung hilft oder behindert

Arbeitsblatt 29 | **Informationen zur Entstehung von Übergewicht**

Erbliche Veranlagung zur Fettspeicherung

Die erbliche Veranlagung zur Fettspeicherung beim Menschen hat wichtige Funktionen: In guten Zeiten werden Reserven angelegt, die in Notzeiten aufgebraucht werden können. Früher war das Fettspeicherprogramm der Natur der wichtigste Überlebensmechanismus, ohne den viele Generationen nicht überlebt hätten.

- Energie, die wir aufnehmen und im Moment nicht brauchen, wird in Form von Fettzellen gespeichert. Diese Energiereserven, in Fettzellen gelagert, sind jederzeit verfügbar.
- Das Problem »Übergewicht« konnte nur in einer Gesellschaft entstehen, in der fettreiche Nahrung im Überfluss verfügbar ist und Bewegung auf das Minimum beschränkt wird.
- Es hat sich gezeigt, dass es »schlechte« und »gute Futterverwerter« gibt, die bei der gleichen Menge an Nahrung unterschiedlich viel Energie in Form von Fett abspeichern. Wer ein »schlechter« und wer ein »guter Futterverwerter« wird, ist erblich vorbestimmt.

Lebensweise

Die Lebensweise spielt bei der Entstehung von Übergewicht eine wichtige Rolle. Die Lebensweise bestimmt, wie viel Energie in Form von Nahrung dem Körper zugeführt und wie viel verbraucht wird.

- Energiezufuhr durch Ernährung:
- Früher wurden vor allem kohlenhydrathaltige Nahrungsmittel (Kartoffeln, Brot, Teigwaren usw.) verzehrt, heute sind es immer mehr fetthaltige Nahrungsmittel.
- Das Überangebot an fettreichen Nahrungsmitteln, die meist nicht einmal zubereitet werden müssen, stellt für den Körper mit seinem Fettspeicherprogramm ein Problem dar.

Energieverbrauch durch Grundumsatz und Muskelmasse:

- Mit Grundumsatz ist die Menge an Energie gemeint, die zur Aufrechterhaltung sämtlicher Körperfunktionen (wie z. B. Atmung und Herzschlag) benötigt wird. Der Grundumsatz ist der größte Energieverbraucher und ist bei jedem Menschen unterschiedlich. Menschen mit niedrigerem Grundumsatz nehmen schneller an Gewicht zu als andere mit hohem Grundumsatz.
- Durch Bewegung kann die Muskelmasse und damit der Grundumsatz erhöht werden. Dies wirkt sich nicht nur in Bewegung, sondern auch in Ruhe, sogar im Schlaf, auf den gesamten Energieverbrauch aus. Heute bewegen sich jedoch die meisten Menschen im Beruf und in der Freizeit wenig.

Zusammenfassend kann also festgehalten werden, dass eine fettreiche Ernährung und wenig Bewegung bei vorhandener Veranlagung zu Übergewicht führen können. Eine ausgewogene Ernährung und ausreichend Bewegung dagegen ermöglichen auch bei ungünstigen Voraussetzungen ein niedrigeres Gewicht.

| Arbeitsblatt 30 | Informationen zur Regulation des Körpergewichts |

Durch *Verändern von Ernährungsgewohnheiten* und *Bewegungssteigerung* kann das Körpergewicht begrenzt beeinflusst werden.

Viele Teilnehmer haben schon oft – teilweise mit radikalen Diäten – versucht, ihr Körpergewicht zu verringern. Meist mit wenig oder nur kurzfristigem Erfolg.

Sollten Sie nach der Bewältigung der Essanfälle das Ziel verfolgen wollen, Ihr Körpergewicht zu verringern, dann ist es wichtig, dass Sie folgende Erkenntnisse aus der Forschung über Übergewicht berücksichtigen:

▶ **Wenn Sie Ihr Gewicht halten und nicht weiter zunehmen, dann ist das ein Erfolg, denn durchschnittlich hätten Sie in diesem Zeitrahmen an Gewicht zugenommen!**

Zu erwartender Gewichtsverlauf   Gewichtsverlauf unter Behandlung

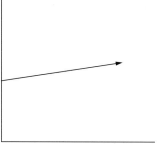
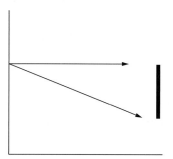

| Arbeitsblatt 31 | Informationen zur ausgewogenen Ernährung | (S. 1/2) |

Eine ausgewogene Ernährung beinhaltet verschiedene Nährstoffe:
Kohlenhydrate, Proteine, Fette, Vitamine, Mineralsalze und Spurenelemente.

Früher bestand ein großer Teil der Nahrung aus Kohlenhydraten. Der Mensch sollte täglich ca. 60 bis 80 Gramm Fett aufnehmen. Die meisten Menschen nehmen aber viel mehr fettreiche Nahrung zu sich. Dies kann zu Übergewicht führen, da Fett verschiedene Eigenschaften hat, die in Notzeiten überlebenswichtig, in Zeiten des Überflusses jedoch schädlich sein können:

- Nahrungsfett kann doppelt soviel Energie wie Kohlenhydrate oder Eiweiß speichern.
- Fettreiche Nahrungsmittel machen kaum satt. Man muss also viel mehr davon essen als von kohlenhydratreicher Nahrung, um satt zu werden.
- Wird im Körper Energie verbraucht, so wird Fett zuletzt verbrannt. Zuvor braucht der Körper die Energie aus Alkohol, Kohlenhydraten und Proteinen auf.
- Fett ist ein Geschmacksverstärker. Es gilt aber nicht: je mehr Fett, desto schmackhafter!

Sie haben bereits gehört, dass das Körpergewicht eines Menschen von Energieverbrauch und -zufuhr abhängt. Der Verbrauch der Energie wird neben dem Grundumsatz vom Ausmaß der Bewegung bestimmt.

Die Energiezufuhr hängt von der Ernährungsweise eines Menschen ab. Hier bietet sich somit die zweite Möglichkeit, auf das Körpergewicht Einfluss zu nehmen.

- Es geht jedoch nicht darum, keine fetthaltigen Nahrungsmittel mehr zu verzehren, sondern vermehrt andere Nährstoffe – wie z. B. Kohlenhydrate oder Vitamine – in den täglichen Mahlzeitenplan einzubauen und auf den Fettkonsum zu achten.
- Damit Sie erkennen lernen, wo sich in ihrer täglichen Ernährung Fett versteckt, sollen Sie bitte bis zur nächsten Sitzung beobachten und protokollieren, wie viel Fett Sie zu sich genommen haben.
- Den Fettgehalt der Nahrungsmittel finden Sie auf den Lebensmittelverpackungen abgedruckt, dort wird die Nahrungsmittelzusammensetzung erläutert.

Arbeitsblatt 31 — Informationen zur ausgewogenen Ernährung (S. 2/2)

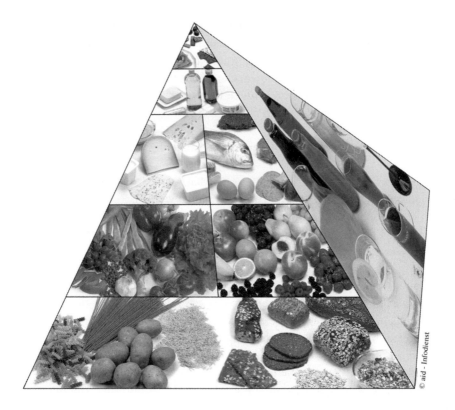

Die Lebensmittelpyramide dient als Richtlinie, wie viel von welchen Speisen gegessen werden sollte: Die Basis bilden Kohlenhydrate und ungezuckerte Getränke, auf der zweiten Stufe befinden sich Gemüse und Obst, auf der dritten Milchprodukte und Fleisch und ganz oben fettreiche Speisen und Süßigkeiten.

Arbeitsblatt 32 Tipps zur ausgewogenen Ernährung (S. 1/3)

Eine ausgewogene Ernährung bedingt nicht nur, dass der Verzehr von fettreichen Speisen reduziert, sondern auch, dass mehr von anderen Lebensmitteln – wie z. B. Teigwaren, Kartoffeln, Gemüse und Obst – gegessen wird. Eine ausgewogene Ernährung anzustreben macht Sinn, denn …
- sie versorgt den Körper mit allem, was er braucht,
- sie erhöht die Widerstandskraft gegen Stress im Alltag und gegen körperliche Krankheiten (Grippe, Erkältungen usw.),
- sie hilft, das Körpergewicht konstant zu halten und langfristig zu verringern und
- sich ausgewogen und gesund zu ernähren ist auch eine Form, einen positiven Umgang zum eigenen Körper zu pflegen.

Wie Sie sich denken können, wird es nicht gelingen, von einem Tag zum anderen die Ernährung umzustellen. Die Ernährungsweise eines Menschen ist oft eine lebenslange Gewohnheit, die nur schrittweise verändert werden kann. Folgende Tipps sollen Sie unterstützen, Neues auszuprobieren.

Das Frühstück
Das Frühstück ist ein wichtiger Bestandteil der ausgewogenen Ernährung.
- Keine Zeit? Stehen Sie 10 Minuten früher auf und die Zeit wird ausreichen, eine Tasse Kaffe, ein Stück Brot oder ein Müsli mit frischen Früchten zu essen.
- Planen Sie Ihr Frühstück mit Nahrungsmitteln, die noch weniger Zubereitungszeit benötigen (z. B. ein Joghurt oder eine Müslimischung) oder nehmen Sie Ihr Frühstück mit und essen Sie es in Ruhe vor Arbeitsbeginn.
- Sie können sich morgens nicht entscheiden, was Sie essen wollen? Lassen Sie es nicht darauf ankommen und planen Sie am Vorabend, was Sie frühstücken werden.
- Keinen Hunger morgens? Dann beginnen Sie mit einer Kleinigkeit und essen Sie beispielsweise nur eine Frucht.

Fett sparen will geübt sein …
- Benutzen Sie zum Braten nur wenig Öl und verteilen Sie es mit einem Pinsel auf der Pfanneninnenfläche!
- Benutzen Sie Pfannen mit Tefloninnenfläche, dann benötigen Sie weniger Fett, damit das Fleisch nicht anbrennt!

Arbeitsblatt 32   **Tipps zur ausgewogenen Ernährung**   (S. 2/3)

- Verzichten Sie auf das Öl beim Spaghettikochen. Wenn Sie die Spaghetti gleich nach dem Kochen servieren und mit kaltem Wasser abschrecken, kleben sie nicht!
- Verwenden Sie Blanc battu anstelle von Rahm oder Quark für Salatsaucen, Gratins oder Desserts. Blanc battu enthält kein Fett!
- Wenn Sie Brot und Käse essen, versuchen Sie einmal anstelle von Butter Magerquark als Grundlage auf das Brot zu streichen. Nicht überzeugt? – Dann geben Sie noch etwas Schnittlauch dazu, das schmeckt herrlich!

Vitamine: Wo stecken sie?

Um sich ausgewogen ernähren zu können, muss man nicht nur wissen, wo Fett versteckt ist, sondern auch, wo Nährstoffe wie z. B. Vitamine zu finden sind. Das ist heute nicht mehr ganz so einfach wie früher, als man Früchte und Gemüse vom »Feld in den Mund« aß ...

Raten Sie: Wo sind die meisten Vitamine enthalten?
In tiefgekühlten Erdbeeren, in Erdbeeren, die frisch vom Feld gepflückt wurden, in Erdbeerkonfitüre oder in den Erdbeeren, die Sie im Lebensmittelladen kaufen können?
Auflösung: 1. frisch gepflückte Erdbeeren, 2. tiefgekühlte Erdbeeren, 3. Erdbeeren im Lebensmittelladen, 4. Erdbeerkonfitüre

Hätten Sie das gedacht?
Der Vitamingehalt hat mit der Dauer der Lagerung und der Zubereitung zu tun. Es ist nachvollziehbar, dass frisch gepflückte Erdbeeren am meisten Vitamine enthalten. Tiefgekühlte Erdbeeren werden gleich nach der Ernte gefroren und verlieren so wenig Vitamine. Erdbeeren im Kaufhaus stehen jedoch mehrere Tage offen herum, bis sie verkauft werden. Bei der Erdbeerkonfitüre ist der geringe Vitamingehalt auf die Zubereitungsart zurückzuführen. Beim Kochen der Erdbeerkonfitüre gehen viele Nährstoffe verloren.

Wie können Nahrungsmittel vitamin- und nährstoffschonend gelagert und zubereitet werden?

- Kaufen Sie Obst und Gemüse möglichst dann, wenn Sie sie bald essen werden.
- Die traditionelle Obstschüssel sieht zwar schön aus, bei der Lagerung am Licht verlieren die Früchte jedoch viele Nährstoffe. Lagern Sie Früchte also im Gemüsefach des Kühlschranks.

Arbeitsblatt 32 **Tipps zur ausgewogenen Ernährung** (S. 3/3)

- Wenn Sie keine frischen Nahrungsmittel einkaufen können, die Sie gleich essen werden, kaufen Sie Tiefkühlprodukte. Die Zubereitung bedarf jedoch eines hohen Energieverbrauchs, deshalb lieber frisch kaufen und gleich essen!
- Blanchieren Sie Gemüse nur in wenig Wasser, verwenden Sie ein Bodengitter für den Dampfkochtopf.
- Sieden Sie das Gemüse nicht, bis es ganz weich ist, beim Sieden gehen Nährstoffe verloren.
- Geben Sie nach dem Waschen des Salates gleich die Sauce daran, dann bleiben die Nährstoffe besser erhalten.

Obst- und Gemüsemuffel aufgepasst!
Früchte und Gemüse essen muss nicht langweilig sein …
- Früchte sind erfrischend und können die Lust auf Süßes stillen.
- Früchte sind ideale Zwischenmahlzeiten oder können eine Mahlzeit abrunden, z. B. als Fruchtsalat anstelle von Creme oder Eis.
- Früchte im Müsli machen auch die größten Morgenmuffel munter!
- Verwenden Sie frische Früchte, die Sie je nach Saison variieren können!
- Getrocknete Früchte und Fruchtkonserven sind kein guter Ersatz, die Vitamine gehen verloren, dafür sind mehr Kalorien enthalten.
- Früchte sind nicht gleich Fruchtsaft. Denn mit einem Glas Fruchtsaft erreichen Sie längst nicht die gleiche Sättigung, wie wenn Sie entsprechend viele Früchte essen würden.
- Rohes Gemüse ist eine ideale Zwischenverpflegung. Sie können Gemüsestängel auch zur Arbeit mitnehmen!
- Gemüsestängel mit Quark sind eine bekömmliche und schmackhafte Vorspeise.
- Schon mal Ihr Sandwich mit einer Tomate oder einer Gurkenscheibe aufgepeppt? Schmeckt gut!
- Rohes oder gekochtes Gemüse kann auch als Salat zubereitet werden, z. B. als Spinatsalat oder Brokkolisalat.
- Nicht überzeugt? – Dann verwöhnen Sie sich doch saisongerecht mit einer Gemüsesuppe!

Arbeitsblatt 33 | **Instruktionen zur Bewältigung von Schwierigkeiten**

Schwierigkeiten bewältigen

Warum?

Schwierigkeiten treten bei allen Menschen auf, wenn sie Gewohnheiten verändern wollen. Sie sind ein natürlicher Bestandteil von Verhaltensänderungen und haben auch wertvolle Eigenschaften:
- Schwierigkeiten geben Rückmeldung über den Stand der Veränderung.
- Schwierigkeiten geben Rückmeldung darüber, welche Strategien wirksam sind und wo noch Bedarf zur Verbesserung besteht.
- Schwierigkeiten können Hinweise auf unrealistische Zielsetzungen sein.
- Schwierigkeiten können anzeigen, dass eine Verschnaufpause angezeigt ist, bevor auf dem Weg in Richtung Ziel weitergegangen werden sollte.

Wenn Schwierigkeiten auftreten, denken viele: »Das ist der Anfang vom Ende, jetzt ist alles umsonst, ich schaffe es ja doch nie!« Wir sind da anderer Meinung, denn für uns gilt der Grundsatz:

Schwierigkeiten sind nicht gleich Rückschritte und Rückschritte sind nicht mit Rückfällen gleichzusetzen!

Und auch nach einem Rückfall kann neu begonnen werden.

Wie?

Wir schlagen Ihnen vor, sich wie ein Förster im eigenen Wald zu verhalten:
- Pflegen und beobachten Sie Ihren Wald.
- Lernen Sie vorauszusehen, wo ein Feuer entstehen könnte.
- Planen Sie die Löschaktion in ruhigen Zeiten.
- Verhindern Sie das Ausbrechen von Feuer.
- Bricht Feuer aus, so unterscheiden Sie, ob es ein kleines Feuer, eine Feuersbrunst oder ein Waldbrand ist.
- Benutzen Sie Ihren Plan und reagieren Sie schnell und konzentriert.
- Wenn Sie das Feuer alleine nicht eindämmen können, fordern Sie Hilfe an.

Arbeitsblatt 34 | **Instruktionen zum Behandlungsende**

Das Ende der Behandlung ... und trotzdem: Ziele und Teilziele festlegen!

Warum?

Nach Abschluss der Behandlung sollten Ihre Bemühungen andauern, die neuen Verhaltensweisen zu festigen oder noch weitere einzuführen.

Das Festlegen von Zielen und Teilzielen am Ende der Behandlung hat verschiedene Aufgaben:
- Die Zielsetzungen dienen als »roter Faden«, der gerade nach Abschluss der Behandlung hilft, bei Schwierigkeiten den Weg nicht aus den Augen zu verlieren.
- Die Zielerreichungsprotokolle zeigen auf, welche Teilziele erreicht wurden, und wo noch Schwierigkeiten bestehen.

Wie?

Formulieren Sie bitte höchstens drei Ziele. Wählen Sie Bereiche, die Ihnen besonders wichtig sind, oder in denen Sie noch unsicher sind.
- Gehen Sie wie zu Beginn der Behandlung vor: Notieren Sie bitte zuoberst beim Punkt »Ziel« Ihre persönliche Zielsetzung, die sie erreichen möchten.
- Überlegen Sie bitte, an welchen konkreten Veränderungen Sie Fortschritte ablesen können. Welche Schritte zum Ziel können Sie jetzt schon angeben?
- Achten Sie beim Benennen der Ziele immer darauf, dass Sie realistische Ziele setzen. Am vorliegenden Beispiel (Arbeitsblatt 35) können Sie das Vorgehen nochmals nachvollziehen.

Überlegen Sie bitte abschließend, wo auf Ihrer Zielerreichungsskala Sie sich zum aktuellen Zeitpunkt einordnen würden, und machen Sie dort ein Kreuz.
- Beurteilen Sie von nun an alle vierzehn Tage, wo Sie sich auf der Zielerreichungsskala befinden. Wenn Sie das jeweilige Kreuz mit einem Datum versehen, dann können Sie Ihren Veränderungsprozess besser nachvollziehen.
- Bringen Sie bitte Ihre Zielerreichungsskalierungen in die Auffrischungssitzungen mit, damit wir gemeinsam feststellen können, wo sie sich befinden.

| Arbeitsblatt 35 | **Beispiel für eine Zielerreichungsskalierung zum Behandlungsende** |

Ziele setzen und erreichen – auf dem Weg zum Bewältigen von Essanfällen …

Ziel: Wenn ich wieder einmal einen Essanfall habe, dann sage ich mir: »Da ist wohl wieder mal eine Verschnaufpause nötig, in der ich mir überlegen kann, wo ich stehe, warum das passiert ist, und was ich jetzt am besten unternehme, damit das möglichst selten vorkommt!«

2: Wenn ich einen Essanfall habe, sage ich mir: »Das Wichtigste ist jetzt, einen ruhigen Kopf zu bewahren«. Dann gehe ich die Situation mit dem ABC-Modell durch und plane meine Bewältigungsstrategien, für den Fall, dass es wieder heikel wird. Anschließend gelingt es mir, mich mit etwas anderem zu beschäftigen!

1: Wenn ein Essanfall auftritt, ist mein Tag verdorben, am nächsten Tag schaffe ich es aber, mit dem ABC-Modell zu überprüfen, was passiert ist und überdenke meine Bewältigungsstrategien.

−1: Wenn ein Essanfall auftritt, bin ich verzweifelt und habe Angst, dass alles umsonst war!

Arbeitsblatt 36 | Zielerreichungsskala für das Behandlungsende

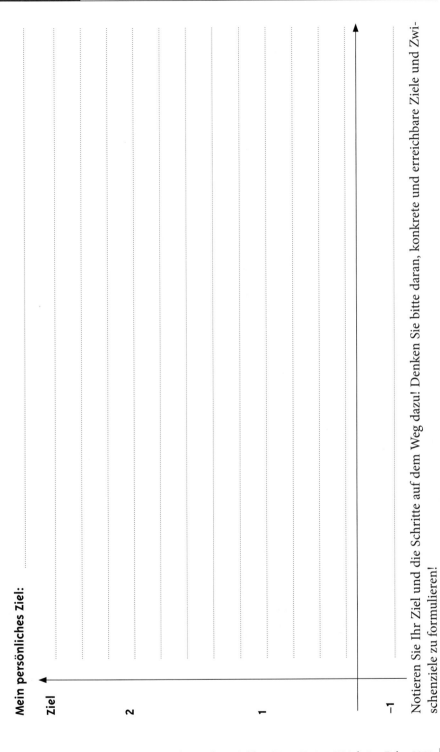

Literatur

Abbott, D. W., De Zwaan, M., Mussell, M. P., Raymond, N. P., Seim, H. R., Crow, S. J., Crosby, R. D. & Mitchell, J. E. (1998). Onset of Binge Eating and Dieting in Overweight Women: Implications For Etiology, Associated Features and Treatment. Journal of Psychosomatic Research, 44(3/4), 367–374.

Agras, W. S., Hammer, L. & McNicolas, F. (1999). A prospective study of the influence of eating-disordered mothers on their children. International Journal of Eating Disorders, 25, 253–262.

Agras, W. S., Telch, C. F., Arnow, B., Eldredge, K. & Marnell, M. (1997). One-Year Follow up of Cognitive-Behavioral Therapy for Obese Individuals With Binge Eating Disorder. Journal of Consulting and Clinical Psychology, 65(2), 343–347.

American Psychiatric Association (APA) (2000). Diagnostic and Statistical Manual of Mental Disorders. Text Revision (DSM-IV-TR) (4. Ed.). Washington, DC.

Andreason, P. J., Altemus, M., Zametkin, A. J., King, A. C., Lucinio, J. & Cohen, R. M. (1992). Regional cerebral glucose metabolism in bulimia nervosa. American Journal of Psychiatry, 149, 1506–1513.

Aronne L. J. (2001). Epidemiology, morbidity, and treatment of overweight and obesity. Journal of Clinical Psychiatry, 62(23),13–22.

Basdevant, A., Pouillon, M., Lahlou, N., Le Barzic, M., Brillant, M. & Guy-Grand, B. (1995). Prevalence of binge eating disorder in different populations of French women. International Journal of Eating Disorders, 18(4), 309–315.

Birch, L. L. & Fisher, J. O. (1998). Development of Eating Behaviors Among Children and Adolescents. Pediatrics, 101, 539–549.

Birtchnell, S. A. & Lacey, J. H. (1986). The eating disorders. Practioner, 230(1415), 445–450.

Bouchard, C. (1995). Genetic Influences on Body Weight and Shape. In K. D. Brownell & C. G. Fairburn (Eds.), Eating Disorders and Obesity. A comprehensive Handbook (p. 21–26). New York: Guilford Press.

Brähler, E., Fahrenberg, J., Myrtek, M. & Schumacher, J. (1998). Fragebogen zur Erfassung der Lebenszufriedenheit (FLZ). Bern: Hans Huber.

Brownell, K. D. & Rodin, J. (1994). Medical metabolic and psychological effects of weight cycling. Archives of Internal Medicine, 154(27), 1325–1330.

Bulik, C. M., Sullivan, P. F. & Kendler, K. S. (2003). Genetic and environmental contributions to obesity and binge eating. International Journal of Eating Disorders, 33(3), 293–298.

Bundesministerium für Gesundheit (1998). Gesundheitsbericht für Deutschland 1997 des Statistischen Bundesamtes. Robert-Koch-Institut.

Cachelin, F. M., Striegel-Moore, R. H., Elder, K. A., Pike, K. M., Wilfley, D. E. & Fairburn, C. G. (1999). Natural Course of a Community Sample of Women with Binge Eating Disorder. International Journal of Eating Disorders, 25, 25–54.

Carter, J. C. & Fairburn, C. G. (1998). Cognitive-Behavioral Self-Help for Binge Eating Disorder: A controlled Effectiveness Study. Journal of Consulting and Clinical Psychology, 66(4), 616–623.

Cooke, E. A., Guss, J. L., Kissileff, H. R., Devlin, M. J. & Walsh, B. T. (1997). Patterns of Food Selection During Binges in Women with Binge Eating Disorder. International Journal of Eating Disorders, 22, 187–193.

Cools, J., Schotte, D. E. & McNally, R. J. (1992). Emotional arousal and overeating in restrained eaters. Journal of Abnormal Psychology, 101, 348–351.

Cotrufo, P., Barretta, V., Monteleone, P. & Maj, M. (1998). Full-syndrome, partial-syndrome and subclinical eating disorders: an epidemiological study of female students in Southern Italy. Acta Psychiatrica Scandinavica, 98, 112–115.

Crowther, J. H. & Sherwood, N. W. (1997). Assessment. In D. M. Garner & P. E. Garfinkel (Eds.), Handbook of treatment for eating disorders. New York: Guilford.

Crowther, J. H., Sanftner, J., Bonifazi, D. Z. & Shepherd, K. L. (2001). The role of daily hassles in binge eating. International Journal of Eating Disorders, 29(4), 449–454.

Derogatis, L. R. (1983). SCL-90 R-Symptom Check-Liste. Deutsche Version von G. H. Franke. Bern: Hans Huber.

Deutsche Adipositas-Gesellschaft (1996). Richtlinien zur Therapie der Adipositas. Deutsches Ärzteblatt, 36, B1751–B1753.

De Zwaan, M., Hilbert, A., Herpertz, S., Zipfel, S., Beutel, M., Gfeller, O. & Muehlhans, B. (2008). Weight loss maintenance in a population-based sample of German adults. Obesity, 16(11), 2535–2540.

Diagnostisches und statistisches Manual psychischer Störungen, DSM-IV (1996). (Übersetzung der 4. Aufl.). Göttingen: Hogrefe.

DiGiacchino, R., Sargent, R. G., Rankin, H. J., Sharpe, P., Miller, P., Hussy, J. R. & Tafakoli, A. S. (1993). Binge Eating and its relationship to multiple weight control program attendance and alternative methods of weight control. Addictive Behaviour, 22, 293–303.

Dingemans, A. E., Spinhoven, P. & van Furth, E. F. (2007). Predictors and mediators of treatment outcome in patients with binge eating disorder. Behaviour Research and Therapy, 45, 2551–2562.

Drewnowski, A. (1997). Why do we like fat? Journal of the American Diet Association, 97(7), 58–62.

Drewnowski, A., Halmi, K. A., Pierce, B., Gibbs, J. & Smith, G. P. (1987). Taste and eating disorders. American Journal of Clinical Nutrition, 46(3), 442–450.

Eldregde, K. L., Agras, W. S., Arnow, B., Telch, C. F., Bell, S., Castonguay, L. & Marnell, M. (1996). The Effects of Extending Cognitive-Behavioral Therapy for Binge Eating Disorder Among Initial Treatment Nonresponders. International Journal of Eating Disorders, 21, 347–352.

Epstein, L. H. (1995). Management of Obesity in Children. In C. G. Fairburn & K. D. Brownell (Eds.), Eating Disorders and Obesity. A comprehensive Handbook. New York: Guilford Press, 516–519.

Epstein, L. H. (2000). Decreasing Sedentary Behaviors in Treating Pediatric Obesity. Archives of Pediatric and Adolescent Medicine, 154, 220–226.

Fairburn, C. G. (1995). Overcoming Binge Eating. New York: The Guilford Press.

Fairburn, C. G. & Cooper, Z. (1993). The Eating Disorder Examination. In C. G. Fairburn & G. T. Wilson (Eds.), Binge Eating: Nature, Assessment and Treatment. New York: Guilford Press.

Fairburn, C. & Beglin, S. (1994). The assessment of eating disorders: interview or self-report questionnaire? International Journal of Eating Disorders, 16, 363–370.

Fairburn, C. G. & Harrison, P. J. (2003). Eating disorders. Lancet, 361, 407–416.

Fairburn, C. G., Cooper, Z., Doll, H. A., Norman, P. & O'Connor, M. (2000). The Natural Course of Bulimia Nervosa and Binge Eating Disorder in Young Women. Archives of General Psychiatry, 57, 659–665.

Fairburn, C. G., Doll, H. A., Welch, S. L., Hay, P. J., Davies, B. A. & O'Connor, M. E. (1998). Risk factors for binge eating disorder: A community-based, case-control study. Archives of General Psychiatry, 55, 425–432.

Fairburn, C. G., Marcus, M. D. & Wilson, G. T. (1993). Cognitive-behavioral therapy for binge eating and bulimia nervosa: A comprehensive treatment manual. In C. G. Fairburn & G. T. Wilson (Eds.), Binge Eating: Nature, Assessment and Treatment. New York: Guilford Press.

Fairburn, C. G., Welch, S. L. & Hay, P. J. (1993). The classification of recurrent overeating: The Binge Eating Disorder Proposal. International Journal of Eating Disorders, 13, 155–159.

Fairburn, C. G., & Wilson, G. T. (Eds.) (1993). Binge Eating. Nature, Assessment and Treatment. New York: Guilford Press.

Fichter, M. M., Elton, M., Engel, K., Meyer, A. E., Poustka, F. & Mall, H. (1998). The Structured Interview for Anorexia and Bulimia Nervosa (SIAB): Delevopment and characteristics of a (semi-)standardized instrument. In M. M. Fichter (Ed.), Bulimia Nervosa: Basic research, diagnosis and therapy. Chichester: Wiley.

Fichter, M. M., Quadflieg, N. & Brandl, B. (1992). Recurrent Overeating: An Empirical Comparison of Binge Eating Disorder, Bulimia Nervosa, and Obesity. International Journal of Eating Disorders, 14(1), 1–16.

Fichter, M. M., Quadflieg, N. & Gnutzmann, A. (1998). Binge Eating Disorder: Treatment outcome over a 6-year course. Journal of Psychosomatic Research, 44, 385–405.

Fiedler, P. (2005). Verhaltenstherapie in Gruppen (2. Aufl.). Weinheim: Beltz.

First, M. B., Spitzer, R. L., Gibbon, M., Williams, J. B., Davies, M., Borus, J., Howes, M. J., Kane, J., Pope, H. G. & Rousavile, B. (1995). The Structured Clinical Interview for DSM-III-R personality disorders (SCID-II): Part II. Multisite test-retest reliability study. Journal of Personality Disorders, 9, 92–104.

Fisher, J. O., Rolls, B. J. & Birch, L. L. (2003). Children's bite size and intake of an entrée are greater with large portions than with age-appropriate or self-selected portions. American Journal of Clinical Nutrition, 77(5), 1164–1170.

Fitzgibbon, M. L. & Blackman, L. R. (2000). Binge Eating disorder and Bulimia Nervosa: Differences in the quality and quantity of Binge Episodes. International Journal of Eating Disorders, 27(2), 238–243.

Forbush, K., Heatherton, T. F. & Keel, P. K. (2007). Relationships Between Perfectionism and Specific Disordered Eating Behaviors. International Journal of Eating Disorders, 40, 37–41.

Foster, G. D., Wadden, T. A., Phelan, S., Sarwer, D. B. & Sanderson, R. S. (2001). Obese patients perception of treatment outcomes and the factors that influence them: Archives of Internal Medicine, 161, 2133–2139.

Franzen, S. & Florin, I. (1995). Familiale Transmission von gezügeltem Essverhalten. Zeitschrift für Klinische Psychologie, 24(1), 65–69.

Garfinkel, P. E., Kennedy, S. H. & Kaplan, A. S. (1995). Views on classification and diagnosis of eating disorders. Canadian Journal of Psychiatry, 40, 445–456.

Garner, D. M., Shafer, C. L. & Rosen, L. W. (1992). Critical appraisal of the DSM-III-R diagnostic criteria for eating disorders. In S. R. Hooper, G. W. Hynd & R. E. Mattison (Eds.), Child psychopathology: Diagnostic criteria and clinical assessment. Hillsdale NJ: Erlbaum.

Geliebter, A., Hassid, G. & Hashim, S. A. (2001). Test Meal Intake in Obese Binge Eaters in Relation to Mood and Gender. International Journal of Eating Disorders, 29, 488–494.

Gladis, M. M., Wadden, T. A., Foster, G. D., Vogt, R. A., & Wingate, B. J. (1998). A comparison of two approaches to the assessment of binge eating in obesity. International Journal of Eating Disorders, 23, 17–26.

Gladis, M. M., Wadden, T. A., Vogt, R., Foster, G., Kuehnel, R. H. & Bartlett, S. J. (1997). Behavioral treatment of obese binge eaters: Do they need different care? Journal of Psychsomatic Research, 44(3/4), 375–384.

Goodrick, G. K., Pendleton, V. R., Kimball, K. T., Poston, W. W. C., Reeves, R. S. & Foreyt, J. P. (1999a). Binge Eating Severity, Self-Concept, Dieting, Self-Efficacy and Social Support during Treatment of Binge Eating Disorder. International Journal of Eating Disorders, 26, 295–300.

Goodrick, G. K., Walker, C. C., Poston, W. W. C., Kimball, K. T., Reeves, R. S. & Foreyt, J. P. (1999b). Nondieting Versus Dieting Treatment for Overweight Binge Eating-Women. Journal of Consulting and Clinical Psychology, 2, 363–368.

Gormally, J., Black, S., Daston, S. & Rardin, D. (1982). The assessment of binge eating severity among obese persons. Addictive Behavior, 7, 47–55.

Grawe, K. & Braun, U. (1994). Qualitätskontrolle in der Psychotherapiepraxis. Zeitschrift für Klinische Psychologie, 23(4), 242–267.

Greeno, C. G. & Wing, R. R. (1994). Stress-Induced Eating. Psychological Bulletin, 115(3), 444–464.

Greeno, C. G., Wing, R. R. & Shiffman, S. (2000). Binge Antecedents in Obese Women With and Without Binge Eating Disorder. Journal of Consulting and Clinical Psychology, 68(1), 95–102.

Grilo, C. M. & Masheb, R. M. (2000a). Childhood Psychological, Physical, and Sexual Maltreatment in Outpatients with Binge Eating Disorder: Frequency and Associations with Gender, Obesity, and Eating-Related Psychopathology. Obesity Research, 9(5), 320–325.

Grilo, C. M. & Masheb, R. M. (2000b). Onset of dieting versus binge eating in outpatients with binge eating disorder. International Journal of Obesity, 24, 404–409.

Grilo, C. M. & Salant, S.L. (2005). Cognitive behavioral therapy, guided self-help and orlistat for the treatment of binge eating disorder: a randomized, double-blind, placebo-controlled trial. Biological Psychiatry, 57(10), 1193–1202.

Grilo, C. M. (2006). Eating and Weight Disorders. New York: Psychology Press.

Grilo, C. M., Masheb, R. M., & Wilson, G. T. (2006). Rapid Response to Treatment for Binge Eating Disorder. Journal of Consulting and Clinical Psychology, 74(3), 602–613.

Hansel, S. L. & Wittrock, D. A. (1997). Appraisal and Coping Strategies in Stressful Situations: A Comparison of Individuals Who Binge Eat and Controls. International Journal of Eating Disorders, 21(1), 89–93.

Hasenboehler, K., Munsch, S., Meyer, A. H., Kappler, C. & Vögele, C. (2009). Family Structure, Body Mass Index and Eating Behaviour. International Journal of Eating Disorders, 42, 332–338.

Hautzinger, M., Bailer, M., Worall, H. & Keller, F. (1995). Beck-Depressions-Inventar (BDI). Bern: Hans Huber.

Hay, P. J., Fairburn, C. G. & Doll, H. A. (1996). The classification of bulimic eating disorders: a community-based cluster analysis study. Psychological Medicine, 26(4), 801–812.

Heatherton, T. F. & Baumeister, R. F. (1991). Binge eating as escape from self-awareness. Psychological Bulletin, 110(1), 86–108.

Heatherton, T. F., Herman, C. P. & Polivy, J. (1991). Effects of physical threat and ego threat on eating behavior. Journal of Personality and Social Psychology, 60, 138–143.

Heatherton, T. F., Striepe, M. & Wittenberg, L. (1998). Emotional Distress and Disinhibited Eating: The Role of Self. Personality and Social Psychology Bulletin, 24(3), 301–313.

Henrich, G. & Herschbach, P. (1998). FLZM (M) Fragen zur Lebenszufriedenheit, Module (M). Kurzbeschreibung, Normdaten. München.

Herman, P. C. & Polivy, J. (1985). Dieting and binging. A causal analysis. American Psychologist, 40(2), 19–201.

Herpertz, S. & de Zwaan, M. (2008). Psychosomatische Aspekte der Adipositaschirurgie. In S. Herpertz., M. de Zwaan & S. Zipfel (Hrsg.), Handbuch Essstörungen und Adipositas (S. 356–360). Berlin: Springer.

Hilbert, A., Stein, R. I., Welch, R. R., Saelens, B. E., Mockus, D. S., Matt, G. E. & Wilfley, D. E. (2007). Pretreatment and process predictors of outcome in interpersonal and cognitive behavioral psychotherapy for binge eating disorder. Journal of Consulting and Clinical Psychology, 75(4), 645–651.

Hilbert, A. & Tuschen-Caffier, B. (2006). Eating Disorder Examination-Questionnaire. Deutsche Übersetzung. Münster: Verlag für Psychotherapie.

Hilbert, A. & Tuschen-Caffier, B. (2006). Eating Disorder Examination. Deutsche Übersetzung. Münster: Verlag für Psychotherapie.

Hrabosky, J. I., Masheb, R. M., White, M. A. & Grilo, C. M. (2007). Overvaluation of shape and weight in binge eating disorder. Journal of Consulting and Clinical Psychology, 75(1), 175–180.

Hudson, J. I. (2000). Placebo-controlled trial of Sertraline in the treatment of binge eating disorder. American Journal of Psychiatry, 157, 1004–1006.

Hudson, J. I., Hiripi, E., Pobe, H. G. Jr. & Kessler, R. C. (2007). The prevalence and correlates of eating disorders in the National Comorbidity Survey Replication. Biological Psychiatry, 61(3), 348–358.

Jacobi, C., Agras, W. S., & Hammer, L. (2001). Predicting Children's Reported Eating Disturbances at 8 Years of Age. Journal of the American Academy of Child & Adolescent Psychiatry, 40, 364–372.

Jacobi, C., Hayward, C., de Zwaan, M., Kraemer, H. C. & Agras, W. S. (2004). Coming to Terms With Risk Factors for Eating Disorders: Application of Risk Terminology and Suggestions for a General Taxonomy. Psychological Bulletin, 130, 19–65.

Jacobi, C., Thiel, A. & Paul, T. (2008). Kognitive Verhaltenstherapie bei Anorexia und Bulimia nervosa (3. Aufl.). Weinheim: Beltz.

Jansen, A. (1994). The learned nature of binge eating. In C. R. Legg & D. A. Booth (Eds.), Appetite: Neural and behavioural bases (S. 193–211). Oxford: Oxford University Press.

Jeffery, R. W., Drewnowski, A., Epstein, L. H., Stunkard, A., Wilson, G. T., Wing, R. & Hill, R. (2000). Long term maintenance of weight loss: current status. Health Psychology, 19 (Suppl.), 5–16.

Jerusalem, M. & Schwarzer, R. (Hrsg.) (1999). Skala zur Allgemeinen Selbstwirksamkeitserwartung (SWE), revidierte Form. Förderung von Selbstwirksamkeit bei Schülern und Lehrern (Self-efficacy promotion in pupils and teachers). Berlin: Humboldt-University Press.

Karhunen, L. J., Lappalainen, R. I., Vanninen, E. J., Kuikka, J. T. & Uusitupa, M. I. J. (2000). Regional cerebral blood flow during food exposure in obese and normal-weight women. Brain, 120, 1675–1684.

Kenardy, J., Arnow, B. & Agras, W. S. (1996). The aversiveness of specific emotional states associated with binge-eating in obese subjects. Australian and New Zealand Journal of Psychiatry, 30 (6), 839–844.

Kinzl, J. F., Traweger, C., Trefalt, E. & Biebl, W. (1998). Essstörungen bei Frauen: Eine Repräsentativerhebung. Zeitschrift für Ernährungswissenschaften, 37, 23–30.

Korsten-Reck, U. (2000). Nina macht Mut. Erfolgreich gegen Übergewicht bei Kindern und Jugendlichen. Berlin: Ullstein.

Kraemer, H. C., Wilson, T. G., Fairburn, C. G. & Agras, S. W. (2002). Mediators and moderators of treatment effects in randomized clinical trials. Archives of General Psychiatry, 59, 877–883.

Kutlesic, V., Williamson, D. A., Gleaves, D. H., Barbin, J. M. & Murphy-Eberenz, K. P. (1998). The Interview for Diagnosis of Eating Disorders IV: Application to DSM-IV diagnostic criteria. Psychological Assessment, 10, 41–48.

Latner, J. D. & Clyne, C. (2008). The Diagnostic Validity of the Criteria for Binge Eating Disorder. International Journal of Eating Disorders, 41, 1–14.

LeBow, M. D. (1991). Adipositas. Psychotherapie und Nachbehandlung von Übergewicht bei Erwachsenen. Bern: Hans Huber.

Lee, Y. H., Abbott, D. W., Seim, H., Crosby, R. D., Monson, N., Burgard, M. & Mitchell, J. E. (1998). Eating Disorders and Psychiatric Disorders in the First-Degree Relatives of Obese Probands with Binge Eating Disorder and Obese Non-Binge Eating Disorder Controls. International Journal of Eating Disorders, 26, 322–332.

Leitlinien für die Diagnostik und Therapie der Essstörungen in Deutschland der Arbeitsgemeinschaft der wissenschaftlichen medizinischen Fachgesellschaft, AWMF, 2010.

Linehan, M. (1993). Cognitive behavioural therapy of Borderline Personality Disorder. New York: Guilford Press.

Lingswiler, V. M., Crowther, J. H. & Stephens, M. A. (1988). Affective and Cognitive Antecendents to Eating Episodes in Bulimia and Binge Eating. International Journal of Eating Disorders, 8(5), 533–539.

Levine, M. P. & Smolak, L. (1996). Media as a context for the development of eating disorders. In L. Smolak, M. P. Levine & R. Striegel-Moore (Eds.), The developmental psychopathology of eating disorders (S. 235–257). Mahwah, NJ: Lawrence Erlbaum Association.

Loeb, K. T., Wilson, G. T., Gilbert, J. S. & Labouvie, E. (2000). Guided and unguided self-help for binge eating. Behaviour Research and Therapy, 38, 259–272.

Lynch, W. C., Everingham, A., Dubithky, J., Hartman, M. & Kasser, T. (2000). Does Binge Eating Play a Role in the Self-Regulation of Moods? Integrative Physiological and Behavioral Science, 35(4), 298–313.

Manwaring, J., Hilbert, A., Wilfley, D. E., Pike, K. M., Fairbum, C. G., Dohm, F. A. & Striegel-Moore, (2006). Risk Factors and Patterns of Onset in Binge Eating Disorder. International Journal of Eating Disorders, 39, 101–107.

Marcus, M. D., Moulton, M. M. & Greeno, C. G. (1996). Binge eating onset in obese patients with binge eating disorder. Addictive Behaviors, 20, 747–755.

Margraf, J. (1994). Diagnostisches Kurzinterview bei psychischen Störungen (Mini-DIPS). Berlin: Springer.

Margraf, J. & Ehlers, A. (in Vorbereitung). Beck Angstinventar, Deutsche Version (BAI). Bern: Hans Huber.

Markus, C. R., Panhuysen, G., Tuiten, A., Koppeschaar, H., Fekkes, D. & Peters, M. L. (1998). Does Carbohydrate-rich, Protein-poor Food Prevent a Deterioration of Mood and Cognitive Performance of Stress-prone Subjects when Subjected to a Stressful Task? Appetite, 31, 49–65.

Masheb, R. M. & Grilo, C. M. (2006a). Eating patterns and breakfast consumption in obese patients with binge eating disorder. Behaviour Research and Therapy, 11, 1545–1553.

Masheb, R. M. & Grilo, C. M. (2007). Rapid response predicts treatment outcomes in binge eating disorder: Implications for stepped care. Journal of Consulting and Clinical Psychology, 75(4), 639–644.

Masheb, R. M. & Grilo, C. M. (2000). Binge Eating Disorder: A need for additional diagnostic criteria. Comprehensive Psychiatry, 41(3), 159–162.

McElroy, S. L., Casauto, L. S., Nelson, E. B., Lake, K. A., Soutullo, C. A., Keck, P. Jr. & Hudson J. I. (2000). Placebo-controlled trial of sertaline in the treatment of binge eating disorder. American Journal of Psychiatry, 157(6), 1004–1006.

McManus, F. & Waller, G. (1995). A Functional Analysis of Binge Eating. Clinical Psychological Review, 15(8), 848–863.

Meyer, C., Blissett, J. & Oldfield, C. (2001). Sexual orientation and eating psychopathology: the role of masculinity and femininity. International Journal of Eating Disorders, 29(3), 314–318.

Michael, T., Munsch, S. & Margraf, J. (2009). Konfrontation und Exposition. In M. Hautzinger & P. Pauli (Hrsg.), Enzyklopädie der Psychologie – Psychologische Interventionsmethoden: Band Psychotherapeutische Methoden.

Miller, P. M., Watkins, J. A., Sargent, R. G. & Rickert, E. J. (1999). Self-Efficacy in Overweight Individuals with Binge Eating Disorder. Obesity Research, 7(6), 552–555.

Mitchell, J. E., Mussell, M. P., Peterson, C. B., Crow, S., Wonderlich, S. A., Crosby, R. D., Davis, T. & Weller, C. (1999). Hedonics of binge eating in women with bulimia nervosa and binge eating disorder. International Journal of Eating Disorders, 2, 165–170.

Mond, J. M., Hay P. J., Rodgers, B. & Owen, C. (2007). Recurrent binge eating with and without the »undue influence of weight or shape on self-evaluation«: Implications for the diagnosis of binge eating disorder. Behaviour Research and Therapy, 45(5), 929–938.

Monteleone, P., Tortorella, A., Castaldo, E., Di Fillipo, C. & May, M. (2007). The Leu 72Met polymorphism of the ghrelin gen is significant associated with binge eating disorder. Psychiatric Genetics, 17, 13–18.

Munsch, S., Becker, E., Meyer, A., Schneider, S. & Margraf, J. (2007). Recurrent Binge Eating (RBE) and its Characteristics in a Sample of Young Women in Germany. European Eating Disorder Review, 15, 385–399.

Munsch, S., Biedert, E., Meyer, A. H., Herpertz, S. & Beglinger, C. (2009). CCK, ghrelin, and PYY responses in individuals with binge eating disorder before and after a cognitive behavioral treatment (CBT). Physiology and Behavior, 97, 14–20.

Munsch, S., Biedert, E., Meyer, A., Michael, T., Schlup, B., Tuch, A. & Margraf, J. (2007). A Randomized Comparison of Cognitive Behavioral Therapy and Behavioral Weight Loss Treatment for Overweight Individuals with Binge Eating Disorder. International Journal of Eating Disorders, 40, 102–113.

Munsch, S., Biedert, E. & Schlup, B. (2009). Binge Eating bei Kindern. Weinheim: Beltz.

Munsch, S. & Hartmann, A. (2008). Standards der Adipositasbehandlung. In S. Herpertz, M. de Zwaan & S. Zipfel (Hrsg.), Handbuch der Essstörungen und Adipositas (S. 322–327). Berlin: Springer.

Munsch, S., Hasenböhler, K., Michael, T., Meyer, A., Roth, B., Margraf, J. & Biedert, E. (2007). Restrained Eating in Obese Children. Does Eating Style Run in Families? International Journal of Pediatric Obesity, 2(2), 97–103.

Munsch, S., Meyer, A. H. & Wilhelm, F. (submitted). Antecedents of binge eating in patients with binge eating disorder: a naturalistic study. International Journal of Eating Disorders.

Munsch, S., Michael, T., Biedert, E., Meyer, A. & Margraf, J. (2008). Negative Mood Induction and Unbalanced Nutrition Style as Possible Triggers of Binges in Binge Eating Disorder (BED). Eating and Weight Disorders, 13, 22–29.

Munsch, S., Biedert, E., Schlup, B., Meyer, A. & Hermann E. (in Vorbereitung). A five year follow-up of BWLT and CBT for Binge Eating Disorder (BED).

Mussell, M. P., Mitchell, J. E., Weller, C. L., Raymond, N. C., Crow, S. J. & Crosby, R. D. (1995). Onset of binge eating, dieting, obesity, and mood disorders among subjects seeking treatment for binge eating disorder. International Journal of Eating Disorders, 17, 395–401.

Mussell, M. P., Mitchell, J. E., de Zwaan, M., Crosby, R. D., Seim, H. C. & Crow, S. J. (1996). Clinical Characteristics associated with binge eating in obese females: a descriptive study. International Journal of Eating Disorders, 20, 324–331.

O'Dea, J. A. & Abraham, S. (1999). Onset of Disordered Eating Attitudes and Behaviours in Early Adolescence: Interplay of Pubertal Status, Gender, Weight and Age. Adolesence, 34(136), 671–679.

Perri, M. G., Nezu, A. M., McKelvey, W. F., Shermer, R. L., Renjilian, D. A. & Viegener, B. J. (2001). Relapse prevention training and problem-solving therapy in the long-term management of obesity. Journal of Consulting and Clinical Psychology, 69, 722–726.

Peterson, C. B., Mitchell, J. W., Engbloom, S., Nugent, S., Mussell, M. P., Crow, S. J. & Miller, J. P. (1998a). Binge Eating Disorder with and without a History of Purging Symptoms. International Journal of Eating Disorders, 24, 251–257.

Peterson, C. B., Mitchell, J. W., Engbloom, S., Nugent, S., Mussell, M. P. & Miller, J. P. (1998b). Group Cognitive-Behavioral Treatment of Binge Eating Disorder: A Comparison of Therapist-Led Versus Selv-Help Formats. International Journal of Eating Disorders, 24, 125–136.

Peterson, C. B., Mitchell, J. E., Engbloom, S., Nugent, S., Pederson Mussell, M., Crow, S. J. & Thuras, P. (2001). Self-help versus therapist-led group cognitive-behavioral treatment of binge eating disorder at follow-up. International Journal of Eating Disorders, 30(4), 363–374.

Peterson, C. B., Mitchell, J. E., Crow, S. J., Crosby, R. D. & Wonderlich, S. A. (2009). The efficacy of Self-Help Group Treatment and Therapist-Led Group Treatment or Binge Eating Disorder. American Journal of Psychiatry, 166, 1347–1354.

Pinhas, L., Toner, B. B., Ali, A., Garfinkel, P. E. & Stuckless, N. (1999). The Effects of the Ideal of Female Beauty on Mood and Body Satisfaction. International Journal of Eating Disorders, 25, 223–226.

Platen, P. (2008). Die Behandlung der Adipositas – Sport und körperliche Aktivität. In S. Herpertz, M. de Zwaan & S. Zipfel (Hrsg.), Handbuch Essstörungen und Adipositas. Berlin: Springer.

Pook, M., Tuschen-Caffier, B. & Stich, N. (2002). Evaluation des Fragebogens zum Figurbewusstsein (FFB, deutsche Version des Body Shape Questionnaire). Verhaltenstherapie, 12, 116–124.

Pope, H. G., Lalonde, J. K., Pindyck L. J., Walsh, B. T., Bulik, C. M., Crow S. J., McElroy, S. L., Rosenthal, N. & Hudson J. I. (2006). Binge eating disorder: a stable syndrome. American Journal of Psychiatry, 163(12), 2181–2183.

Porzelius, L. K., Houston, C., Smith, M., Arfken, C. & Fisher, E. (1995). Comparison of a Standard Behavioral Weight Loss Treatment and a Binge Eating Weight Loss Treatment. Behavior Therapy, 26, 119–134.

Pudel, V. & Ellrott, T. (1997). Adipositastherapie. Aktuelle Perspektiven (2. Aufl.). Stuttgart: Thieme.

Pudel, V. & Westenhöfer, J. (1989). Fragebogen zum Essverhalten (FEV). Bern: Hans Huber.

Pudel, V. & Westenhöfer, J. (1998). Ernährungspsychologie. Eine Einführung (2. Aufl.). Göttingen: Hogrefe.

Ramacciotti, C. E., Coli, E., Passaglia, C., Lacorte, M., Pea, E. & Dell'Osso, L. (2000). Binge Eating Disorder: Prevalence and psychopathological features in a clinical sample of obese people in Italy. Psychiatry Research, 94, 131–138.

Reas, D. L. & Grilo, C. M. (2008). Review and Meta-analysis of Pharmacotherapy for Binge Eating Disorder. Obesity, 16, 2024–2038.

Ricca, V., Mannucci, E., Moretti, S., Di Bernardo, M., Zucchi, T., Cabras, P. L. & Rotella, C. M. (2000). Screening for Binge Eating Disorder in Obese Outpatients. Comprehensive Psychiatry, 41(2), 111–115.

Ricciardelli L. A. & McCabe M. P. (2001). Children's body image concerns and eating disturbance: a review of the literature. Clinical Psychological Review, 21(3), 325–344.

Riva, G., Bacchetta, M., Baruffi, M., Rinaldi, S., Vincelli, F. & Molinari, E. (2000). Virtual Reality-Based Experimental Cognitive Treatment of Obesity and Binge Eating Disorders. Clinical Psychology and Psychotherapy, 7, 209–219.

Rodin, J. (1985). Insulin levels, hunger, and food intake: An example of feedback loops in body weight regulation. Health Psychology, 4, 1–24.

Russell, G. F. M. (1979). Bulimia nervosa: an ominous variant of anorexia nervosa. Psychological Medicine, 6, 429–448.

Safer, D. L., Telch, C. F. & Chen, E. Y. (2009). Dialectical Behavior Therapy for Binge Eating and Bulimia. New York: Guilford Press.

Santonastaso, P., Riederici, S. & Favaro, A. (1999). Full and Partial Syndromes in Eating Disorders: A 1 Year-Prospective Study of Risk Factors among Female Students. Psychopathology, 32, 50–56.

Schlup, B., Munsch, S., Meyer, A. H., Margraf, J. & Wilhelm F. H. (2009). The efficacy of a short version of a cognitive-behavioral treatment followed by booster sessions for binge eating disorder. Behavior Research and Therapy; 47(7), 628–635.

Schlup, B., Meyer, A. & Munsch, S. (2010). A nonrandomized direct comparison of a cognitive-behavioral short- and long-term treatment for binge eating disorder. Basel: Karger.

Sherwood, N. E., Jeffery, R. W. & Wing, R. R. (1999). Binge status as a predictor of weight loss treatment outcome. International Journal of Obesity, 23, 485–493.

Schmidt, U. (2000). Binge Eating and Binge Eating Disorder. Special Section. European Eating Disorders Review, 8, 340–343.

Schneider, S. & Margraf, J. (2009). DIPS. Diagnostisches Interview bei psychischen Störungen. Berlin: Springer.

Spitzer, R. L., Yanovski, S., Wadden, T., Wing, R., Marcus, M. D., Stunkard, A., Devlin, M., Mitchell, J., Hasin, D. & Horne, R. L. (1993b). Binge Eating Disorder: Its further Validation in a Multisite Study. International Journal of Eating Disorders, 13(2), 137–153.

Stice, E., Agras, W. S., Telch, C. F., Halmi, K. A., Mitchell, J. E. & Wilson, T. (2001). Subtyping binge eating-disordered women along dieting and negative affect dimensions. International Journal of Eating Disorders, 30(1), 11–27.

Stickney, M. I., Miltenberger, R. G. & Wolff, G. (1999). A descriptive analysis of factors contributing to binge eating. Journal of Behavioural Therapy and Experimental Psychiatry, 30(3), 177–189.

Strauss, B. & Richter-Appelt, H. (1996). Fragebogen zur Beurteilung des eigenen Körpers (FbeK). Bern: Hans Huber.

Striegel-Moore, R. H. (2000). The Epidemiology of Binge Eating. Special Section. European Eating Disorders Review, 8, 344–346.

Striegel-Moore, R. H. & Franko, D. H. (2008). Should binge eating disorder be included in the DSM-V? A critical review of the state of the evidence. Annual Review of Clinical Psychology, 4, 305–24.

Striegel-Moore, R. H., Dohm, F. A., Kraemer, H. C., Schreiber, G. B., Taylor, C. B. & Daniels, S. (2007). Risk factors for binge eating disorders: An exploratory study. International Journal of Eating Disorders 40, 481–487.

Striegel-Moore, R. H., Dohm, F. A., Pike, K. M., Wilfley, D. E. & Fairburn, C. G. (2002). Abuse, bullying, and discrimination as risk factors for binge eating disorder. American Journal of Psychiatry, 159(11), 1902–1907.

Striegel-Moore, R. H., Dohm, F. A., Solomon, E. E., Fairburn, C. G., Pike, K. M. & Wilfley, D. E. (2000). Subthreshold Binge Eating Disorder. International Journal of Eating Disorders, 27(3), 270–278.

Striegel-Moore, R. H., Wilson, G. T., Wilfley, D. E., Elder, K. A. & Brownell, K. D. (1998). Binge Eating in an Obese Community Sample. International Journal of Eating Disorders, 23, 27–37.

Stunkard, A. J. (1959). Eating Patterns and obesity. Psychiatry, 33, 284–295.

Tanofsky-Kraff, M., Faden, D., Yanovski, S. Z, Wilfley, D. E. & Yanovski, J. A. (2005). The perceived onset of dieting and loss of control eating behaviors in overweight children. International Journal of Eating Disorders, 38, 112–122.

Tanofsky-Kraff, M. B., Wilfley, D. E. & Spurrell, E. (2000). Impact of Interpersonal and Ego-Related Stress on Restrained Eaters. International Journal of Eating Disorders, 27(4), 411–418.

Telch, C. F. & Agras, W. S. (1996). Do Emotional States Influence Binge Eating in the Obese? International Journal of Eating Disorders, 20(3), 271–279.

Telch, C. F., Agras, W. S. & Linehan, M. M. (2000). Group Dialectical Behavior Therapy for Binge-Eating Disorder: A Preliminary, Uncontrolled Trial. Behavioral Therapy, 31, 569–582.

Troiano, R. P. & Flegal, K. M. (1998). Overweight Children and Adolescents: Description, Epidemiology, and Demographics. Pediatrics, 101 (Suppl.), 497–504.

Tuschen, B., Florin, I. & Baucke, R. (1993). Beeinflusst die Stimmung den Appetit? Zeitschrift für Klinische Psychologie, 22(3), 315–321.

Vandereycken, W. & Noordenbos, G. (Eds.) (1998). The Prevention of Eating Disorders. UK: Athlone Press.

Vocks, S., Tuschen-Caffier, B., Pietrowsky, R., Rustenbach, S. J., Kersting, A. & Herpertz, S. (2009). Meta-Analysis of the Effectiveness of Psychological and Pharmacological Treatments for Binge Eating Disorder. International Journal of Eating Disorders, early view.

Waadt, S., Laessle, R. G. & Pirke, K. M. (1992). Bulimie. Ursachen und Therapie. Berlin: Springer.

Wadden, T. A., Sarwer, D. B. & Berkowitz, R. L. (1999). Behavioral treatment of the overweight patient. Baillière's Clinical Endocrinology and Metabolism, 13(1), 93–107.

Warschburger, P., Petermann, F., Fromme, C. & Wojtalla, N. (2005). Adipositas. Training mit Kindern und Jugendlichen (2. Aufl.). Weinheim: Beltz.

Waters A., Hill A. & Waller G. (2001). Internal and external antecedents of binge eating episodes in a group of women with bulimia nervosa. International Journal of Eating Disorders, 29, 17–22

Wechsler, J. G. (1998). Adipositas. Ursachen und Therapie. Berlin, Wien: Blackwell Wissenschafts-Verlag.

Weltgesundheitsorganisation (WHO), Dilling, H., Mombour, M. & Schmidt, M. H. (Hrsg.) (1991). Internationale Klassifikation psychischer Störungen. ICD-10.

Westenhöfer, J. (2001). Prevalence of Eating Disorders and Weight Control Practice in Germany in 1990 and 1997. International Journal of Eating Disorders, 29, 477–481.

Wietersheim, (2008). Psychische Komorbidität bei Binge Eating Störung. Affektive Störungen und Angststörungen. In S. Herpertz, M. de Zwaan &

S. Zipfel (Hrsg.), Handbuch der Essstörungen und Adipositas, Berlin: Springer.

Wilfley, D. E. (1999). Group CBT and group IPT in the treatment of BED: a controlled comparison, paper presented at the Eating Disorders Research Society. San Diego.

Wilfley, D. E., Bishop, M. E., Wilson T. & Agras S. (2007). Classification of Eating Disorders: Toward DSM-V. International Journal of Eating Disorders, 40, 123–129.

Wifley, D. E. & Cohen, L. R. (1997). Psychological Treatment of Bulimia Nervosa and Binge Eating Disorder. Psychopharmacological Bulletin, 33(3), 437–454.

Wilfley, D. E., Friedman, M. A., Dounchis, J. Z., Stein, R. I., Welch, R. R. & Ball, S. A. (2000). Comorbid psychopathology in binge eating disorder: relation to eating disorder severity at baseline and following treatment. Journal of Consulting and Clinical Psychology, 68(4), 641–649.

Wilfley, D. E., Pike, R. M., Dohm, F. A., Striegel-Moore, R. H. & Fairburn, C. G. (2001). Bias in binge eating disorder: how representative are recruited clinic samples? Journal of Consulting and Clinical Psychology, 69(3), 383–388.

Williamson, D. A., Prather, R. C., McKenzie, S. J. & Blouin, D. S. (1990). Behavioral assessment procedures can differentiate bulimia nervosa, compulsive overater, obese and normal subjects. Behavioral Assessment, 12, 239–252.

Williams, R. J., Taylor, J. & Ricciardelli, L. A. (2000). Sex-role traits and self-monitoring as dimensions of control: women with bulimia nervosa vs. controls. British Journal of Clinical Psychology, 39, 317–320.

Wilson, G. T. & Fairburn, C. G. (2000). The Treatment of Binge Eating Disorder. Special Section. European Eating Disorders Review, 8, 351–354.

Wilson, G. T. & Fairburn, C. G. (2002). Eating Disorders. In P. E. Nathan & J. M. Forman (Eds.), Treatments that work (2nd ed., pp. 559–592). New York: Oxford University Press.

Wilson, G. T. & Sysko, R. (2009). Frequency of Binge Eating Episodes in Bulimia Nervosa and Binge Eating Disorder: Diagnostic Considerations. International Journal of Eating Disordorders, 42, 603–610.

Wilson, G. T., Wilfley, D. E., Agras, W. S. & Bryson, S. W. (2010). Psychological treatments of Binge Eating Disorder. Archives of General Psychiatry, 67, 94–101.

Wing, R. R. & Hill, J. O. (2001). Successful weight loss maintenance. Annual Review of Nutrition, 21, 323–41.

Wirth, A., Engeli, S., Hinney, A. & Reinehr, T. (2007). Adipositas: Epidemiologie, Ätiologie, Folgekrankheiten und Therapie (3. Aufl.). Berlin: Springer.

Wittchen, H.-U., Zaudig, M. & Fydrich, T. (1997). Strukturiertes klinisches Interview für DSM-IV (SKID-I und SKID-II). Bern: Hans Huber.

Wolf, E. M. & Crowther, J. H. (1983). Personality and eating habit variables as predictors of severity of binge eating and weight. Addictive Behaviors, 8, 335–344.

Wolff, G. E., Crosby, R. D., Roberts, J. A. & Wittrocks, D. A. (2000). Differences in daily stress, mood, coping, and eating behavior in binge eating and nonbinge eating college women. Addictive Behaviors, 25(2), 205–216.

Womble, L. G., Williamson, D. A., Martin, C. K., Zucker, N. L., Thaw, J. M., Netemeyer, R., Lovejoy, J. C. & Greenway, F. L. (2001). Psychosocial variables associated with binge eating in obese males and females. International Journal of Eating Disorders, 30(2), 217–221.

Wonderlich S. A., Gordon K. H., Mitchell J. E., Crosby R. D. & Engel S. G. (2009). The Validity and Clinical Utility of Binge Eating Disorder. International Journal of Eating Disorders, 42, 687–705.

Wylie-Rosett, J., Swencions, C., Ginsberg, M., Cimino, C., Wassertheil-Smoller, S., Caban, A., Segal-Isaacson, C. J., Martin, T. & Lewis, J. (2001). Computerized weight Ion Intervention optimizes stafftime: the clinical and cost results of a controlled clinical trial conducted in a managemed care setting. Journal of the American Diet Association, 101, 1155–1164.

Yanovski, S. Z. (1993). Binge Eating Disorder: Current Knowledge and Future Directions. Obesity Research, 1(4), 306–324.

Yanovski, S. Z., Leet, M., Yanovski, J. A., Flood, M., Gold, P. G., Kissileff, H. R. & Walsh, B. T. (1992). Food selection and intake of obese women with binge eating disorder. American Journal of Clinical Nutrition, 56, 975–980.

Hinweise zu den Online-Materialien

Sie können alle Arbeitsblätter von unserer Internetseite (http://www.beltz.de) ausdrucken. Sie kommen zu den Materialien, indem Sie auf die Seite des Titels gehen, den Link zu den Materialien anklicken und dann folgendes Passwort eingeben: **WUfCmc9m** (Groß- und Kleinschreibung beachten). Dann können Sie die gewünschten Arbeitsmaterialien öffnen und die pdf-Dateien über die Druckfunktion des Browsers ausdrucken. Wenn Sie die Seite schließen, kommen Sie zurück zur Inhaltsübersicht.

Sachwortverzeichnis

A

ABC-Modell
  – Analyse von automatischem Verhaltensmuster 87
Advocatus-Diaboli-Prinzip 63
Alternative Behandlungsmöglichkeit 75
Ätiologie der BES
  – multifaktoriell 35
Ausgewogene Ernährung
  – Eiweiß, Kohlenhydrat, Fett, Mineralsalz, Vitamin, Spurenelement 73
Auslöser von Essanfällen 91

B

BES-Diagnose 66
  – strukturiertes Interview 66
Behandlung in der Gruppe 61
Behandlungsprogramm 61
Binge first-Gruppe 20

D

Dialektisch-Behaviorale Therapie 43
Diet first-Gruppe 20

E

Einschränkung der Behandlungsindikation 66
  – Borderline-Persönlichkeitsstörung 66
  – komorbide psychische Störung 66
  – somatische Erkrankung 66
Einzelsetting 61
Energieaufnahme 71
Energieverbrauch 71
Energiezufuhr 73
Entstehung und Bedeutung des Körperkonzepts 103
Essanfall 14

F

Fettgehalt in der Nahrung 123
Fettnormalisierte Mahlzeit 126
Fettspeicherung
  – erbliche Veranlagung 71

G

Gewichtsreduktion
  – 5 bis 10 Prozent 72
Grundumsatz
  – Muskelmasse 71

H

Hinweis auf die sozioökonomische Zugehörigkeit 30
Hitliste mit Strategien 100, 142

I

Interpersonelle Psychotherapie (IPT) 43
Interview, strukturiertes 33
Irrationaler Gedanke 111
  – Überzeugung im Zusammenhang mit dem negativen Körperbild 115

J

Jojo-Effekt 72

K

Klassische Diät 72
Kognitives Modell 111
Kognitive Verhaltenstherapie (KVT) 43
Kohlenhydrate 41
Konditionierungsmodell des gestörten Essverhaltens 40

L

Liegestuhlübung 94

M

Metabolisches Syndrom 16

N

Nachbehandlungsphase 60
Nahrungsfett
  – Funktion 73
  – im Überfluss 73
Negatives Körperbild 70
Negatives Selbstbild 70
Normalgewichtige Patienten mit einer BES 73
Notfallkärtchen 93

P

Pharmakologische Behandlungsmöglichkeit 50
  – medikamentös 50
Physiotherapeut 60
Prädiktorenforschung
  – komorbide psychische Störung 47
Psychische Störung 21
  – Achse-II-Störung 21
  – Achse-I-Störung 21, 26
Psychopathologisches Merkmal
  – validierter Fragebogen 66

R

Reaktionskontrolltechnik 93
Realistisches Gewichtsziel 121
Regelmäßiges Essverhalten 86
  – Ess- bzw. Mahlzeitenplan 85
Risikosituation 100

S

Sedentary lifestyle 24
Selbstbefragungsinstrument 33
Selbsthilfeprogramm 43
Sporttherapeut 60
Standarisierte Grundlage der therapeutischen Intervention 62
Stimuluskontrolltechnik 91
  – angenehme Aktivitäten bzw. Ablenkungsstrategien 92

T
Tagesdosis von Fett 73
Trainingsaufbau 81

V
Verhaltenstherapeutischer Ansatz zur Gewichtsreduktion 43
Verlangen nach Essen 92
– Alles-oder-nichts-Gesetz 93
– physiologische Kurve 92

W
Weitere psychische Störung 66
– DIPS 66
– SKID I und II 66
Wirkfaktor der Therapie der BES 49
– Compliance 49
– Erlernen von Strategien zur Analyse und Bewältigung von Essanfällen 49
– regelmäßige Ernährung 49
– therapeutische Beziehung 49
– Veränderung des Umgangs mit dem eigenen Körper usw. 49
Wöchentliches Wiegen 81

Z
Zwei Therapeuten 61

Kinder mit Essanfällen – das erste Behandlungsmanual

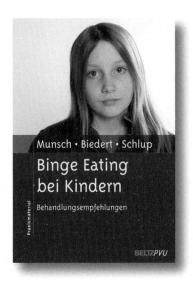

Simone Munsch • Esther Biedert • Barbara Schlup
Binge Eating bei Kindern
Behandlungsempfehlungen
2009, 112 Seiten, Broschiert
ISBN 978-3-621-27671-9

Kinder, die regelmäßig Essanfälle erleben: ein Problem, das erst langsam ins Blickfeld gerät. Die Autorinnen vertiefen in diesen Behandlungsempfehlungen Erkenntnisse zur Binge Eating Disorder (BED, Essanfallstörung) bei Kindern – eine Klientel, für die großer Therapiebedarf besteht.

Dieses Buch beschreibt den Forschungsstand und die Verbreitung der Binge Eating Disorder (BED) bei Kindern. Es bietet einen praktischen Einstieg in das Störungsbild der BED bei Kindern im Alter von 8 bis 12 Jahren. Therapeuten finden viele praktische Hinweise zur Behandlung der jungen Betroffenen. Da die Essanfälle häufig mit Adipositas (starkem Übergewicht) einhergehen, wird auch diese Störung vergleichend einbezogen.

Basierend auf den aktuellen Forschungsergebnissen zur BED bei Erwachsenen sowie bei Kindern gibt das Manual Empfehlungen zur Behandlung. Die Arbeitsmaterialien sind vollständig im Anhang abgedruckt. Thematisiert werden auch:
▶ Leitlinien zur Diagnostik der BED bei Kindern
▶ Elternempfehlungen

Verlagsgruppe Beltz • Postfach 100154 • 69441 Weinheim • www.beltz.de